U0219892

Psychodynamic Psychotherapy:

A clinical manual (second edition)

心理动力学疗法
——临床实用手册
（第二版）

德博拉·L. 卡巴尼斯（Deborah L. Cabaniss）

萨布丽娜·彻丽（Sabrina Cherry）

［美］　　　　　　　　　　　　　　　　　　　　／著

卡罗琳·J. 道格拉丝（Carolyn J. Douglas）

安娜·R. 施瓦茨（Anna R. Schwartz）

徐　玥／译

中国轻工业出版社

图书在版编目（CIP）数据

心理动力学疗法：临床实用手册／（美）德博拉·L.卡巴尼斯（Deborah L. Cabaniss）等著；徐玥译. —2版. —北京：中国轻工业出版社，2019.4（2025.3重印）

　　ISBN 978-7-5184-1983-8

　　Ⅰ. ①心…　Ⅱ. ①德… ②徐…　Ⅲ. ①精神疗法
Ⅳ. ①R749.055

中国版本图书馆CIP数据核字（2018）第123398号

责任编辑：戴　婕　　　责任终审：杜文勇
策划编辑：戴　婕　　　责任校对：刘志颖　　　责任监印：吴维斌

出版发行：中国轻工业出版社（北京鲁谷东街5号，邮编：100040）
印　　刷：三河市鑫金马印装有限公司
经　　销：各地新华书店
版　　次：2025年3月第2版第8次印刷
开　　本：710×1000　1/16　印张：37.25
字　　数：293千字
书　　号：ISBN 978-7-5184-1983-8　定价：118.00元
读者热线：010-65181109
发行电话：010-85119832　　010-85119912
网　　址：http://www.chlip.com.cn　http://www.wqedu.com
电子信箱：1012305542@qq.com
版权所有　侵权必究
如发现图书残缺请拨打读者热线联系调换
250301Y2C208ZYW

科学与艺术之悖论

心理治疗本来是个主观的东西，这与它的起源有关。精神分析在早期就因过于主观而饱受诟病，除了弗洛伊德讲出了多数人不愿接受的隐秘的事实——人性中邪恶和阴暗的部分——而被排斥的原因外，主观性太强也是一个不可忽视的因素。20 世纪 50 年代以后，由于意识形态的原因，在我国，凡是主观性太强的东西被冠以"唯心主义"，久而久之，"唯心"不再是一个哲学概念，而是一个贬义词，更是一个带有政治色彩的负性词。因此，人们不敢说自己得了"心病"，而说"神经衰弱"，心理治疗也就无从谈起。直到 20 世纪 80 年代以后，这种情况才得以改善。

在行为和认知治疗方法发展后，心理治疗的疗效和治疗方法都因研究而获得证实，具备了手册性的操作、标准化的过程及可实现既定的目标，这些都让心理治疗这个原来是——其实今后仍是——主观性的东西变得有那么一些"客观"了。随着"实证"概念的发展，精神分析被定义为"日落西山"的学科。

当今，生物药理学的发展，使得心理治疗的存在在精神卫生领域总因其"主观性"太强、"实证性"不够的原因不再是学派之争，而变成了观念之争：要实证的科学还是感性的艺术？

人之所以为人，还是因为人类有思想。思想无限的创造性导致人们对探索自然和自身充满了好奇，因而发展出理解、鼓励与接纳的人本态度，而非限制和恣意改变、控制和排斥。绝决地说，人类存在一天，就离不开精神分析，因为它的精髓就是好奇、探索、理解鼓励与接纳。

回到《心理动力学疗法》（第二版）这本书，我们可以把它视为心理动力学的"手册"或"指南"来读。所谓"手册"或"指南"就是对一门学问中的核心概念加以概括，并能够告诉你操作流程的书，其目的在于可以让人按图索骥、进行可重复的标准化操作。根据前述，诸位看官是能够意会到笔者反对心理治疗陷于"手册"或"指南"机械化操作的态度的。不过作为临床应用和疗效的评估，好的"手册"、"指南"是能够起到推广和规范的作用，它是心理治疗在"实证"时代的一种妥协，也可以说反映出心理治疗的灵活性。

20世纪90年代中期，杨华渝等人翻译了美国罗伯特·厄萨诺所著的《精神分析治疗入门》，这本书简洁、实用，成为初学者的最佳入门"迷你"小册子，介绍了精神分析的基本概念和操作要点。2010年，由林涛、王丽颖博士翻译的《心理动力简明指南》就不再是迷你小册子了，它除了介绍精神分析的基本概念外，还增加了现代精神分析的发展以及与其发展相关的临床特点。同时期由肖泽萍等人翻译的《操作化心理动力学手册》就更为复杂了，虽然称为手册，但没有三年以上的精神分析训练，恐怕难以理会。

本人在汶川地震后完成的国家课题——《心理动力性治疗手册》一书中，特别参照了以心智化为基础的治疗和移情焦点治疗，这两者是目前国际上可用于"实证"研究的标准化手册，也反映了精神分析发展的两种治疗观点。前者基于"心智化"的概念，它来源于依恋理论，由英国的Fonagy教授所发展；后者聚焦在移情上，它来源于美国Kernberg教授对边缘性人格障碍的研究结果。

上述手册的问世，既提供了不同层次心理治疗师的参考范本，也反映出精神分析在我国近二十年发展不同阶段的特点：由理论到实践、由简单到复杂、由纯"进口"到与我国的经验和文化整合！。

诸位现在看到的这本《心理动力学疗法》（第二版）被称为"新手治

疗师实操必读"，在笔者看来，它有着前面所有手册的综合特点。首先，它结构实用、简洁、新颖，除了对基本操作、治疗过程加以介绍外，它还有些许符合我们国内"应试"教育的味道，即根据教科书的特点，有复习，有回答，方便学生和初学者学习。如在防御机制章节中，有这样的复习题："口语考试失败后，C 先生告诉他的室友这再好不过了，因为这可以敦促他抓紧温习中国古代史。"点评为"合理化——C 先生通过为自己的失败找好理由来处理自己的失望。这是基于压抑的防御机制，因为 C 先生对失败的失望仍然存在，只是他体验不到而已"。

其次，它案例丰富、结合概念，使得枯燥的理论变得生动。给笔者印象最深的是它似乎是一本只传嫡系弟子或家人的心理治疗"秘籍"，仿佛一个习练武功多年的高手把自己最深切的经验"手抄"于此。

还有一个让人印象深刻的地方在于本书对"自我功能"的强调。书中用了洪水边两个小镇来比喻自我功能对治疗导向的影响：山下洪水旁的小镇的人们关注点在洪水上，山上离洪水远的小镇的人们则有精力去干其他的事情而不太担心洪水。这对帮助我们制订治疗方案有较大的指导意义，即基本自我功能不存在缺失的人需要专注在与无意识思想、情感和幻想有关的问题上，否则重塑自我功能就需要成为治疗的重点。

该书的作者将此书写得如此平实又艺术，让我们想起某位心理治疗师的说法：心理治疗是一门基于科学的艺术。我们可以在该书最后结语中找到作者们风格的源头：向他人学习，向你的病人学习，向你自己学习，以心理动力学治疗师的身份，继续你的旅程。

让我们在阅读该书时以此句共勉！

施琪嘉

2018 年 11 月 16 日

前　言

在《心理动力学疗法》第一版出版后的 4 年里，我们用心倾听了大量读者的心声。虽然"倾听 / 反思 / 干预"法的核心并没有很大的改变，但我们努力修订并完善了本书的第二版，让我们的治疗方法能够真正与时俱进地步入 21 世纪。在这里，我们介绍一下本书第二版的亮点。

一般因素：研究结果显示，与治疗师的融洽关系、对积极结果的期盼等一般因素在一定程度上是所有谈话治疗起效的原因之一。心理动力学疗法也不例外。在本版中，一般因素被认为是治疗起效的主要原因，我们会自始至终强调一般因素。

现代语言："自我功能"（ego function）和"超我"（super-ego）这类词语表明，自我心理学仍然是心理动力学的主流思维方式。在本版中，我们在新时期引入了新的语言。"功能领域"的思路——自我、人际关系、适应、认知、工作 / 娱乐——回应了美国心理健康研究所（National Institute of Mental Health，简称，NIMH）研究领域标准（RDoC）的新观点。与此同时，"终止"（termination）这个不祥之词也一去不复返了。

新近研究：本书囊括了现今影响我们认识心理动力学治疗的从表观遗传学到结果的研究。

概念化：我们将2013年出版的《心理动力学个案概念化》*（*Psychodynamic Formulation*，Wiley，2013）关于概念化的观点放入本版之中，包括运用"描述/回顾/联系"的方法进行个案概念化。

新观点：从心理化到移情焦点治疗，当今流行的重要观点和技术都被收入本书。我们还更新了对于阻抗、防御和梦的看法。

使用本书：目前，学生和教育工作者都需要关于本书的使用指导，以便实施和教授心理治疗。我们新补充的"使用本书"部分便由此而来。

教学指南：和《心理动力学个案概念化》一样，我们在本版中增加了"教学指南"，帮助教育工作者利用本书来教授心理动力学课程。我们为课堂教学准备了更多的"推荐练习"和评估工具。

给来访者的心理教育资料：最后，我们还准备了心理动力学治疗补充资料，以帮助我们的来访者从这种重要的治疗方法中获得成长。

我们希望你能认可这本全新的《心理动力学疗法》，不论在现在还是将来，它都是一本实实在在的心理治疗指南。

---

* 本书已由中国轻工业出版社"万千心理"策划出版。

致　谢

自从本书第一版出版以来，它已经被翻译成汉语、韩语和波斯语，而且被哈佛和斯坦福的培训项目所采用。我们已经被各种反馈之声淹没，并且欣喜地发现，学生们认识到心理动力学疗法可以以简明清晰的方式得到传授，即便是初学者也能弄明白。令我们特别高兴的是，这个领域之外的人也说："当我接受治疗的时候真希望有这本书。"我们由衷地感谢所有将"倾听/反思/干预"这三个词植入脑海的读者们。

由 Sabrina Cherry、Carolyn Douglas 和 Anna Schwartz 所组成的梦之队再一次"孕育"了本书并使之"诞生"，我们每个人都缺一不可。我们的"团队思维"推动着我们走出本我心理学，步入 21 世纪的心理动力学治疗。我敢肯定，他们不会怀念我在深更半夜所提出的种种疑问，但是我不会忘记与这个团队一起日复一日地工作时那不可思议的学习体验。

如果没有哥伦比亚大学精神科住院医师项目，就没有现在的一切。Maria Oquendo 和 Melissa Arbuckle——我们无所畏惧的领导者——允许我们去实验和创新心理动力学训练中的新方法。和上一版一样，我们棒棒的哥伦比亚大学住院医师每天都教给我们什么可以做，什么不可以做。

Steven Roose 的睿智帮助我们突破困境。Wiley 公司的 Darren Reed 让我们有机会再次投入这项事业。Joshua Gordon 和 Richard Brockman 分享了他们的哥伦比亚大学"心理动力学疗法的神经科学"课程。Yael

Holoshitz、Lauren Havel 和 Alison Lenet 为心理动力学补充资料做出了贡献。William Cabaniss 在关键时刻提供技术支持。另外，要把热烈的掌声献给 Maya Nair，她阅读了初稿并大胆地给她的老师们提出了建议。

当然，我们要最感谢我们的家人，他们再一次容忍我们一头扎进"兔子洞"里，开启一段未知的冒险旅程。我们终于回来了，我们带回了值得探索的新的三步疗法。

Deborah L. Cabaniss, M.D.

2016 年 1 月

使用本书

《心理动力学疗法》是一本用于心理动力学治疗的指南。书中介绍了以下几种技术：

- 评估
- 开始治疗
- 利用揭露和支持技术进行心理动力学治疗

与所有的心理治疗指南一样，本书旨在剖析其中的技术，使得治疗方法能够以更有效的方式传授、传承和研究。心理治疗指南不是剧本或菜谱，它们是对治疗的指导。下面给出的是如何更好地使用本指南的一些建议。

对学生：心理治疗指南并不一定要像读小说那样从头读到尾。本指南可以分章节来读。尽量试着学会所有的术语和概念，然后立即酌情在你的来访者身上使用。虽然起初你或许只能根据书中的实例照本宣科，但是你要试着按照来访者的情况调整书中传授的技术。在你治疗的任何阶段都可以以全新的、更好的方式来回顾某个章节。利用"推荐练习"来练习你自己学到的或从督导或课堂上学到的技术。

对督导：即使你已经从其他资料中学会了心理动力学治疗，也可以和被督导者一起读一读如何利用一本指南来进行督导。利用"倾听/反思/

干预"来帮助被督导者留意他们正在使用的特定技术。可以考虑在督导中调整"推荐练习"。

对教育工作者：你可以将本书及其姐妹书《心理动力学个案概念化》作为你的课程大纲，来指导下列方向的学生学习心理动力学治疗：

● 心理咨询

● 护理

● 精神病学

● 精神分析治疗

● 心理学

● 社会工作

如何利用本书来进行教学和指导的具体建议，请参见附录 1 "如何利用本书：教学指南"。

引 言

"为什么我无法建立良好的人际关系？"

"为什么我总是把工作搞砸？"

"为什么我对我的孩子总是没有耐心？"

"为什么我总是对自己不满意？"

　　自我感觉良好、与他人保持和谐的人际关系、从事令人满意的工作——这些是大多数人的生活目标。我们都遵循一些特定的模式，为这些目标而努力。等到我们成年的时候，这些模式基本固定下来，想改变并不易。这些习惯化模式的形成与水往低处流的道理是一样的，正所谓"水到渠成"。如果你想让水流向另一个方向，那么你就得付出努力来改造这道水渠。我们也是这样的，到了一定的年纪，我们就拥有了固定的思维和行为方式。但是对于大多数人来说，他们所独有的看待自己和与他人交往的方式是不正确的，并且需要某种方法来改进。

　　问题是，尽管他们知道自己想改变，可是他们并不知道要改变什么。这可能是由习惯的模式造成的，且更多的是受他们的欲望、想法、恐惧以及无意识的冲突所驱使。例如，有的人从不为自己伸张什么，并且也不知道为什么——但是又深深觉得自己应受惩罚。还有的人虽然孤独却没有意识到担心被拒绝才是他不合群的真正原因。对于这些人，了解他们内心深

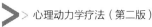

处的想法和恐惧可能会有令人难以置信的作用。没有安全感的女人可以了解到，她的自毁行为已经成为她终生的自我惩罚方式；而孤独的男人也开始明白，正是否认对别人的需要才造成了他自己的形单影只。他们能够开始形成新的行为模式；他们也能够改变他们的生活。

这就是心理动力学治疗的全部。为了改善人们的生活质量，它为之提供了一个创造新思维方式和行为方式的机会。因为随着不断成长，我们看待自己以及与周围环境打交道的方法都在演变，我们可以将其看作再现活力的发展过程。令人难以置信的是，心理动力学与神经科学发展是那样的吻合[1-4]。例如，我们现在假设所有的学习都来自神经环路中的变化——所以，成年人的大脑一直在不停变化着。用 Eric Kandel 的话来说就是，"心理治疗工作是靠对大脑功能的作用而起效的；不是对单个的突触，却是在突触上发生的。[5]"这便是新的成长——新的连接——新的模式。

在这个模型中，并非所有的环境都孕育了新的成长——这需要一系列特定的环境，让人感觉到足够安全，方能促使这一切发生。如果你曾经试图改变任何已经成为习惯的事情，那么这一过程中很可能会涉及另一个人，如教练、老师或父母。在心理动力学治疗中，那个人就是治疗师。改变的发生不仅因为人们学到了关于自己的新东西，而且因为他们在新的人际关系背景下有足够的安全感去尝试新的思考和行动方法。

本书将教你实施心理动力学治疗。起初，它是为教授精神科住院医师而准备的教学大纲，所以已接受了多年的课堂检验。它利用直白的语言和认真诠释的例子带你从评估阶段走到终止阶段。心理动力学治疗是一种特殊类型的治疗，要求治疗师认真而谨慎地进行全面的评价，建构治疗框架，与来访者以特定方式互动，并且选择治疗策略。当你在阅读本书时，你会学到所有这些核心技术。本书的内容结构大体如下：第一部分（什么是心理动力学治疗）将向你介绍心理动力学治疗以及我们假设其起作用的方式；第二部分（评估）将教你如何为进行心理动力学治疗而评估来访者，包括评价其功能和防御机制；在第三部分（开始治疗），你将学到设置框架和设定目标；第四部分（倾听、反思、干预）将教你倾听来访者，

反思你所听到的内容，以及选择怎样说和说什么的系统方法；第五部分
（实施心理动力学治疗：技术）教你将倾听、反思、干预方法应用于心理
动力学技术的核心元素之中——包括情感、阻抗、移情、反移情、无意识
幻想、冲突和梦。到此为止，你将为使用这些方法去达成治疗目标而做好
准备。在第六部分（达成治疗目标），你将看到这些技术如何用于处理自
尊、人际关系、个性化的适应方式以及其他功能等问题。最后，第七部分
（修通与结束治疗）将一直伴随着你到治疗的终点，看看我们的技术随时
间推移会产生怎样的变化。

当学习能够积极主动时，效果最好——因此我们在许多章节的末尾都
给出了推荐练习。这些是为了让你尝试从书中学到真正的技巧和技术而设
计的。你可以独自完成这些练习，也可以与同伴一起完成；或将其作为课
堂活动的一部分。练习中的"点评"是为了引导你进行反思和讨论而设计
的；它们并不是所谓的标准答案。

在术语的使用上，我们做了许多考量。例如，在第五部分正式介绍之
前，我们并没有大范围地使用像"移情"和"阻抗"这样的术语，因为我
们想要认真地定义我们的术语，并且我们想要让人们在开始学习治疗时尽
可能开放地思考。虽然我们对这些概念都有先入为主的想法，但我们会尽
可能减少和先前观点的冲突。我们也有意识地决定回避对心理动力学治疗
特殊理论学派的讨论，像客体关系理论和自我心理学。之所以这样决定，
也是因为我们有意要以尽可能普遍的方式教授心理动力学治疗的技术。

所以，现在就让我们站在起跑线上准备开始吧——进入第一部分"什
么是心理动力学治疗"。

参考文献

1. Peterson B.S. (2005) Clinical neuroscience and imaging studies of core psychoanalytic concepts. *Clinical Neuroscience Research,* 4 (5), 349-365.
2. Rothman J.L., and Gerber A.J. (2009) Neural models of psychodynamic concepts and treatments: Implications for psychodynamic psychotherapy, in *Handbook of Evidence-Based Psychodynamic Psychotherapy* (eds R.A. Levy and J. S. Ablon), Humana Press, New York, p. 305-338.

XIV >> 心理动力学疗法（第二版）

3. Westen, D. (2002) Implications of developments in cognitive neuroscience for psychoanalytic psychotherapy. *Harvard Review of Psychiatry,* 10 (6), 369-373.

4. Westen, D., and Gabbard, G.O. (2002) Developments in cognitive neuroscience: I. Conflict, compromise, and connectionism. *Journal of the American Psychoanalytic Association,* 50 (1), 53-98.

5. Kandel, E.R. (1979) Psychotherapy and the single synapse: the impact of psychiatric thought on neurobiologic research. *New England Journal of Medicine,* 301 (19), 1028-10.

目 录

第三部分

开始治疗

第四部分

倾听、反思、干预

第五部分

实施心理动力学治疗：技术

第六部分

达成治疗目标

第 / 一 / 部 / 分

什么是心理动力学治疗

第一章

动态心理的治疗

主要观点

心理动力意为动态的心理。

心理动力学观点假设无意识中的动态元素影响有意识的思想、情感和行为。

以心理动力学观点为基础的心理治疗称为心理动力学治疗。

心理动力学治疗的基本目标是通过揭露无意识的想法和感受，帮助那些存在某种问题或行为模式的人，这些问题或行为模式会导致不幸福或不满意感，并且在与治疗师的互动关系中直接提升功能。

揭露和支持技术几乎用于所有心理动力学治疗中。

什么是心理动力学治疗？

从字面上理解，心理治疗的意思就是治疗心灵。心理治疗起源于精神分析——所谓的"谈话治疗"，由西格蒙德·弗洛伊德（Sigmund Freud）首创[1]。由此，心理治疗这个词就变成了涉及谈话的一种治疗。但是这并不是什么随随便便的聊天——为了起到心理治疗的效果，这种谈话必须：

- 是一种治疗

- 由受过训练的专业人士执行
- 在预设好的框架内
- 以改善来访者的心理和情绪健康为目的。

那么，什么是**心理动力**（psychodynamic）呢？你可能多次听过这个词，但是它到底是什么意思呢？心理（psycho）一词源于希腊语 psyche，原意为灵魂，现意为心灵；而动力（dynamic）源于希腊语的 dynamis，原意为力量，现意为行动中的身体力量。简单来说，心理动力即指动态的心灵力量。它是弗洛伊德编造出的词。因为他意识到，与早期的静态心灵观点相反，心灵是一个时刻变化的系统，混杂着动荡不安的元素。这些无意识的元素能够变成有意识的，反之亦然。强大的愿望和禁令相互制约，释放出等价于原子对撞般能量巨大的心理效应[2]。

弗洛伊德不仅认为这些心理元素是动态的，并且认为这些疯狂的心理活动大部分都游离于意识之外。他将这种心理活动描述为**无意识**（unconscious），并假设它可以影响有意识的思想、情感和行为。因此，我们可以看到，本书的两个基本思想分别是：

1. 心理动力学的基本观点之一是假设无意识的心理活动可以影响有意识的思想、情感和行为。
2. 心理动力学治疗是指以心理动力学观点为基础的任何治疗。

无意识

我们通常将意识不到的心理活动称为无意识。情感、记忆、冲突、与他人发生关系的方式、自我知觉——所有这些都可以是无意识的，并且能够诱发思想和行为上的问题。无意识的思想和情感发端于一个人的童年，并混合了独特的早期经验和气质或遗传因素。我们将思想、情感和想象排除在意识之外，是因为如果意识到它们的存在，就有可能使我们受到颠覆性的打击。它们可能过于刺激或令人惶恐；它们可能令我们感到无比羞愧和厌恶。正因如此，我们把它们变得无意识，但是它们未曾消失——它们仍旧充满活力并始终助推着意识层面的东西。它们的能量从无意识隐藏的角落影响着我们，竭尽全力地影响我们思考、情感和行动的方式。希腊神话中有一个很好的类比：

> 年轻的天神宙斯不想再受制于泰坦神族，就将他们囚禁在被称为塔尔塔罗斯的地狱里。在深深的地下，泰坦神族无法再威胁宙斯的统治。是这样吗？虽然泰坦神族存在于视线之外，但是他们毕竟没有消失，并且他们的活动还被认为是造成地震和海啸的原因。

由此可见，即便无意识的思想和情感从视野中隐藏起来，它们仍以自己的方式涌动着，通过不和谐的思想和行为来徒增烦恼和痛苦。

心理动力学治疗和无意识

从许多方面来看，心理动力学治疗师就像是你叫来修理漏水屋顶的水管工。你看到水滴滴下来，却找不到源头；你可以用桶接住水滴，却无法使水流停住。水管工知道裂纹潜伏在天花板石膏后面某段无法看见的管子上。尽管如此，相比心理动力学治疗师而言，水管工还是占优势的——他可以用大锤砸穿石膏，使隐藏的管道暴露出来，找到并修好令人不悦的漏水处，然后补好天花板。但是，心理动力学治疗师面对的是人类的心灵，不是石膏做的天花板，因此需要更为精巧的工具来探寻和修补潜藏在表层之下的东西。

揭露法与支持法

像水管工一样，心理动力学治疗师的首要目标是了解潜藏在表层之下的东西——也就是了解什么东西在来访者的无意识中捣乱。有很多心理动力学治疗技术都是为此设计的。一旦我们认为来访者是受存在于他们意识之外的思想和情感所驱动时，我们就必须明确如何使用我们所掌握的技能，从而为他们提供最好的帮助。有时，我们会让来访者意识到什么东西潜藏在他们的无意识之中，这被称为**揭露**（uncovering）——弗洛伊德称之为"使无意识有意识化"[3]。我们拥有许多帮助来访者揭露无意识内容的技术。我们所揭露的是内在的思想和情感，虽然被人们隐藏起来，但是始终影响着他们的自我知觉、人际关系、应对方式以及行为。

然而，有时候，我们让来访者意识到无意识的内容起不到什么效果。通常，当我们判断出无意识的内容可能具有潜在的破坏性时，会选择另一种方法。我们选用的方法是不揭露思想和情感，但是让无意识来**支持**（support）心理活动（见第十八章关于揭露和支持技术的讨论）。

下面讲两个例子：在一个例子中，我们将选用揭露法；在另一个例子中，我们将选用支持法。

A 女士 32 岁，和丈夫感情非常好，有许多好朋友，对自己的职业生涯也很满意。在过去的日子里，她尝试过用写日记、烹饪和运动来对抗她的短期焦虑。她抱怨说自己失眠了，因为她被妹妹 B 惹恼并发生了激烈的争吵。A 女士说，事情始于一个月前，B 即将从医学院毕业时，她被 B 的敌对行为弄得一头雾水。她又进一步解释说，B 想当一名皮肤科医生，但是她没能申请到这样的职位，所以不得不暂时在内科工作，然后再重新申请。A 女士说，她非常同情 B 遭遇到的挫折，可完全不明白为什么 B 对自己充满敌意。当问起她们之间的早期关系时，你会发现，A 女士曾经毫不费力地在几所常春藤盟校游学，此时 B 正为学业而挣扎。

假设 B 对 A 的敌意源于嫉妒，而 A 女士并没有意识到自己的内疚。此时，你就会觉得让 A 女士了解自己无意识的内疚并把它揭露出来是有帮助的。一旦她和自己的内疚情绪进行斗争，她就能认识到妹妹的敌意和嫉妒。有意识化可以帮助她明白她们近期关系问题所在并解决她的失眠困扰。

C 女士 32 岁，独身，频繁换工作，经常因为压力暴饮暴食和催吐。她抱怨说自己失眠了，因为她被妹妹 D 惹恼并发生了激烈的争吵。她说她们的妈妈最近生病了，C 女士肩负起所有照顾妈妈的责任，而 D "只是待在郊外的家里和其他家庭主妇混在一起，再就是签签支票"。C 女士告诉你，她认为嫁给富商的妹妹是一个 "肤浅又追求物质享受的人"，而且 "就算你给我钱，我也不想要她那样的生活"。她说她对于 D 没能为她们的妈妈付出更多而感到非常生气，也正是这些怒火让她整夜无法入睡。假设 C 女士的愤怒来源于对 D 的嫉妒，可让她了解这就是使她失眠的原因对她并没有什么帮助。于是乎，你可以支持 C 女士的所作所为，对她为照顾生病的妈妈所做的大量努力表示理解和赞赏，同时建议她利用她妈妈的医疗保险来寻求一些针对老年人护理方面的帮助。当 C 女士感到这些方法有效果时，她就能够放松下来了，失眠自然也就解决了，而她也能够更好地理解自己目前处境的各个方面。

在这两个例子中，心理动力学治疗师所要做的第一件事就是了解无意识思想和情感影响来访者有意识行为的方式。因此，在第一个例子中，治疗师选用揭露法，而在第二个例子中，治疗师选用支持法。可以说，心理动力学治疗师的目标是：

1. 了解来访者受无意识思想和情感影响的方式；
2. 确定在当前情境下，揭露法和支持法哪个帮助最大；

3. 不论揭露无意识的内容还是支持其心理活动，都要以最有益于来访者的方式进行。

在第二步中做出决定有赖于治疗师对来访者的认真评估，既要在治疗开始时也要在治疗的整个过程中，这样就能够在任何时刻判断出怎样做才是最有帮助的（见第二部分）。主要使用揭露技术的心理动力学治疗师通常被称为是内省取向、表达型、解释型、探索型或精神分析的心理治疗师；而主要使用支持技术的通常被称为是支持型心理治疗师[4]。很可惜的是，这两类人通常看起来泾渭分明。而事实上，揭露和支持并不是两种完全独立的治疗方法，他们是可用于所有心理动力学治疗的两种可选技术。一个来访者可能得益于以揭露技术为主的治疗过程，而另一个来访者可能得益于以支持技术为主的治疗过程；但是在整个治疗过程中，这两种技术可能都会被使用到。

支持和揭露技术的最佳搭配根据来访者的不同、时间的不同而有所差异，这依赖于个体的优势、问题和需求。有的来访者只需要内隐性的支持，也就是治疗师传达出共情、理解和感兴趣的态度即可；而有的来访者需要在治疗过程中获得更为明显的支持。无论我们在治疗之初所确定的总体目标是什么，都要随时根据来访者的需要来灵活更换治疗方法。

治疗关系的重要性

揭露和支持并非发生在真空中——它们存在于治疗师与来访者的关系中。这种关系对于心理动力学治疗是非常重要的。它不仅为来访者谈论他们的问题提供了安全的环境，而且通过与治疗师的互动，来访者也更了解自己以及自己与他人的关系。在心理动力学治疗中，关系本身可能是改变的媒介，它既是来访者可以从中学习的"人际关系实验室"，也是获得支持、激发成长和改变的直接源泉。谈论和了解治疗关系就是讨论**移情**

（transference）问题（见第十二章和第二十一章），这通常也是心理动力学治疗的主要焦点。

除此之外，我们可以用以下语句完善我们对心理动力学治疗的定义。

心理动力学治疗是一种谈话治疗，它的基本观点是人们受无意识思想与情感的影响和驱动。它的目标是在与治疗师的关系背景下，通过帮助人们了解到更多关于自己的心灵如何工作或直接支持他们的行动，进而帮助他们改变惯有的思维和行为方式。

但是，这一切到底是怎么发生的呢？就让我们进入第二章，来探索这些技术背后的理论吧。

参考文献

1. Vaughan, S.C. (1998) *The Talking Cure: The Science behind Psychotherapy,* Henry Holt, New York.
2. Moore, B.E., and Fine, B.D. (eds) (1990) *Psychoanalytic Terms and Concepts,* Yale University Press, New Haven, p. 152.
3. Freud, S. (1894) The neuro-psychoses of defense, in The Standard Edition of the Complete Psychological Works of Sigmund Freud (1893-1899): Early Psycho-Analytic Publications, Vol. Ill, Hogarth Press, London, p. 164.
4. Winston, A., Rosenthal, R.N., and Pinsker, H. (2004) *Introduction to Supportive Psychotherapy,* American Psychiatric Publishing, Washington, DC.

第二章

心理动力学治疗如何发生作用

主要观点

治疗作用原理是试图解释心理治疗如何发生作用的理论。心理动力学治疗中基本的治疗作用原理包括:

- 一般因素的作用
- 使无意识有意识化
- 支持个性化的功能模式
- 再发展

心理动力学治疗可以被认为是一个补救的过程,在与治疗师的互动关系中能够催生新的成长和发展。

向来访者解释治疗如何起作用会达到更好的效果。

治疗作用原理

为了斟酌该对来访者说什么话,我们必须明确为什么说这些话就能帮助来访者。也就是说,我们需要理论来支持治疗是如何起作用的。试图解释心理治疗如何发生作用的理论被称为**治疗作用原理**(theory of therapeutic action）[1]。在心理动力学治疗中，有多个治疗作用原理可以用来指导我们的工作。

一般因素的作用

研究显示，最有效的心理治疗模式（包括心理动力学治疗）拥有相似的起效因素[2-10]，通常称之为**一般因素**（common factors）。它们与来访者和治疗师之间的**治疗同盟**（therapeutic alliance）有密切关系，也就是来访者在无评判的氛围中感到安全、被倾听和被理解时所产生的信任（见第九章）。一般因素包括：

- 治疗师与来访者之间的友好关系
- 对治疗产生的积极期待
- 共同目标的设定
- 治疗角色的准备
- 关于治疗的令人信服的理论解释

这些因素传达给来访者这样的信息：治疗师是值得信赖的，并且能够切实地帮助他们。它们显示出治疗师正在倾听和回应来访者的诉求，且提供了治疗能够解决来访者的问题并带来转变的希望。

我们将在第三部分"开始治疗"中继续讨论一般因素。

使无意识有意识化

在心理动力学治疗中，我们认为能够帮助来访者的一件事情就是使无意识有意识化。这一观点是弗洛伊德最早的治疗作用原理的基础[11]。弗洛伊德在描述他的临床工作时，假设有些来访者出现病症是因为未能达到意识层面的思想和情感对他们的意识活动产生了病态的影响。弗洛伊德认为，这种思想大多存在于记忆之中，因此他声称这些来访者"饱受过去回忆的折磨"[12]。虽然弗洛伊德率先利用催眠将被"关押"的记忆释放到意识中，但是他和他的来访者很快发现，简单的自由谈话就能令无意识思想和情感浮出水面。从那时起，关于治疗如何起效的观点就变得更为复杂了。但是，一些基本观点仍然是心理动力学治疗的主要信条，诸如：

● 存在于意识之外的思想和情感能够对人们产生影响，具有驱动作用，通常会使人们形成习惯化却是非适应性的思想和行为方式；

● 将这些思想和情感有意识化能够起到治疗效果。

为什么将无意识的思想和情感有意识化具有治疗作用？

关于这个问题，有以下几点考量。

● **挑破脓包**。有一个观点是禁闭的思想和情感是有害的，释放它们可以起到疏导作用。以医学常识打个比方就是，皮肤下的脓包会使人感到疼痛。和脓包需要被挑破一样，"关押"的情感也需要被释放出来。这通常称为**宣泄**（abreaction），是心理动力学治疗中的重要概念[13]。

● **阻止黑暗中的滋长**。弗洛伊德说过，如果不将无意识中的内容通过谈话引领到意识之中，其就会在黑暗中滋长，也就是逐渐变得庞大且邪恶[14]。我们都曾有过这样的经验，当我们把一件事说出来时，就不觉得这件事有那么可怕了。由此可见，把某事摊开来讲就好像是打开卧室的灯去看清角落里的阴影是什么"大怪兽"一样，一目了然。

● **更好地了解自己有助于更好地做出决定**。如果支配我们思想、情感和行为的力量是无意识的，那么我们就无法控制它们。它们支配我们做出决定、触发焦虑和滋生感情。很显然，更多地意识到这些力量并更有意识地掌控它们驾驭生活的方式（例如，如何做决定，如何看待自己，如何与他人交往），对人们是有帮助的。为来访者解释这种观念可以非常有效且有力地帮助他们了解治疗以及治疗潜力。

如何帮助人们将无意识的事情有意识化？

如果我们认为无意识的思想和情感会造成意识层面上的痛苦，那么我们就要直捣黄龙，但问题是怎么办。这就像是来到一片没有地图的疆土。即使我们有地图，可能也无法搞明白我们在那里发现的东西，因为无意识心理和有意识心理属于两种不同的思维加工。无意识心理受所谓的**首要过程**（primary process）控制，它是非线性且非言语的（例如梦），而有意识心理是由所谓的**次要过程**（secondary process）控制，是线性且言语性的（例如有意识的思想）[15]。因此，为了理解无意识的思想和情感，我们必须将它们解码为有意识心理能够理解的形式。我们利用词语来做这样的事情。词语是无意识与有意识心理之间的桥梁和纽带。可以把词语比喻为一艘船，它在无意识和有意识心理之间搬运着想法。我们都曾有过这样的经验，当我们刚刚产生一个想法或领悟一件事时，常常会冒出一个词"啊哈"。这个词非常有用，而且能够缓解焦虑。一旦我们针对一个想法或情感有很多词语的时候，就可以谈论它了，令其接受意识的检阅，从而也能更充分地了解我们自己。

在本书的第四部分和第五部分，你将学到帮助来访者揭露无意识思想和情感的特定技术。

支持功能

第三个治疗作用原理是，心理动力学治疗通过帮助来访者强化某些领域的功能来起作用。这些功能过去被称为**自我功能**（ego functions，见第四章），包括现实评估、冲动控制和自尊管理，帮助我们管理内在心理活动及与外部世界的关系。它们的衰弱既可能是整体性的，也可能是选择性的；既可能是转瞬间的，也可能是长期持续的。

正如我们从心理和神经科学的角度所理解的那样，研究者越来越多地发现理解这些功能最好的方法是将它们按照不同的维度归类 [16,17]。在我们的姐妹书《心理动力学个案概念化》中，我们从功能的五个方面来进行探讨（详见第四章）。

- 自我
- 人际关系
- 适应
- 认知
- 工作和娱乐

心理动力学治疗可以通过提升所有这些方面的功能来帮助来访者。治疗作用原理显示，来访者不仅可以从治疗师那里"借来"功能，获得暂时的收益，他们还可以通过内化这些新的思维和行为方式，更为持久地强化功能。本书介绍的所有支持技术都可以用来提升这些功能（见第十八章）。

再发展

心理动力学治疗中另一个治疗作用原理是治疗能够使心理和情绪的发展再现生机，苗壮成长。打个比方，一名网球手的成绩止步不前，因为她发球技术较弱。一位新教练诊断出问题所在，帮助她抛却旧的发球方法，并且教给她新的技术。通过学习和巩固新的发球技术，她的成绩得到了提高。同样地，当人们遭受虐待或忽视时，再加上个人独特的气质及遗传环境的共同作用导致功能缺陷，其长大成人的过程就会受到阻碍[18]。像那位教练一样，治疗师在新的治疗关系中为人们提供成长和发展更健康的功能的机会。可能产生的新发展包括以下几个方面：

- 发展出思考自身和调控自尊的新方式
- 发展出与他人交往的新方式
- 发展出更灵活、更具适应性的应对机制
- 提高认知功能

例如，如果一个人曾经认为没有人会在乎他，却发现治疗师在乎他，那么我们假设，他的自尊和与他人交往的能力因此就得到了新的健康的发展。对一些来访者来说，将这种经验付诸言语，不仅能够帮助他们意识到问题和潜在的原因，而且能使他意识到治疗关系帮助他们发展新的思维和情感模式的方法。对另一些来访者来说，这一过程可能会更为内敛，较少用到直白外露的语言。现今，我们甚至开始明白了心理治疗如何促进发展的神经生物学机制。神经科学的新进展显示，早期经验导致的神经生物学变化在某种情况下是可逆的[19]。例如，在动物模型中，母亲照料的变量影响组蛋白的甲基化，组蛋白是包裹着 DNA 细胞的蛋白质。甲基化改变了组蛋白的结构，影响着 DNA 中用于转录的成分。通过这种方式，母亲的照料在没有改变基因组本身的条件下影响了基因转录。这被称为**表观遗传**（epigenetic）改变[20,21]。虽然这些变化能够影响生命体的基因转录，但是它们在啮齿动物身上也表现出了可逆性，例如，幼崽由忽视型的母亲和关爱型的母亲交叉抚养[22]。

早期父母缺失或情绪剥夺引起的表观遗传改变甚至会反映在特定的脑区上，如杏仁核[23]。幸运的是，脑是一个具有可塑性的器官，随着我们一生经验的变化能够不停地被重塑。我们有理由相信，这也包括心理治疗带来的经验。另外，神经成像研究显示，在心理治疗干预后，人脑表现出了可以测量到的变化[24-27]。科学家甚至认为，心理治疗可能带来影响脑神经回路化学机制的表观遗传改变，产生新的突触连接[28-30]。可以说，治疗的成功取决于治疗师所创设和培育出的条件，它们使得神经回路发生变化或重塑[31-34]。

向来访者解释心理动力学治疗如何起作用

对于治疗师来说，理解心理动力学治疗是如何起作用的非常重要。但是，我们的来访者也需要对此有所理解。正如我们将在第三部分讨论的那样，当我们在治疗前期对来访者的症状给予看似合理的理由或描述以及治疗为何起效的解释时，治疗会更有效果[8]。在附录 3 中，我们给出了各种基本信息的例子以及关于心理动力学治疗的常见问题（FAQs），你可以在治疗初始时告知来访者。这两页教育资源不仅涵盖了来访者可以期待什么（"我的治疗师会说吗？"）以及治疗期待他们如何更好地配合（如想到什么说什么），还涵盖了我们所认为的心理动力学是如何工作的。我们建议你在知情同意阶段就与你的来访者分享这些信息（见第七章）。当然，你也可以谈谈对于不同的来访者来说，治疗的作用是不同的。这种情况会因来访者的问题而异。例如，你可以对具有严重童年创伤的人强调再发展的重要性，也可以对将无意识的恐惧表达为愤怒的人强调使无意识有意识化的好处。

现在，对于什么是心理动力学治疗以及它如何发生作用，相信你已经有了一些看法，那么就让我们开始思考，为了找到最有效的治疗方法，应该如何对来访者进行评估。

治疗作用原理

- 一般因素的作用
- 使无意识有意识化
- 支持功能
- 再发展

参考文献

1. Michels, R. (2005) The theory of therapeutic action. *The Psychoanalytic Quarterly,* 76, 1725-1733.
2. Frank, J.D. (1982) Therapeutic components shared by all psychotherapies, in *Psychotherapy Research and Behavior Change: Master Lecture Series,* Vol. 1 (eds J. H. Harvey and M. M. Parks), American Psychological Association, Washington, DC, p. 9-37.
3. DeFife, J.A., and Hilsenroth, M.J. (2011) Starting off on the right foot: Common factor elements in early psychotherapy process. *Journal of Psychotherapy Integration,* 21 (2), 172-191.
4. Bordin, E.S. (1994) Theory and research on the therapeutic alliance: New directions, in *The*

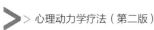

Working Alliance: Theory, Research and Practice (eds A. O. Horvath and L. S. Greenberg), John Wiley & Sons, New York, p. 13-37.

5. Hilsenroth, M.J., and Cromer, T.D. (2007) Clinician interventions related to the alliance during the initial interview and psychological assessment. *Psychotherapy: Theory, Research, Practice, Training,* 44, 205-218.

6. Safran, J.D., Muran, J.C., and Eubanks-Carter, C. (2011) Repairing alliance ruptures. *Psychotherapy,* 48 (1), 80-87.

7. Safran, J.D., Muran J.C., and Proskurov B. (2009) Alliance, negotiation and rupture resolution, in *Handbook of Evidence-Based Psychodynamic Psychotherapy* (eds R.A. Levy and J. S. Ablon), Humana Press, New York.

8. Summers, R.F., and Barber, J.P. (2010) *Psychodynamic Therapy: A Guide to Evidence-Based Practice,* Guilford, New York.

9. Horvath, A.O., Del Re, A.C., Fluckiger, C., and Symonds, D. (2011) Alliance in individual psychotherapy. *Psychotherapy,* 48 (1), 9-16.

10. Barber, J.P., Muran, J.C., McCarthy, K.S., and Keefe, J.R. (2013) Research on psychodynamic therapies, in *Bergen and Garfield's Handbook of Psychotherapy and Behavior Change,* 6th ed. (ed. M. J. Lambert), John Wiley & Sons, New York, p. 443-494.

11. Lear, J. (2005) *Freud,* Routledge, New York.

12. Breuer, J., and Freud, S. (1894) On the psychical mechanism of hysterical phenomena: Preliminary communication, in *The Standard Edition of the Complete Psychological Works of Sigmund Freud (1893-1895), Studies on Hysteria,* Vol. II, Hogarth, London, p. 7.

13. Auchindoss, E.L., and Samberg, E. (1990) *Psychoanalytic Terms and Concepts,* Yale University Press, New Haven, p. 1.

14. Freud, S. (1915) On the history of the psycho-analytic movement, in *The Standard Edition of the Complete Psychological Works of Sigmund Freud (1914—1916), Papers on Metapsychology and Other Works,* Vol. XIV, Hogarth, London, p. 149.

15. Auchindoss, E.L., and Samberg, E. (1990) *Psychoanalytic Terms and Concepts,* Yale University Press, New Haven, p. 199-201.

16. Cloninger, C.R. (2000) Biology of personality dimensions. *Current Opinion in Psychiatry,* 13 (6) 611-616.

17. Widiger, T.A. (2005) Five factor model of personality disorder: Integrating science and practice. *Journal of Research in Personality,* 39 (1), 67-83.

18. Cabaniss, D.L., Cherry, S., Graver, R.L., and Schwartz, A. (2013) *Psychodynamic Formulation,* Wiley Blackwell, Oxford.

19. Kandel, E.R. (1998) A new intellectual framework for psychiatry. *American Journal of Psychiatry,* 155 (4), 457-469.

20. Bagot, R.C., and Meaney, M.J. (2010) Epigenetics and the biological basis of gene X environment interactions. *Journal of the American Academy of Child & Adolescent Psychiatry,* 49 (8), 752-771.

21. Duncan, L.E., and Keller, M.C. (2011) A critical review of the first 10 years of candidate gene- by- environment interaction research in psychiatry. *American Journal of Psychiatry,* 168 (10), 1041-

1049.

22. Champagne, F. (2008) Epigenetic mechanisms and the transgenerational effects of maternal care. *Frontiers in Neuroendocrinology,* 29 (3), 386-397.

23. Suderman, M., McGowan, P.O., Sasaki, A., *et al.* (2012) Conserved epigenetic sensitivity to early life experience in the rat and human hippocampus. *Proceedings of the National Aca- dacdemy of Sciences USA,* 109 (Suppl. 2), 17266-17272.

24. Protopopescu, X., and Gerber, A.J. (2013) Bridging the gap between neuroscientific and psychodynamic models in child and adolescent psychiatry. *Child Adolescent Psychiatric Clinics of North America,* 22,1-31.

25. Beutel, M.E., Stark, R., Pan, H., Silbersweig, D., and Dietrich, S. (2010) Changes of brain activation pre- post short-term psychodynamic inpatient psychotherapy: An fMRI study of panic disorder patients. *Psychiatry Research,* 184 (2), 96-104.

26. deGreck, M., Scheidt, L., Bolter, A.F., *et al.* Multimodal psychodynamic psychotherapy induces normalization of reward related activity in somatoform disorder. *World Journal of Biological Psychiatry,* 12 (4), 293-308.

27. Buchheim, A., Viviani, R., Kessler, H., *et al.* (2012) Changes in prefrontal-limbic function in major depression after 15 months of long-term psychotherapy. *PLoS ONE,* 7 (3): e33745. doi: 10.1371 / joumal.pone.0033745

28. Beauregard, M. (2014) Functional neuroimaging studies of the effects of psychotherapy. *Dialogues in Clinical Neuroscience,* 16 (1), 75-81.

29. Stahl, S. (2012) Psychotherapy as an epigenetic 'drug' : Psychiatric therapeutics target symptoms linked to malfunctioning brain circuits with psychotherapy as well as drugs. *Journal of Clinical Pharmacy and Therapeutics,* 37, 249-253.

30. Perroud, N., Salzmann, A., Prada, P., *et al.* (2013) Response to psychotherapy in borderline personality disorder and methylation status of the BDNF gene. *Translational Psychiatry,* 3 (1) e207. doi: 10.1038/tp.2012.140

31. Yehuda, R., Daskalakis, N.P., Desamaud, F., *et al.* (2013) Epigenetic biomarkers as predictors and correlates of symptom improvement following psychotherapy in combat veterans. *Frontiers in Psychiatry,* 4 (118). doi: 10.3389/fpsyt.2013.00118

32. Cozolino, L. (2010) *The Neuroscience of Psychotherapy: Healing the Social Brain,* Norton, New York.

33. Barsaglini, A. (2014) The effects of psychotherapy on brain function: A systematic and critical review. *Progress in Neurobiology,* 114,1-14.

34. Meaney, M.J. (2001) Maternal care, gene expression, and the transmission of individual differences in stress reactivity across generations. *Annual Review of Neuroscience,* 24, 1161-1192.

第/二/部/分

评估

引 言

主要观点

心理动力学治疗有四个基本阶段：
- 评估阶段
- 开始阶段
- 中间阶段
- 结束阶段

心理动力学治疗的评估阶段有两个主要目标：
- 收集来访者的信息，以进行个案概念化并提出建议
- 与来访者建立关系，并奠定治疗的基调

心理动力学治疗可分为四个基本阶段。

阶段	目标
评估阶段	包括评估突发性问题和功能的发展趋势、了解成长史、个案概念化以及提出治疗建议。
开始阶段	开始治疗：包括建立框架、发展治疗同盟、设定目标以及帮助来访者学会利用治疗。有时也称为引入阶段。
中间阶段	治疗的主要工作时段：来访者和治疗师为了达成治疗目标通力合作。有时也称为中期。
结束阶段	结束治疗：包括巩固目标、回顾治疗过程、真实评价发生的改变以及未来可能发生的改变，有必要的话做出未来的治疗计划以及告别。有时又称为终止阶段。

在本书中，我们将学习所有这些治疗阶段。在这一部分，我们开始进入**评估**（assessment）阶段。

为了更好地帮助我们的来访者，我们需要尽可能多地了解他们想要寻求解决的问题，以及他们特有的心理活动方式。这就是评估阶段的任务。第三章将教你创设舒适且令人有安全感的环境，以鼓励来访者敞开心扉。第四章专注于对功能的评估，包括防御机制。在第五章中，你将学习个案概念化，以帮助你和你的来访者设定心理动力学治疗的特定目标。最后，第六章介绍了心理动力学治疗的适用范围，这样你就能更清楚地了解什么样的人会从这种治疗中获益最大。

第三章

创设安全的环境并开始评估

主要观点

　　所有的心理动力学治疗都始于评估阶段。根据治疗和设置的类型，一般需要 1～4 次面谈。

　　在这个阶段，治疗师应该：

- 为来访者畅所欲言创设安全的环境
- 以开放式问题开始，力图查出来访者的首要诉求
- 彻底清查来访者的既往精神病史，以及成长史
- 评价：
  - 主诉和当前的症状，包括《精神疾病诊断与统计手册》(*Diagnostic and Statistical Manual of Mental Disorders*，简称 DSM)中的任何障碍
  - 各方面功能，包括优势和困境
  - 反思能力和心理功能
  - 动机和资源

　　Z 医生就职于第三医学中心，是心脏介入医生。他虽然是第一次为病人做血管造影，但他已经做好准备了。A 先生是他的第一个病人，被当地的医生诊断为"典型的心绞痛"。"早上好，A 先生，"Z 医生说，"感觉怎

么样？""还不错，"A 先生说，"只是我一直都觉得胃疼。""一直在疼？"Z
医生问，"那我们来听诊一下吧。"虽然病人是被送来做血管造影的，但是
Z 医生怀疑之前的诊断，于是在执行干预治疗之前做出了自己的评断。

对于心理动力学治疗师而言，我们也必须做同样的事情。俗语有云，
"木匠拎着锤子，看什么都是钉子，不管怎样都要敲上一锤子"。不能因为
我们是心理动力学治疗师，就认为心理动力学治疗是最正确的治疗方法。
我们面对每一位来访者，需要做的第一件事就是进行全面的评估，来确定
什么是最适合该个体的治疗。即便你只是一名实习生，有来访者被送来专
门接受心理动力学治疗，你也要进行评估，提出最合理的建议。

几十年来，《纽约客》（*New Yorker*）中的漫画都把心理治疗师描绘成
被动等待来访者先开口的人。事实远非如此。当我们开始进入评估阶段
时，有两个主要工作：第一就是为来访者创设一个感觉舒适的环境，使他
们能够谈论极为隐私的事情；第二就是试着去发现：

- 他是什么样的人？
- 他现在为什么要来寻求帮助？

为谈话创设安全的环境

帮助来访者在无指责的氛围里体验到安全、被倾听和被理解的感觉
通常称为提供一个**扶持性的环境**（holding environment）[1,2]。在治疗关系
中，提供扶持性的环境意味着为来访者感到安全和信任创设条件。这也是
来访者和治疗师之间建立工作同盟的基础，又称为**治疗同盟**（therapeutic
alliance），见第九章。

我们可以尝试通过以下方式创设这种安全环境。

站在共情、无指责的立场上

正如我们在第三部分还将详细讨论的那样，以共情和无指责的立场接近每一个来访者是创造安全空间的关键。做到这一点需要以开放式问题开始谈话，要设计出能够引导来访者进入治疗的问题。即使你想知道关于这个来访者的许多事情，也要在倾听来访者一段时间（45 ~ 50 分钟面谈中的 5 ~ 10 分钟）之后再开始做评价，这样才能真正理解来访者的首要诉求。在这个场合下，没有什么事是过于隐私而不能谈及的。有的来访者能随心所欲地谈论每一件事，从性关系到最深的恐惧。有的来访者则可能会由于害羞、害怕被批评或不相信别人而难以启齿。你要为此做好准备，专注聆听，并以最为中立的语调提出恰当的问题。尽管你已经尽最大努力了，可有的来访者还是会有些紧张和局促。你可以试着帮助他们减轻不适感，要记住，他们的焦虑可能也会为你提供重要的信息。

治疗师：我听 T 医生说你会来我们诊所，但是这次你来寻求帮助的原因我还知之甚少。你愿意告诉我吗？

B 女士：嗯，是因为我男朋友。我们就要结婚了，可是现在计划已经泡汤了。我都哭了好几天了，我想我的生活已经全毁了，我能说的仅此而已。

治疗师：我能看出你非常烦恼——到底发生了什么事，你能多讲一点吗？

B 女士：太难以启齿了——我真是个烂人——三个星期前的一天，我喝多了，和另一个人上床，然后被他发现了——从那以后，我就要疯了。你一定也觉得我是自作自受。

治疗师：看得出来你特别不想谈论这些，但这件事是令你如此烦恼的原因，也是你今天来找我的原因。我只想听听到底发生了什么事，这样我才能更好地让你感觉好起来，并且更好地看待这件事情，那么让我们从头开始。你们的婚礼原定是要什么时候举行呢？

温暖和关怀是制胜的法宝。聆听整个故事会把你的关心传达给来访者，并且使他非常有安全感，甚至乐于把更痛苦的故事讲出来。

注意个体的身体舒适度

为来访者提供整洁安静的场所来进行面谈是非常重要的。舒服的座椅应该靠近摆放，这样有利于推进谈话，但是也不能靠近到治疗师和来访者能够进行身体接触，这是非常关键的。在面谈中关掉你的电话或者按来访者的需求调控空调的温度，都是能够帮助来访者感到安全和舒适的小动作。

强调保密性

确保来访者知道他们和你的谈话是保密的，这是令他们有安全感的关键。你要明确地讲出来，同时也可以防止面谈被中断。

表示理解

简单地向来访者传达你的第一感觉，让他觉得自己被倾听、被重视和被理解，这也可能会有非常好的疗效。

C 先生：这样可怕的日子已经持续两个月了——我无法用语言准确地形容到底发生了什么——只有我妻子去世时我才有过这样的感觉——我吃不下，睡不着——只是走来走去。我不知道为什么，我无法回到正常的工作中。

治疗师：听起来你真的非常郁闷。你感觉非常不好，完全无法工作。

C 先生：是的——我抑郁了——就是这样——我姐姐总是告诉我回到办公室就好了，但是你说得对——事情并没那么简单。

设置框架和边界

俗话说，"篱笆筑得牢，邻居处得好"，清晰的框架有利于好的评估。隔阂和猜忌使人焦虑；开放和透明让人放心。务必使来访者知道你是谁、你要讲多长时间以及此刻的行为是心理治疗所必需的评估，让来访者了解面谈的背景。我们将在第八章中更多地讨论上述内容。

专业且周到

用专业的语气谈话也能让来访者更有安全感。话语应温暖但不热络。记住，这是一种单向的关系——保持这种关系不要冷淡下来就好。

> D 先生：我在罗彻斯特城外长大。
>
> 治疗师：真的哦，我也是！你高中是在哪儿念的？

这样的反应就太热络了——来访者并不需要知道你是从哪儿来的。

> D 先生：我在罗彻斯特城外长大。
>
> 治疗师：你在那里生活了多长时间？你是什么时候搬到明尼阿波利斯的？

这样的反应就传达了你的关心，但不显得过分热情。

进行评估

当你在创设安全的环境时，其实也是在进行评估。虽然你并不想用速效问题逼问来访者，但是在起初的几次面谈中，你毕竟还是想要详尽地了解来访者现在的病情、过去的病情以及个人情况或成长史。在心理治疗中"开处方"和为其他病症开处方一样——在了解病史并做出诊断之前，你无法决定开什么处方。进行评估是开始培养治疗同盟的绝佳方法（见第九章），因为你的来访者会认为你是一个认真负责的临床医生，想要彻底了解他们及其问题的本质。

在和来访者的第一次面谈中，你可以直白地讲出自己将要开始进行评估。通常，你首先要和来访者说的是：

> 你能告诉我今天为什么来这里吗？

这告诉了来访者你想要了解他的问题。如果来访者在面谈开始时表现得非常痛苦，那么你可以先放一放，主抓最迫切的问题。如果问题缓和些了，那么你就可以在开始时多说一些，为评估阶段设置框架：

> E 先生，今天我们一开始就谈谈你来这里的原因好吗？我们在随后的几次见面中还会好好谈论这个问题，这样可以帮助我更多地了解你。谈完以后，我们就可以把事情理顺并找到你最主要的问题，接下来就可以确定治疗方向了。

框架能帮助来访者了解最初的几次面谈要做什么，如何更好地参与进来，以及什么时候可以期待得到你的建议。注意，不要承诺你将如何进行治疗。因为你还未完成评估，所以不应该在此刻承诺进行任何类型的治疗。

在评估时使用开放式问题可以帮助来访者说出他们的故事。思考一下两种问法的不同。

> 你感到抑郁了吗？
>
> 你能更详细地告诉我你的感受吗？

第一个问题的答案无非是简单的"是"或"不是"，而第二个问题引导来访者进行叙述。开放式问题让来访者用自己的语言描述所遭遇的问题。这将为你打开一扇窗，去了解他们是如何看待世界以及如何解释他们生命中的事件的。你将会看懂，个人陈述在心理动力学治疗中是非常重要的，并且来见你的这个人所带来的故事在第一次讲述时是最值得好好倾听的。提问的方式也有可能会让人表达出情感，这对于同盟的建立是有重要作用的，并且甚至有直接的治疗作用。虽然封闭式问题也有其作用，例如，有时你需要知道细节（"你吃了多少粒药丸？""事故是在几天前发生的？"），但是在此阶段提出开放式问题确实至关重要。

当我们为寻求心理治疗的来访者进行评估时，要注意以下事项。

主诉和当前的症状

要做的第一件事情就是认真评估来访者的主诉和当前的症状。它们是来访者带来给你看的东西，因此开门见山地处理它们非常重要。你能获得即时的目标和建议，例如，来访者急需药物或去医院治疗。首先谈论来访者最关心的问题也有助于建立同盟关系。在你评估当前的症状时，要充分确认是否存在任何 DSM 诊断[3]。心境障碍和焦虑障碍在寻求心理治疗的来访者中是非常普遍的。不要忘记询问物质滥用情况以及健康问题，这些也可能是造成来访者困扰的原因。你的诊断会帮你决定需要的是心理动力学治疗还是其他类型的治疗。没必要将心境障碍、焦虑障碍排除在心理动力学治疗之外（见第六章），但是符合 DSM 诊断标准的话可能还需要实施其他治疗，如药物治疗。严重的病症会影响个体正常的行为能力，也表明来访者需要更多的支持，至少开始阶段是这样。

个人史

个人史包括：

- 目前的个人情况——最近一段时间个体的心理和情绪状态
- 既往的病史——过去曾发作的病症
- 成长史——包括：评价早期的气质类型；童年症状；早期人际关系和依恋的特点；以及个人现今的受教育程度、职业和人际关系情况。

为了尽可能给出最好的建议，你应该在治疗开始时明确地询问这些个人史。当然，你应该时刻警惕在整个治疗过程中不断涌现的个人史资料，并随着新的发现来调整和更改你的初始印象。

各种功能

评价来访者思考、感受和行动的特点（过去被称为自我功能）也是做出治疗决定的关键因素，在第四章仍会进行更详细的探讨。我们必须知道，来访者是否能与治疗师建立关系、承受强烈的情感和焦虑、准确地认识现实、控制冲动和延迟满足。另外，还有包括对**道德判断力**（ethical judgment）——来访者分辨是非的能力——的评价（见第四章）。切记，功能的强弱都要进行评断。当我们想要帮助来访者解决弱势的功能时，强大的功能可能会在治疗中帮助我们。如果需要进行心理动力学治疗，那么对这些功能的评价可以帮助我们选择是以揭露为主还是以支持为主。

反思能力

人们为了审视自己的行为、想法以及人际关系，必须"退出"即刻的思想才可以。这种**反思能力**（reflective capacity）也是评估阶段重要的考量对象。向来访者提出让他们对自己和自己的行为进行客观思考的问题能帮你检验他们的反思能力。下面来看几个例子。

你会如何向别人介绍你自己？

你认为你的爱人可能会如何形容你？

在你与他人交往的过程中，你认为什么事情是最容易的或最困难的？

如果这个人接下来的回答井井有条，那就万事大吉。思考下面这个例子。

来寻求心理治疗的 F 女士说她和丈夫吵架了。她说他对自己很冷淡，例如，她最近举办了业余音乐会，这对她来说是非常重要的，但是她的丈夫没有来听。当你听到这些后，你一定想知道她是否做过什么导致了夫妻间的隔阂。你决定问一问，检验一下F女士自我反思的能力。你说：

听起来你们夫妻之间的确出现了一些裂痕，他对你的冷淡和不支持让你感到非常苦恼。为了更好地理解你们之间的关系，你能否想一想会不会是你造成了你们之间的问题呢？

缺乏反思能力的人就会说：

不可能，都是他的错。他这个白痴。

而稍有些反思能力的人可能会说：

让我想一想……我猜想因为我太生气了，所以我也不理他，对他非常冷淡。这样也许让他对我更没有热情了。

反思能力对于思考治疗和与治疗师关系的能力也是非常关键的。在提出治疗建议时必须了解这方面的情况，因为对治疗关系的讨论是许多揭露技术的重要组成部分。你可以在开始时问下面这样简单而直接的问题：

你对于今天到这里来有什么感想吗？

在你来之前对我有什么想法或期待吗？

你的切身感受和你想象的有什么不一样吗？

如果一位来访者以前接受过心理治疗，应毫不迟疑地询问他先前治疗师的情况，以及根据他的感觉你与其前任治疗师之间是否有相似之处。

心理觉察

反思能力的一个特殊方面叫作**心理觉察**（psychological mindedness），

它对于评价接受心理动力学治疗的个体非常重要。有的人承认他们的心理受到无意识因素的影响，有的人却不肯承认。有的人能学会用这种方式来思考，有的人却不能。评估来访者看待他们心理功能的方式对于判断哪种类型的心理治疗最合适非常关键。在评估阶段进行**试解读**（trial interpretations）是很有用的。

一个 34 岁的男人在与女人交往方面存在困难。在评估的过程中，他吐露出他的父母在他 8 岁的时候离婚了。针对这一问题进行深入讨论后，治疗师询问来访者是否认为家里的事影响了他自己的成人关系。

有心理觉察能力的人可能会这样说：

哦，是的，我也一直这样认为，不过我不知道该怎么做。

或者

呃，我从没把这两件事想到一块儿，但是这样想好像有点意思。

或者甚至是

在别人身上我觉得可能会是这样，但是我从没觉得自己也会这样。

揭露技术可能会帮助这样的人进一步认识到，他对父母关系的感受影响了他自己的人际交往能力。另一方面，没有心理觉察能力的人可能会说：

为什么他们的问题会影响我？我只是没遇到适合的女人。

或者

他们只是关系破裂了。我不认为这与我现在的处境有关。

支持技术可以帮助这样的人认清他所面临的困境，并学会以新的方法对待他人。

在评估中判断心理觉察能力强弱对于决定哪种类型的治疗对来访者最有帮助是非常重要的。

问题的优先级

像急诊室的分诊护士一样，治疗师不仅必须知道来访者的问题是什么，而且要知道按照什么顺序处理这些问题。例如，一位来访者可能有惊恐障碍，但是，如果他还有自杀倾向，那么生命安全问题就必须放在优先的位置。一般来说，潜在的暴力问题（对自己或他人）位列其他所有问题之上。了解对来访者来说什么问题最重要或最紧迫也是很有必要的。我们将在第七章进一步讨论这个话题。

治疗动机

我们可能认为心理动力学治疗能为现有的来访者提供最好的治疗，但是，如果他有其他想法，那也是无能为力的。我们可以问一些问题来看看来访者的治疗动机如何，这些问题能够"窥探"他们对治疗的看法。

你想象中的心理治疗是什么样的？

你觉得你应该多长时间来一次呢？

你感觉到心理治疗对你有帮助了吗？

资源与社会背景

治疗师要评估的不仅是来访者的问题和内在力量，而且还有其外在资源和社会背景。例如，一位只在这个国家待两个多月的来访者是无法接受长期的心理动力学治疗的，而拿助学金的学生可能应该去浮动费率诊所。

任何来访者都可能需要多种治疗，例如，一位来访者可能需要心理动力学治疗和药物治疗。有时这些治疗要一个接一个进行，有时可以同时进行。我们将在第十五章讨论这些问题。

现在，我们已经启动了评估阶段，那就让我们进入第四章来评估功能吧。

评估

- 主诉和当前的症状（包括 DSM 诊断）
- 个人史
- 各种功能——优势和劣势
- 反思能力和心理觉察
- 动机和资源

推荐练习

如何评价下列来访者的反思能力？为了让他们融入治疗，你会试着说些什么？

1. A 女士

这个评估大概要多长时间？是我丈夫让我来的——他说不来这儿就去律师那儿。他仿佛觉得都是我的错——好像是我毁掉了我们的关系。但是他也是我们关系中的一员。好吧，我不太好相处，但是他也不好相处啊。我想我们都是为了孩子才在一起的——现在孩子长大离开了，我们就形同陌路。话说回来，这是什么样的治疗？我没疯——焦虑，是的，我只是焦虑——但是我妈妈也是焦虑的，然而我的父母关系非常好，我爸爸很爱我妈妈，并且抚慰了她的焦虑。我的丈夫不爱我了。好吧，接下来问我问题吧。

点评

A 女士的自我反思能力存在问题。她认为，生活中遇到的困难几乎全部来自环境中的问题。她不把自己看作改变自己生活的一环。虽然她意识到自己有些焦虑并且认为这遗传自她的母亲，但是她相信其他人对这种焦虑的反应会令事情有所不同。让 A 女士投入心理动力治疗是个挑战，但不是不可能。最好的办法可能是对她的处境进行共情，并探索减轻她现有的应激状态是否有用。"你提到你感到焦虑——现在这种焦虑感对你造成任何困扰了吗？"这样的问题或许能够达成初始治疗的潜在目标，而不会挑战她对于婚姻问题的原因的假设。

2. B 先生

我真的不知道为什么我在写求职申请的时候会感到这么艰难。我始终坐在书桌前盯着屏幕——我在洗澡时想到的所有点子一个都想不起来了。在我申请大学的时候也发生过一模一样的事情。那时候，我妈妈就在我旁边——那感觉简直令人窒息。现在她离我 3000 多公里远，但是她仿佛就在我的脑海里。这似乎成为我的一部分——每次都阻挠我。你能帮助我吗？

点评

B 先生的反思能力非常好。虽然他不知道他为什么会这样，但是他把问题的原因归于自己的心理。虽然他明白问题源于他和他母亲的关系，但是他相信现在这已经成为他的一部分。他也将两种不同的情景联系在一起，注意到两种情景有共同之处。他可能能够很好地融入心理动力学治疗。认可 B 先生的反思能力，可以这样说："你能够清楚地认清自己，这将帮助你突破困境。我想你是对的。我也认为你的问题可能源于你的早期关系，你有能力通过思考两者的不同来改变现状。这就是我们在治疗中将要做的事情。"

参考文献

1. Winnicott, D.W. (1965) Psychiatric disorders in terms of infantile maturational processes, in *The Maturational Processes and the Facilitating Environment: Studies in the Theory of Emotional Development,* International Universities Press, New York, p. 30-41.

2. Winnicott, D.W. (1963) Dependence in infant care, in child care, and in the psycho-analytic setting. *International Journal of Psychoanalysis,* 44, 339-344.

3. American Psychiatric Association (2000) *Diagnostic and Statistical Manual of Mental Disorders: DSM-IV-TR,* 4th ed., Text Revision, American Psychiatric Association, Washington, DC.

第四章

评估功能

主要观点

人们管理内在心理活动及与外部世界关系的过程可以划分为五大基本的功能领域：

- 自我
- 人际关系
- 适应
- 认知
- 工作与娱乐

这些功能可能既涉及意识，也涉及无意识。

人们大多像马赛克一样，在某些功能上有优势，在某些功能上有所欠缺。

防御机制是无意识的，人们利用这些机制来抵抗令他们感到崩溃或无法忍受的不安的思想和情感。

在评估功能时确定以下事项非常重要：

- 什么类型的心理治疗是最有帮助的
- 揭露无意识内容是否能够帮助来访者

> 　　想要更好地使用揭露技术，来访者必须拥有足够强大的功能，这样他们才能在治疗中受到鼓舞，抵制退缩，接受现实检验并推广到外部生活中。发现功能有所缺陷是选择支持技术的重要指标。

评估不同领域的功能

　　当一切称心如意时人们很容易保持平和的心态，而当诸事不顺时怎样才能让心态保持平和呢？为此，我们拥有多种多样的功能来帮助自己做好从自尊管理到情绪控制的每一件事[1-7]。这些功能旧称**自我功能**（ego functions），它的依据是弗洛伊德对于心灵的三个部分的划分——**本我**（id）、**自我**（ego）和**超我**（super-ego）。根据弗洛伊德的观点，本我充斥着欲望和需求，超我涉及意识和个人信念，而自我管理着一个人的内在心理及其与世界的关系。这几部分并不只是从字面上把心灵分割开来，也不是说它们位于大脑的特定脑区；更确切地说，对它们的最好概括是相关临近功能的群集。有趣的是，我们在探索人脑如何产生心智的过程中发现，弗洛伊德的结构划分似乎存在着某种神经生物学上的相关。例如，弗洛伊德所描述的本我和大脑的网状系统具有相似性，而更高水平的新皮质结构，特别是额叶，参与了许多心理活动的协调和管理，这些活动通常都对应着我们所说的自我功能[1]。

　　现今，我们不再将心灵按照弗洛伊德所说的那样划分，而是要以新的方式来认识这些功能。正如我们在第二章讨论过的，我们将这些功能分为五个基本领域：

- 自我
- 人际关系
- 适应
- 认知

● 工作与娱乐

　　这些功能是如何产生的呢？它们是根深蒂固的吗？它们是后天习得的吗？我们的假设是，答案就像先天与后天、遗传与环境、早期创伤与心理病理学的关系一样，都会影响它们的发展。因此，评估这些关键性的功能、了解发展史并思考它们之间的关系是非常重要的。

　　理论上，你能从你的来访者身上看到所有这些功能。如果你始终留意这些功能，你就能够找到机会进行问诊，例如下面这个第一次面谈的例子。

　　治疗师：很高兴你能够赴约。今天你来见我是想告诉我什么？

　　来访者：我快失控了——失眠——不知道要做什么——一个月前我得到了一份新的工作，可我不知道是否要接受。我每天都在想这件事。你看，我现在说起这件事的时候还感觉呼吸困难。

　　治疗师：听起来真是令人焦心啊。你以前在做类似决定的时候是如何处理的呢？

　　在这里，难以做决定是面临的核心问题，这是一个评估重要认知功能的好时机。然而功能问题并不总是在一开始就那么明显，所以你需要主动查问。在本章中，我们简要介绍各种功能领域并给出一些提问的例子，帮助你了解来访者管理内心世界和对外关系的特点。

自我

　　当人们成年时，会发展出觉察自己的独有方式，其中包括**自我觉知**（self-perception）和**自尊管理**（self-esteem regulation）。

自我觉知

我们如何看待自己对于我们如何应对世界至关重要。我们的自我觉知关系到我们的**认同感**（identity）和**自我评价**（self-appraisal）。

- 认同感是我们对于我们是谁的理解。其中既包括我们喜欢的和不喜欢的，也包括我们的才能和局限。认同感通常是在青少年时期固化下来的。
- 自我评价反映了一个人对自身能力的主观感觉与其真实或客观能力的相符程度。对于自己的能力评价过高的人容易"心有余而力不足"从而导致失败，而那些低估自己的人通常会感到自卑。现实的自我评价能够引导人们确立适当的目标并有效地从外部世界获取所需。

自我评价也包括我们自己的**理想**（ideals）[准确地说是**自我理想**（ego-ideal）]，指对自我的内在意象，或幻想我们希望自己成为什么样子。我们每个人都有对自己来说意义特殊的独一无二的理想自我。思想和行动符合我们的内在理想就会感到自我实现和自豪，否则就会产生内疚、失败和一无是处的感觉。

自尊管理

当一切顺利的时候我们就会感觉良好——自尊管理涉及一个人从自我遭受打击中恢复原状的能力。我们每个人的自尊都可能会出现短时的波动，有些人在遭遇不顺时可能比另一些人更难于重振旗鼓。我们既要考虑人们自尊的脆弱性，也要考虑他们的应对方式。一个人可能会感到沮丧，而另一个人可能满不在乎。

评价自我的问题示例

自我觉知

你怎样形容你自己？

对于你喜欢的事物和不喜欢的事物，你都能感觉良好吗？你喜欢的人和不喜欢的人呢？你未来的目标是什么？

一般情况下你对自己的看法与别人对你的看法一致吗？

自尊管理

你觉得自己"玻璃心"吗？你觉得自己对批评或反馈敏感吗？

当事情没有按照你预想的方向发展时你会怎样应对？

你会倾向于认为事情不顺利是你的过失导致的吗？

人际关系

人际关系能力对于一个人的发展以及功能都是非常重要的。这并不是单纯的建立和维持人际关系的能力，而是保持稳定、信任、亲密、关爱、相互满意的人际关系的能力，人际关系中的他人是完整的、独立的、立体的。我们所说的立体的是指：

- 既有优点又有缺点
- 拥有独立而独特的情感、信念、需求和动机
- 从过去到现在对自己和他人的情感基本保持一致

共情（empathize）和**心智化**（mentalize）的能力对于良好的人际关系功能是非常重要的，需要认真进行评估。共情是理解他人如何看待世界的能力，而心智化是知晓他人拥有不同于自己的思想和感受的能力[8]。人际关系能力欠缺的人可能会成为一个遁世者，需要很大的人际距离；或者不能忍受分离，需要持续的安全感；或者缺少同理心，肆意指使他人。

评估这方面的功能意味着不仅要了解一个人真实的人际关系，而且要了解这个人对他人有意识和无意识的期待以及对这份关系的幻想。例如，一个人可能总是认为他人会抛弃自己，而有的人可能会幻想自己应该是被赞扬和艳羡的一方。

评估人际关系的问题示例

哪些人在你的人生中是重要的人物？你认识他们多久了？

你在遭遇紧急情况时会给谁打电话？跟我聊聊他 / 她吧。

你对自己的人际关系满意吗？你希望有什么改变吗？

你经常会对他人有过高的期待吗？

在你的生活中有人抱怨过他们和你之间的关系吗？

你的姐妹会怎么看待这个情境？（心智化）

适应

适应就是调整。在日常生活中有各种各样的内在和外在压力需要我们去适应。内在压力包括思想和幻想、情感和焦虑、痛苦和其他身体感觉。外在压力包括与他人的人际关系、与经济状况和工作相关的压力、创伤以及其他环境因素。在以下两种情况中，人们可能会出现适应性问题：

- 突然出现大量外在或内在压力时
- 难以应对压力时

在评估适应能力时，这两个方面都必须考虑。

人们在忍受刺激时有着各自的阈限。有的人能够忍受强烈的情感、焦虑和环境压力，而有的人连一点儿压力都承受不了。

防御机制

防御机制是心灵对内外压力和情绪冲突做出无意识和自动化反应的方式。它们限制了一个人对焦虑、抑郁或嫉妒等负面情绪的觉察，以及内在情绪冲突的解决 [9]。防御机制可以根据其适应性的高低来进行分类 [5,9-14]。例如，读一本关于自身问题的书比忽视问题更具适应性。适应性较高的防御机制主要靠**压抑**（repression）；适应性较低的防御机制主要靠**分裂**（splitting）。一个人的防御机制主要基于压抑还是分裂与这个人是否拥有**客体恒常性**（object constancy）有关［**客体永存性**（object permanence）指知道消失在视线之外的物体依然存在，而客体恒常性指好坏可以共存于同一个人身上］[15]。如果一个人能够接受好坏情感可以共存于他们自己或他人身上，那么他们就能够处理痛苦的或由焦虑引发的思想和感情，保留它们并使它们存于于意识之下（压抑）。然而，如果一个人不能接受一个好人身上也拥有所有坏的特质或坏人身上也有好的一面的观点，那么他们就需要将坏的从好的里面分离出来。要想做到这样，他们就必须把一些情感体验看成来自本体之外的（分裂）。从发展角度讲，分裂在小孩子身上是很正常的，而当一个人想要保留对虐待或忽视他们的父母的美好印象时分裂就会持续下来（导致客体恒常性的缺乏）。根据适应性高低分类的主要防御机制如下。

适应性较低的防御机制

如上所述，基于分裂的防御机制适应性较低，因为它们以非常高的代价保护人们远离消极思想和情感 [16]。当客体恒常性没能建立时，基于分裂的防御机制就占据了主导地位。虽然它们能保护好的情感，但是要以牺牲掉对自己和他人的"立体化"视角为代价。基于分裂的防御机制占主导表明了功能存在缺陷，说明个体在建立良性的人际关系方面存在问题。基于分裂的防御机制有时被认为是心智发育不成熟，介于正常与非正常之间。这类防御机制有：

- **分裂**（splitting）将好的情感和坏的情感分割到不同的人身上来保护好的情感 [13]。

  A 女士的母亲从来不在家里储存食物，而且异常严厉。在 A 女士心中，母亲的形象是高大神圣的，父亲却是低劣龌龊的。尽管 A 女士很渴望拥有异性关系，却无法在男性身上看到任何闪光之处。

- **投射**（projection）将自我不可接受的想法、情感和想象知觉成来源于自身以外的东西。

  B 先生的女朋友欺骗了他。他对他的女朋友丝毫没有生气，却猜忌她四处散布自己生气了的谣言。

- **投射性认同**（projective identification）发生在一个人将一种情感投射到另一个人身上时，并在随后与这个人的交往中让他体验到这种被投射的情感时。我们可以说，通过这种方式一个人维持了对被投射情感的**认同感**（identification）。

  C 先生升职的美梦被老板粉碎了。虽然他嘴上说这对他未必是件坏事，但是他潜意识中的愤怒难以平息，并且投射在了老板身上，他连续一周每天迟到两小时，终于把老板惹火并解雇了他。

- **病态理想化和贬低化**（pathological idealization and devaluation）是分裂的自然结果。要记住，一个今天被理想化的人明天可能轻易就被贬低了。

  前一周，D 女士觉得她的治疗师完全理解她，而她的丈夫却是个呆子；下一周事情就颠倒过来了。

接下来的防御机制虽然与分裂没有明显关联，但是其适应性也比较低。与分裂一样，它们能起作用也是要付出相当大的代价的。

- **否认**（denial）通过拒绝承认难以接受的情感的存在来保护自己。注意，根据不承认现实的程度，否认可分为较低水平的防御和较高水平的防御。

E 先生去看皮肤科医生，他对医生抱怨说自己脸上长了粉刺，但是实际上他的脸上长了一个很大的肿瘤。

- **解离**（dissociation）通过切断自我与当下现实之间的联系来逃避难以接受的思想和情感。它甚至会使人丧失固有的认同感、记忆、感知觉或现实感。

当 F 女士的妈妈打她时，她逃避至一种感觉不到疼痛的状态。在她以后的生活里，当她丈夫对她吼叫时也会发生这样的事情。

- **付诸行动**（acting out）用行动掩盖对痛苦或不适的情感的意识来进行逃避。

G 女士的法语期末考试没过，她非常生气，于是就出去和朋友喝酒，最后醉倒在一个陌生男人家里。

一般情况下，付诸行动也可以用于疏导治疗中产生的情感。

虽然 H 女士说对于她的治疗师因怀孕而离开一段时间没什么感觉，但是她在那段时间预约了多次瑜伽课程以回避常规的面谈时间。

- **退行**（regression）发生时，人们就会重新退回到早期的功能方式中，以逃避发展晚期所遭遇的焦虑类情感。这种防御机制通常由具有较高能力的人用于压力情境下。

面临医学院的 4 门考试，I 女士躲回到父母家里，由她的父母为她做饭、洗衣服。

适应性较高的防御机制

适应性较高的防御机制倾向于以压抑为基础。在基于压抑的防御机制中，所有或部分难以接受的思想或情感被关进了无意识中。我们可以把思想和情感联系起来并将其看作一个整体（思想—情感），就像下面的例子一样。

> J先生一想到母亲去世了（思想、记忆）就感到很伤心（情感）。

在这里，悲伤与母亲去世的记忆联系在一起。如果这令J先生难以接受，那么他的自我会试着将它关在无意识中。这里有关于压抑的三种情况：

1. 自我既能压抑情感也能压抑思想——那么J先生就不会再想起母亲的去世。

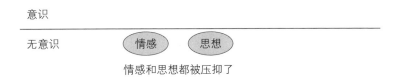
情感和思想都被压抑了

2. 自我能够压抑思想，并保留对情感的意识——那么J先生就会感觉到悲伤但不知道为什么。

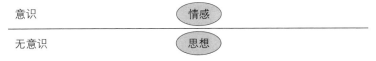
情感留在意识中；思想被压抑了

3. 自我能够压抑情感，并保留对思想的意识——那么J先生就会记得母亲的去世，但没什么感觉。

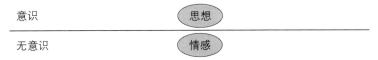
思想留在意识中；情感被压抑了

不同的防御方法压抑不同的成分。自我也可以通过改变他们的对象和扭转他们的情感来转换难以接受的无意识成分。以下是一些基于压抑的防御机制。

- **情感隔离**（isolation of affect）发生时，自我压抑了情感，但是思想仍然留在意识中。在上面的示例中，第三个就是情感隔离。当这种防御机制占主导时，一个人的情感似乎缺失了。

  K 先生说自从他妻子离开了，他就感觉不到任何情感了。

- **理智化**（intellectualization）与情感隔离相比，用过多思考替代物来取代痛苦和不适的情感。

  因为无法处理治疗初期产生的焦虑，所以 L 先生读了 10 本关于心理治疗的书，并且开始和他的新治疗师讨论移情的神经生物学基础。

- **合理化**（rationalization）通过为问题情境或情感找到正当的理由来处理难以接受的情感。

  M 先生被解雇了，但是他告诉他的妻子这其实最好不过了，因为他"不爽"这份工作很多年了。

- **替代**（displacement）将愿望或情感的对象替换成令人感觉更舒服的另一个对象。

  内特非常害怕他的爸爸，但是他觉得自己害怕的是校长。

- **躯体化**（somatization）压抑的思想或情感以身体感觉的形式表现出来。

  O 先生从 10 月开始胃痉挛。当他的治疗师询问这是否与不久之后就是他妻子两周年忌日有关时，他才发觉自己竟然完全忘了这个即将到来的日子。

- **抵消**（undoing）是心灵的"返工"，将感觉难以接受或不舒服的事物颠倒过来。

P女士的工作要整日欺骗别人，于是她见到路边有乞丐就会施舍1美元。

- **反向形成**（reaction formation）将难以接受的情感反转成其对立面。

  Q女士过分溺爱她襁褓中的儿子，以此极力压制自己对他整夜不睡觉的愤怒。

- **认同**（identification）就是一种"如果你不能打败他们，那就加入他们"的防御机制。像嫉妒之心和争强好胜等情感可以通过内化别人的特征来化解。在许多情况下，认同相当具有适应性，比如，一个人和导师一起工作会更高效。它是青少年发展的常见且重要的部分。

  蕾娜说自己一点都不想念上大学离开家的姐姐，但是她开始穿姐姐留在家里的衣服。

  S医生注意到她的来访者剪了和她同样的发型。

- **过度情绪化**（excessive emotionality）压抑了思想的内容，而情绪仍保留在意识之中。从某种角度讲，这是一种与理智化和情感隔离相反的防御机制。

  T女士似乎不为今天正式离婚所动，但是当得知她的日用品订单被延迟处理时却有点歇斯底里。

- **外化**（externalization）使人们像知觉外在冲突那样知觉内在冲突。这并不是基于分裂的防御机制，因为情感仍然被知觉为源于自我。

  U女士向治疗师咨询，她应该继续和未婚夫在一起，还是回头和前男友复合。治疗数月后，其实她是对于是否结婚感到矛盾。

- **性欲化**（sexualization）将与性无关的事情处理得与性有关，从而回避更深层的不适感。

在妈妈抑郁症发作期间，14 岁的凡娜开始勾引她的男性健身教练。

- **压抑**（repression）将意识中的思想、情感和想象隐藏起来，使它们被遗忘、否认和抑制。

  离婚以后，W 女士对于 20 多年来第一次自己缴税感到非常焦虑，于是她就完全忘记了缴税的截止日期。

- **转向自我**（turning against the self）用自身替代了对象，特别是当对象引发的是负面感情时。

  X 先生很生他父亲的气，因为父亲宁愿买一所新房子也不愿支付他一年的学费；但是，他却将这种愤怒体验成对自己第一学期没有表现好的自我批评。

注意，功能良好的人每天都使用上述基于压抑的防御机制；而在面对压力时，他们可能会倒退到暂时使用基于分裂的防御机制。因此，并不是说只要出现了基于分裂的防御机制，就会使人们正常的恋爱、工作和娱乐出现困扰；只有这种防御机制占据主导时，才会影响人们正常的恋爱、工作和娱乐。

适应性最高的防御机制

功能良好的人还拥有其他一些应对机制来帮助他们维持自尊并包容那些痛苦的情感 [17,18]。所使用的这些策略可能是有意识的，也可能是无意识的，因此并不都是典型的防御机制。虽然这些机制具有相当强的适应性，但是如果长期频繁使用也会出现问题。

- **幽默**（humor）可以化解令人不适的思想或情感。

  适应性强：Y 先生在推销商品时犯了个小错误，于是他就借此跟客户开了个小玩笑。

　　　　适应性弱：Z 女士抱怨她的男朋友从来不认真谈论关于他们之间关系的任何事情，并且总是把一切都当成玩笑。

- **利他主义**（altruism）是指通过为他人服务来缓解令人痛苦的情感。

　　　　适应性强：AA 先生在父亲死于癌症后，开始募集基金来支持癌症研究。

　　　　适应性弱：BB 女士把所有的时间和精力都用于照顾受伤的动物上，甚至忽略了对自己的照顾。

- **升华**（sublimation）在物理学中，是指固体直接转化成气体，而不经过液体形态的过程。在心理动力学中，升华是指不舒服的思想或情感直接从无意识状态变成意识中的有用形式——不需要经过转化过程。因此，当一个人能够通过写一首关于愤怒的诗或者去健身房打沙袋来释放愤怒的感觉时，这种情感就在没有使用明显的防御机制的情况下，完全化解了。

　　　　CC 女士只要在工作上遇到挫折，就会在下班回家后抽时间长跑。

- **抑制**（suppression），与压抑不同，"我现在不想去想，"《飘》里的斯嘉丽说，"如果我现在去想这件事，那这件事就会令我烦忧。"[19] 这就是典型的抑制。与压抑不同，抑制是有意识地将思想或情感推出脑海。同样，抑制既可能是适应性的，也可能是非适应性的。如果一个人将他的账单抛之脑后太长时间，那么他就会债台高筑。然而，将烦恼抛之脑后的能力却是心理健康的重要一环。

　　　　虽然 DD 先生很担心他母亲会患上老年痴呆症，但是在和朋友聚会时他能够完全不去想这件事。

评估适应能力的问题示例

　　　　你给我讲了一个非常悲伤的故事，但是没有表露出强烈的情绪。

你平时也是这样吗?

　　在过去几年里,你为了照顾你的母亲而放弃了自己的需求。以前是否也发生过其他类似的事情?

防御机制(改编自 Gabbard[13])

适应性较低的	适应性较高的	适应性最高的
• 分裂	• 情感隔离	• 幽默
• 投射	• 理智化	• 利他主义
• 病态理想化和贬低化	• 合理化	• 升华
• 投射性认同	• 替代	• 抑制
• 否认	• 躯体化	
• 解离	• 抵消	
• 付诸行动	• 反向形成	
• 退行	• 认同	
	• 过度情绪化	
	• 外化	
	• 性欲化	
	• 压抑	
	• 转向自我	

认知

　　评估认知能力对于了解一个人的功能状况是非常重要的。认知功能包括:

- 一般认知能力(智力、记忆、注意、言语和语言)
- 反思能力(包括现实检验能力)
- 判断(包括道德判断)和冲动控制
- 情绪管理

- 感觉刺激管理
- 组织、计划和问题解决

上面这些通常被称为**执行功能**（executive function），因为就像一个公司的执行官，它们负责协调心灵的活动[20]。人们在这些功能上的差异是非常大的，不仅导致工作和人际关系上的千差万别，而且这些差异也影响着人们寻求和接受治疗的能力。

一般认知功能

一般认知功能是一个人认知能力的基础，包括智力、记忆、言语和语言以及线性思维能力。这方面的明显损伤会影响心理治疗效果，因为这些功能对于交流、理解和沟通都是至关重要的。

反思能力

这是一个人通过经验的不同方面，检验自己的思想和行为，确认模式，修正不一致的态度和感受的能力[8]。有一些反思能力对于实施揭露技术是必要的。反思能力包括以下两个方面。

- **心理觉察能力**（psychological mindedness），思考一个人的想法、感受和行为的可能的无意识动机的能力。
- **现实检验能力**（reality testing），即分辨现实与幻想的能力。包括分辨出什么是真实的知觉，什么是非真实的知觉（如妄想、错觉、幻觉或对事件的知觉严重扭曲）的能力。健全的现实感知意味着将自己的身体和外部事件都当作真实而自然的（与之相反的是现实感和自我感丧失、似曾相识体验、似梦状态、灵魂出窍体验、感同身受或者身体意向严重扭曲）。

判断力 / 冲动控制

一个人拥有完好的判断力是指：

● 能够意识到一个有意行为的适当性和可能发生的结果（包括可能发生的危险、社会意义以及法律后果）；

● 其行为是其意识的反应。

因此，对结果有认识并不能说明拥有良好的判断力。例如，有的人可能知道无保护措施的性行为是危险的，但是，如果他们还是不采取任何保护性行为安全的措施，那么他们的判断力就是有欠缺的。

这种功能的一个重要方面是道德判断力（良心）或分辨是非的能力（或称为超我功能）。正如我们将在第二十五章全面探讨的那样，一个过于有良心的人会对一些微小的事情感到极强的负罪感，例如：

> EE 先生照顾着他年迈的母亲，他因为自己偶尔会产生希望母亲死去的想法，而觉得自己是个极其可怕的人。

EE 先生并没做错什么——他只是动了一下念头。尽管如此，他却进行了自我惩罚。这种自我惩罚会导致人们出现焦虑和抑郁的症状，还可能会影响他们看待自我和与他人交往的方式。从另一方面来讲，有的人是非观念太差，当他们做了伤害到他人的事情时却浑然不觉：

> FF 女士经常因为孩子们做错事而用扫帚打他们。当问起这件事时，她说："觉得内疚？你在开玩笑吗？这是他们自找的，要是他们仍不听话还得挨打。"

在这里，对于大多数人觉得不好的事情，FF 女士丝毫没有悔改之意。适度的良心使人具备是非观念，并体验到适度的内疚感，从而善待自己和他人。切记，人们既可以对思想、情感和幻想产生内疚感，也可以对作为和不作为产生内疚感。在评估其他功能领域的同时，可以顺便评估道德判

断力——只要你听到关于内疚或缺乏内疚之类的事情，就可以借此机会来
了解这个人情绪活动的重要方面。

　　与判断力紧密相关的冲动控制是指一个人以可控的方式按照其情感、
驱力或愿望行事的能力。冲动控制能力差的人会任由自己跟随情感和驱力
"无法无天"地行事，如总是动手动脚、乱发脾气、暴饮暴食、酗酒、吸
毒、滥交和自残。这也和挫折耐受力以及延迟满足能力有关。

情绪管理

　　这是指承受和管理焦虑及其他强烈的积极和消极情绪的能力（如愤
怒、嫉妒、绝望、渴望或爱恋）。情绪管理能力较强的人比其他人更能体
验、忍受和表达多种情绪情感。情绪管理能力较弱的人很容易感到被自己
的情绪所扰，或者在两种心境之间快速而剧烈地摇摆。

感官刺激管理

　　刺激管理功能完好的人，可以自动过滤掉不重要的刺激（如教室外
的车声），这样就不会转移应集中在其他重要事情上的注意力（如老师讲
课）。没有了这种功能，人们就会感到被噪声、气味和视觉刺激填满。例
如，有的刺激管理功能不全的人不能忍受拥挤的人群，因为那里充斥着燥
热、噪声或气味；有的人如果不待在完全安静的室内，就会烦躁不安。过
多的环境刺激使他们畏缩、退却或感到崩溃。

组织、计划、问题解决和决策

　　作为执行功能的组成部分，这些功能对于工作、恋爱和娱乐都是非常
重要的。通常，来访者当下的状况就可以告诉你一些事情，例如，主诉涉
及决策或问题解决。如果不行，那么下面的问题可以帮助你评估这些关键

的功能。

评估认知的问题示例

一般认知功能

讲一讲你最近几周发生的事情。你能按照事情发生的先后顺序来说吗？

你会觉得难以集中精力或时常发现自己走神了吗？你觉得这对你造成了不好的影响吗？（如果是这样，考虑使用正规的记忆测验以及注意力测验）

反思能力

你觉得是什么原因造成你现在的问题？你觉得自己起了哪些作用？

这种模式你觉得熟悉吗？对此你有什么想法？

你曾经想过有一些你没有意识到的想法和感受需要处理吗？（心理觉察）

你确信你的丈夫是这样看你的吗，或者说那只是你看待事情的方式？（现实检验）

判断力

对于停止药物治疗，你是怎么想的？

当你做完／那样想以后你有什么感受？你觉得自己做错了什么吗？你觉得你应该因此受罚吗？那样做／想会让你怎么看待自己？（道德判断力）

冲动控制

一般情况下你一周喝多少酒？在外面过夜吗？你怎么控制你自己？

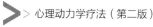

你在控制自己拒绝做某事，特别是你觉得不应该做的事上遇到过困难吗？

情绪管理

每个人都可能在某个时刻产生强烈的情绪情感。如果是你，你会怎么处理？

有人抱怨过你暴脾气吗？或者说你焦虑？你对你的工作或者人际关系曾经产生过某种强烈的情绪体验吗？

感觉调节

你觉得自己对声音／气味／口味很敏感吗？这方面的问题曾阻碍过你做自己想做的事吗？你是怎么解决的呢？

组织、计划、问题解决和决策

你近期做过的最大的决定是什么？你是怎么做决定的？

你在组织和时间管理方面存在问题吗？

工作与娱乐的能力

弗洛伊德称心理健康依赖于"爱和工作"的能力，对此可能还要再加上"娱乐"。心理健康专家认为，我们无法根据一个人在生活中**应该**做什么而得出正确的判断，但是他**选择**做了什么令自己满意的事情与他的发展水平／智力／局限是匹配的，并且很好地反映了他的个人和社交生活。娱乐能力是指放松、沉浸于幻想和白日梦以及平静且毫无焦虑地体验无意识情感和驱力的能力。具有娱乐能力的人能够从他们的幻想和白日梦中激发出创造性，也能帮助他们触碰更深层的情绪。娱乐能力对心理治疗也是非常重要的——它让来访者获取和体验无意识的思想和情感，让治疗师拥有更好的共情能力。

评估工作与娱乐的问题示例

你喜欢什么娱乐活动？你用什么方式放松？

跟我说说你的工作吧。这是你曾经希望自己做的事情吗？你接受过的培训和学习都是为了这份工作吗？对此你感到愉悦和满意吗？

为什么在进行心理动力学治疗时评估一个人的功能会如此重要

心理和情绪功能强大的人可以很好地承受内外刺激，并且不会被它们打倒。因为可以轻松地趋避刺激，所以无须耗费他们过多的能量。他们可以把能量用于其他事情，如思考、恋爱和娱乐。相反的，功能较弱的人就要将他们大部分的能量用于处理令他们困扰不已的内外刺激。这样的话，还可以剩下多少能量去做其他事情呢？

我们来打个比方，假设有两个小镇：有一个小镇坐落在一条常年洪水泛滥的河边，而另一个小镇则坐落在邻近的山上。河边的小镇不得不动用所有的资源来对抗这条河——预测洪水、对付洪水、洪水过后还要进行自身清理，而山上的小镇则可以轻松愉快地开展文化活动。如果你想帮助河边的小镇，那么你就要帮他们应对洪水。另一方面，帮助山上的小镇就要从其他方面入手，因为他们并不为生存而发愁。借助上述的比喻，整日与冲动控制和焦虑承受等问题为伍的人需要的治疗是直接且大力帮他们重塑有问题的功能，而基本功能不存在缺失的人则需要专注于与无意识思维、情感和幻想有关的问题。

为了更大地发挥揭露技术的作用，来访者需要改善重要的功能。例如，就像我们在第一章中讨论过的，揭露式心理动力学治疗经常会讨论治疗关系（移情），并以此来了解来访者的防御机制、人际关系和自我知觉等方面的情况（见第十二章和第二十一章）。为了更有效地使用这种技术，来访者必须明白，讨论他们对治疗师的感觉并不会促使他们在治疗情境外与治疗师发生关系。这需要抽象思维、控制冲动、检验现实、建立是非观念和承受强烈情感的能力。其他功能，如娱乐（为了对梦境和幻想进行联想）和延迟满足（为了坚持完成长时间的治疗），对于揭露过程也有帮助。

基于上述原因，功能有问题的人一般需要得到对功能的支持，而功能较好的人可以承受对无意识思维和幻想的揭露并从中获益。

当然，每种规则都有例外。例如，多种功能都存在障碍的来访者，如边缘型人格障碍，一直以来都被认为不适合揭露技术。然而，新近研究显示，这些来访者在强调移情解释的揭露治疗中反应良好[21-24]。我们将在第二十一章中进行深入讨论。

优势与劣势

就功能而言，人们就像是镶嵌的马赛克，有突出的地方，也有低陷的地方。即便是在同一个功能领域，也会有强有弱。例如，一个男人有许多好哥们儿却从没谈过一场持久的恋爱。有的来访者在各个方面都具有广泛性的问题，而有的来访者在某方面功能良好，而在某方面功能缺失。当我们评估一个人的功能时，很重要的一点是记住我们既要找到优势所在，也要找到劣势所在。这样做对于我们的评估和治疗都是非常关键的，因为我们会在整个工作中把优势利用起来。

> GG 先生通过逃避社交活动来应对他的极度焦虑。在隐居生活中，他是一个优秀的木匠，他的时间都用来专心制作精美的家具了。

虽然 GG 先生的人际关系困难是其弱点，但是他的木工天赋和对这门手艺的热爱是他的优势所在。他全神贯注和持之以恒的能力将在治疗起效中发挥重要作用。

永远变化的功能

还要记住一点，功能不是静止不变的，并且一个人无论兴衰成败都需要得到支持。肉体和精神上的疾患、亲人丧失、角色转换和自尊的膨胀都会导致应激反应，同时也会暂时性地削弱功能。功能有时也会以即时的方式遭到削弱，例如，一位情绪管理良好的女性在生完小孩之后由于激素变化、睡眠剥夺或初为人母的压力等原因很容易情绪不稳定。功能也会受到即时的影响，例如，当一位来访者感到被治疗师误解或批评时。药物和酒精可以改变很多方面的功能，包括冲动控制和判断力。这些变化需要我们在使用揭露和支持技术时灵活应对，并且不断地询问自己：

- 在治疗中，此刻的目标是什么？
- 在治疗中，来访者此刻的功能水平如何？

现在，你已经对来访者进行了全面彻底的评估，让我们进入第五章来考虑如何利用收集到的信息进行个案概念化吧。

推荐练习

这里有一些练习，可以帮助你评估功能。

练习 1：评估功能

下列来访者的哪种功能存在问题？

　　1. A 女士只有在接到男朋友的电话或短信的日子里才会有好心情。

　　2. B 先生和妻子吵架之后疯狂喝酒。

　　3. C 女士总是不自觉地跟着在酒吧随便认识的男人回家。

　　4. D 女士说她有很多朋友，可如果她遇到紧急情况，能打电话求助的一个都没有。

　　5. E 先生认为他的治疗师想摆脱他这个来访者，因为治疗师连缺席的面谈也要收费。

　　6. 一天的辛苦工作后，F 女士回到家对她的孩子们发脾气。

点评

　　1. A 女士管理自尊的能力相当薄弱。

　　2. B 先生情感承受力差——他只能靠酒精麻痹自己。

　　3. C 女士冲动控制能力差，而且缺乏判断力。

　　4. D 女士人际关系差——她的所有朋友关系都是徒有其表的。

　　5. E 先生现实检验力差。

　　6. F 女士焦虑承受力差。

练习 2：评估防御机制

下面这些人使用了哪种防御机制？它们是基于压抑的还是基于分裂的？

　　1. A 女士有一个 3 个月大的宝宝，宝宝整日整夜地哭。她的丈夫晚上从不起来帮她哄小孩。她顶着严重的黑眼圈而且精疲力竭。她不再把宝宝交给别人照管，包括她的妈妈，她害怕宝宝会发生什么事情。

2. B 先生是一名身体健康的 25 岁法律系学生，他在准备律师资格考试时，非常害怕自己会突发心脏病。他开始觉得胸腔有怪异的感觉，而且担心自己上楼梯时会跌下去。

3. 口语考试失败后，C 先生告诉他的室友这再好不过了，因为这可以敦促他抓紧温习中国古代史。

4. 自从 D 女士的室友开始和一个她们共同的朋友约会，D 女士就深信她的室友嫉恨她，并且试图抢走她所有的朋友。

5. E 先生直到收到了国税局发来的警告，才想起自己完全忘记了缴税。

6. F 女士面谈迟到了，她反而指责治疗师没有在治疗结束时留给她额外的时间。这让治疗师觉得有些内疚。

7. G 先生被"炒鱿鱼"后找治疗师咨询，第一次面谈时，他语调平淡地解释着发生的事情。当治疗师问他这是否令他困扰时，他说："我为什么要那样？这只是工作的一小部分。"

点评

1. 反向形成——A 女士的过度保护可能是为了掩盖和压抑她对哭闹的孩子的愤怒。这是基于压抑的防御机制，因为愤怒依然存在于 A 女士心中，只是被有意识地感知成相反的情感。

2. 躯体化——B 先生体验到的焦虑似乎来源于他身体的症状。这是基于压抑的防御机制，因为焦虑仍然存在于 B 先生心中，只是被知觉成身体症状。

3. 合理化——C 先生通过为自己的失败找好理由来处理自己的失望。这是基于压抑的防御机制，因为 C 先生对失败的失望仍然存在，只是他体验不到而已。

4. 投射——D 女士在处理她对室友的愤怒时，将其想象成是室友的过错。这是基于分裂的防御机制，因为她在处理这种情感时并没有将其归结到自己身上。

5. 压抑——E 先生通过完全抛之脑后的方法来处理对支付税款的焦虑。这是基于压抑的防御机制，因为焦虑依然存在，只是他没意识到。

6. 投射性认同——F 女士将她的情感投射到治疗师身上，并且她对治疗师所做的事情让治疗师产生了和她一样的感觉。这是基于分裂的防御机制，因为 F 女士把她的情感推到自身之外了。

7. 情感隔离和合理化——G 先生知道发生了什么，但是他压抑了情感。这是基于压抑的防御机制，因为情感仍然留在 G 先生心中，只是不在他意识之内而已。他也是用了合理化的防御机制，因为他给自己被解雇赋予了一个正当的理由——这也是基于压抑的防御机制。

练习 3：优势与劣势

思考以下来访者功能上的优势和劣势分别是什么。

1. 前来寻求治疗的 H 先生 45 岁，婚外情令他很苦恼。他做了很多年承包商，最近失业了。他每天晚上都在当地的酒吧和合伙人碰面，向他们倾诉自己和妻子日常的争吵。他白天无精打采，而且不能自已地上色情网站。他说最近唯一让他觉得自己还像个男人的事情就是泡到了酒吧的女服务生——她年轻漂亮，但是他肯定地认为她不久就会甩了他的。

2. I 女士 65 岁了，她 40 岁的丈夫刚刚离开了人世。她感到孤独寂寞——许多朋友都从邻近的社区搬走了，而她的孩子们也都在异国他乡。她每天的日程排满了游泳、读书、整理花园、打扫房间等事情，但她还是觉得很空虚。她说自己过去总是很害羞，是她的丈夫将她带进了丰富多彩的社交活动中。她想知道自己下一阶段的人生会是什么样的，并希望寻求你的帮助。

点评

1. 在 H 先生的生活中，自尊管理、冲动控制和情感管理都有些困难。他和朋友长久的关系帮助了他。他有一定的反思能力，证据就是他决定寻求心理治疗的帮助。

　　2. I 女士利用工作和娱乐来度过哀悼期。虽然她童年时期与人交往有些困难（害羞），但是在她丈夫的帮助下她融入了人群。现在她的丈夫去世了，她失去了"人际关系的帮助者"，需要克服新的困难。她拥有反思能力，而且愿意配合你来学习新的生活方式。

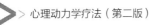

参考文献

1. Lacy, T.J., and Hughes, J.D. (2006) A systems approach to behavioral neurobiology: Integrating psychodynamics and neuroscience in a psychiatric curriculum. *Journal of the American Academy of Psychoanalysis and Dynamic Psychiatry,* 34 (1): 43-74.

2. Beliak. L., and Goldsmith, L. A. (eds.) (1984) *The Broad Scope of Ego Function Assessment,* John Wiley & Sons, New York.

3. Beliak, L., and Meyers, B. (1975) Ego function assessment and analyzability. *Journal of the American Psychoanalytic Association,* 2,413-427.

4. Beliak, L. (1975) *Ego Function Assessment (EFA): A Manual.* CPS, Larchmont, NY.

5. Vaillant, G.E. (1992) *Ego Mechanisms of Defense: A Guide for Clinicians and Researchers,* American Psychiatric Press, Washington, DC.

6. Pine, F. (1990) The concept of ego defect, in *Drive, Ego, Object, and Self: A Synthesis for Clinical Work,* Basic Books, New York, p. 198-231.

7. MacKinnon, R.A., and Yudofsky, S.C. (1986) *The Psychiatric Evaluation in Clinical Practice,* Lippincott, Williams & Wilkins, Philadelphia.

8. Auchindoss, E.L., and Samberg, S. (2012) *Psychoanalytic Terms and Concepts,* Yale University Press, New Haven, p. 151-153.

9. Freud, A. (1937) *The Ego and the Mechanisms of Defence,* Hogarth Press and the Institute of Psychoanalysis, London.

10. Perry, C.J., Beck, S.M., Constantinides, P., *et al.* (2009) Studying change in defensive functioning in psychotherapy using the defense mechanism rating scales: Four hypotheses, four cases, in *The Handbook of Evidence-Based Psychodynamic Psychotherapy* (eds R. A. Levy and J. S. Ablon), Humana Press, New York, p. 121-153.

11. Freud, S. (1894) The neuro-psychoses of defense, in *The Standard Edition of the Complete Psychological Works of Sigmund Freud (1893-1899): Early Psycho-Analytic Publications,* Vol. Ill, Hogarth Press, London, p. 41-61.

12. Kemberg, O.F. (1976) *Object-Relations Theory and Clinical Psychoanalysis,* Aronson, New York.

13. Gabbard, G.O. (2005) *Psychodynamic Psychiatry in Clinical Practice,* 4th ed., American Psychiatric Publishing, Washington, DC.

14. Perry, J.C., and Bond, M. (2005) Defensive functioning, in *The American Psychiatric Publishing Textbook of Personality Disorders* (eds J.M. Oldham, A.E. Skodol, and D.S. Bender), American Psychiatric Publishing, Washington, DC, p. 523-540.

15. Caligor, E., Kemberg, O.F., and Clarkin, J.F. (2007) *Handbook of Dynamic Psychotherapy for Higher Level Personality Pathology,* American Psychiatric Publishing, Washington, DC.

16. Kemberg, O.F., Selzer, M. A., Koenigsberg, H.W., *et al.* (1989) *Psychodynamic Psychotherapy of Borderline Patients,* Basic Books, New York.

17. Vaillant, G.E. (1977) A glossary of defenses, in *Adaptation to Life: How the Best and the Brightest Came of Age,* Little, Brown, Boston, p. 383-386.

18. American Psychiatric Association (2000) Defensive functioning scale, in *Diagnostic and Statistical Manual of Mental Disorders: DSM-IV-R,* American Psychiatric Association, Washington, DC, p. 807-813.

19. Mitchell, M. (1993) *Gone with the Wind,* Warner Books, New York, p. 76.

20. Loring, D.W. (ed.) (1999) *INS Dictionary of Neuropsychology,* Oxford University Press, New York, p. 1-2.

21. Clarkin J.F., Yoemans, F.E., and Kemberg, O.F. (2006) *Psychotherapy for Borderline Personality Disorder Focusing on Object Relations,* American Psychiatric Association, Washington, DC.

22. Clarkin, J.F., Levy, K.N., Lenzenweger, M.F., and Kemberg, O.F. (2007) Evaluating three treatments for borderline personality disorder: A multiwave study. *American Journal of Psychiatry,* 164, 922-928.

23. Levy, K.N., Meehan, K.B., Kelly, K.M., *et al.* (2006) Change in attachment patterns and reflective function in a randomized control trial of transference-focused psychotherapy for borderline personality disorder. *Journal of Consulting and Clinical Psychology,* 74 (6), 1027-1040.

24. Hoglend, P. (2014) Exploration of the patient-therapist relationship in psychotherapy. *American Journal of Psychiatry,* 171, 1056-1066.

第五章

初步个案概念化

主要观点

当我们对来访者进行评估之后，就可以为进行适当的治疗而进行初步的个案概念化了。

个案概念化是一种假设。在心理健康领域，个案概念化是关于前来寻求治疗的来访者为什么面临困扰以及怎样遭受困扰的假设。心理动力学个案概念化即思考无意识加工和发展在这些困扰产生过程中的作用。

我们通过以下方式来进行个案概念化：

● 描述来访者的问题和功能模式

● 回顾成长史

● 联系成长史与现状，回答下列问题：

 — 为什么这个人现在产生了困扰？

 — 我们能做些什么来帮助他？

个案概念化的关键是设定目标。

我们的个案概念化是会随着治疗而改变的。

两个呼吸短促的人来见初诊医生。他们会得到同样的治疗吗？不一定——个案概念化取决于问题的根源。医生会询问来访者的病史并对他们进行身体检查，以对每个人的病因做出假设。那些假设就是概念化（formulations），它们指引着治疗决策。在心理健康领域，个案概念化是关于前来寻求治疗的来访者为什么面临困扰以及怎样遭受困扰的假设。开始时，根据个案概念化可以提出治疗建议，因此有时也被称为治疗计划（treatment plans）。随着治疗进程的发展，它们指导着治疗师所做的每一件事，从进行干预到决定何时结束治疗。个案概念化有多种类型——精神药理学概念化，认知行为疗法（Cognitive Behavioral Therapy，简称为CBT）概念化，家庭系统概念化，等等。那么什么是心理动力学个案概念化呢？它是指包含了关于无意识思想和感受导致发展困难的观点。

学习者不必为了如何制订心理动力学个案概念化而感到束手无策，可直接参照以下三个基本步骤：描述，回顾和联系。在本章中，你将学会如何利用这一模式为你的来访者提出最佳的治疗建议。它会帮你：

- 确定是否适合心理动力学治疗
- 确定以揭露法为主更好，还是以支持法为主更好

我们将在这里简要回顾这一模式，但是更多的讨论详见我们的另一本书《心理动力学个案概念化》（Psychodynamic Formulation）。

描述

在提出治疗假设之前，你必须清醒地认识到问题是什么。这里有两个重要之处——描述问题和描述个人情况。首先让我们思考一下这两者的差别。问题是指来访者目前难以处理并为此寻求治疗的东西，而个人情况是指来访者基本功能的一般情况，包括优势与劣势。这两方面我们都需要知晓，这样才能进行最适当的治疗。两个人可能会出现相似的问题；但是如果他们的功能模式不同，他们所适用的治疗类型就有所不同。思考下面的

例子。

　　一位 35 岁的女性来找治疗师，抱怨说她对自己的职业生涯感到非常困惑。她说她做这份工作已经 6 个月了，但是一点也没有成就感，她觉得"这完全比不上我朋友的职业生涯"。她纠结于是该继续这份稳定的工作，还是该辞掉工作去攻读艺术史的博士学位。

　　这是心理治疗师经常面对的相当典型的诉求内容。她在面对人生抉择时踌躇不前——我们假设她内心很挣扎。但是，让我们再来看看有相同问题的不同的两个人。

　　A 女士 35 岁了，她来找治疗师，抱怨说她对自己的职业生涯感到非常困惑。她说她做这份工作已经 6 个月了，但是一点也没有成就感，她觉得"这完全比不上我朋友的职业生涯"。她纠结于是该继续这份稳定的工作，还是该辞掉工作去攻读艺术史的博士学位。A 女士说，在过去的 5 年里她换过 8 份工作。开始的时候她说自己辞掉每一份工作都是因为那里的人"太愚蠢"了。但是进一步讨论发现，她可能都是因为跟上司不和而被解雇的。她所提到的朋友是她 3 个月前在自我实现沙龙遇到的一群人。她的焦虑源于现在害她每个周末都喝得酩酊大醉的这份工作。当你问她为什么想要攻读艺术史博士学位时，她含糊其词地说自己其实对艺术知之甚少。"我的一个朋友在搞艺术，那真的很酷，"她说，"我去她家参加过为她的作品举办的聚会，好多人参加，他们真的都很聪明———那才是我应该归属的群体。"

　　B 女士 35 岁了，她来找治疗师，抱怨说她对自己的职业生涯感到非常困惑。她说她做这份工作已经 6 个月了，但是一点也没有成就感，她觉得"这完全比不上我朋友的职业生涯"。她纠结于是该继续这份稳定的工作，还是该辞掉工作去攻读艺术史的博士学位。在大学里，B 女士非常热爱意大利文艺复兴时期的艺术成就，但是均为杰出律师的父母告诉她，任何不够专业（医学或法律）的事情都是在浪费时间。在大学的最后阶段，她和几个好朋友一起准备法学院入学考试。她被几个很好的法学院录取了，但是她在入学前开始出现"类单核细胞增多症"的症状，所以没去成。她仍然和大学里的朋友走得非常近，他们中的许多人现在都变成了并不快乐的律师。B 女士纠结了一段时间后成功地在一家非营利公司找到了工作。她刚刚接到另一家非营利公司的高管职位的邀请，但是她觉得现在是实现艺术史研究梦想的千载难逢的机会。她再一次扎进了艺术的世界，去当地的博物馆听讲座，阅读有关文艺复兴的新书，以此来抚平她的挫败感。

虽然 A 女士和 B 女士所抱怨的问题很相似，但是她们在思想、感受和行为方面是截然不同的，特别是以下方面：

- 自我体验和自尊管理能力
- 人际关系
- 应对压力的方式
- 决策
- 工作模式

因此，虽然 A 女士和 B 女士的问题看起来很相似，但是她们两个是完全不同的人。A 女士很矛盾，而且她很难不用各种自我伤害的方法来应对焦虑。她对工作状态的困扰主要源于近期混乱的工作经历，而她读博士的愿望看起来也很肤浅。相对的，B 女士对艺术史有着长期的兴趣，为了父母的愿望，她把它勉强排在了第二位。她通过满足自己对艺术世界的渴求来化解自己的挫败感。

接受心理动力学治疗通常要经历很多痛苦。当我们更多地使用揭露技术时，我们试着挖掘令人惶恐或羞愧的情感、冲突和幻想，改变已经习惯了的自动的防御机制，并且调整"保护"人们远离严重焦虑的行为。为了做到这些，一个人需要**优势**（strength）来帮助他。所以，对一个人潜在的优势和劣势进行充分地了解——抛开当前的问题——对于决定哪种心理治疗或哪种具体技术对该时刻的某个人最有帮助是非常关键的。总之，要了解一个人是什么样的，不仅要了解外表看得见的症状和行为，而且要了解从小到大的所有主要的功能模式。

问题

那就让我们从问题入手吧。通常定义来访者的问题貌似很简单。来访者可能并没有意识到他们的问题所在，或者最紧迫的问题可能并不是来访者主要抱怨的问题。在评估阶段，我们的主要目标之一就是确定我们认为的来访者的问题是什么，以及如果有很多问题，该如何进行优先级排序。

> 来寻求心理治疗的 C 女士说她很孤独，而且她听说心理治疗可以帮助她解决她希望解决的问题。在评估的过程中，你了解到 C 女士每晚都要喝掉一瓶红酒。

在这个例子中，C 女士说她存在人际关系问题，但是你很快发现她其实是酗酒问题。所以，她的主要诉求可能并不是最紧迫的问题。重要的是，在对来访者的问题进行优先级排序时不能忽略来访者主观上认为的最重要的问题。继续来看 C 女士，让我们快速进入治疗师的个案概念化。

> C 女士，很高兴你能对本次治疗有所了解，并且你也有兴趣探索自己。你的人际关系令你感到很烦闷，我想这一点我是可以帮你的。听起来你好像还有酗酒的问题，这可能会加剧你的痛苦。那么你是否愿意制订一个计划把这两个问题都解决掉呢？

我们必须牢记，评估出来访者可以接受心理治疗并不意味着他不需要其他形式的治疗。来寻求心理治疗的来访者可能同时具有其他方面的问题，包括心境障碍、焦虑障碍、进食障碍和物质滥用。针对一种障碍的药物治疗与心理治疗并不冲突，当然也不与心理动力学治疗相冲突。根据情况，来访者可能需要在开始心理治疗之前靠药物稳定病情。例如，抑郁症非常严重且心理动作发育迟缓的来访者在面谈中可能很难开口，而一旦她的症状有所缓解，就可以接受心理治疗了。从另一方面来讲，心境恶劣且有人际关系问题的来访者可能要同时进行药物治疗和心理治疗（见第十五章对于药物治疗和心理治疗的进一步探讨。）

个人情况

正如我们在第四章讨论的，人们应对其内外环境的典型方法可以分为五大功能领域。它们发展贯穿于个人的一生，并且构筑了个人一般功能模式的基础。为了制订出最佳的治疗计划，我们不仅需要考虑这个人此刻希望治疗的症状，还要分析他们潜在的思维、感受和行为方式。这就是了解个人情况。它涵盖了对第四章所提出的五大功能领域的优势和劣势的评估。

- 自我
- 人际关系
- 适应
- 认知
- 工作与娱乐

回顾

当我们描述了问题和个人情况后，就准备回顾成长史了。通常，一个人的早期经验对其现在的问题和行为模式有很大影响——即便他自己没有意识到这种联系。因此，为了回答"为什么这个人现在会陷入这种困境"的问题，我们需要回顾他们的人生——成长史。这可比一般的"当前疾病的病史"范围大多了——这是从童年直到现在的成长史。

发展阶段表（改编自埃里克森[1]）

发展阶段	年龄	重要的发展事件
产前期	受精到出生	遗传，胎儿发展，围产期事件
婴幼儿期	0—3 岁	气质，依恋，出生的环境，与亲密养育者的关系质量
童年中期	4—6 岁	养育者对儿童早期性别认同的反应，家庭成员间的嫉妒／竞争
童年晚期	7—12 岁	同伴关系，学校经验，技能建构
青少年期	13—18 岁	自我同一性形成
成年早期	19—23 岁	亲密关系形成，责任感
成年期	24—65 岁	家庭生活，职业发展，成功与失落
成年晚期	66 岁及以上	丧失，生理问题，老化

每个人生阶段都有需要探索的特定的发展事件，特别需要关注每个阶段的创伤以及心理和情绪问题。（见上表的重要发展阶段，对于每个发展阶段的治疗，都涉及成长史问题，以及早期生活经验如何影响成年后的问题／模式。）虽然我们应该在治疗早期获取全部成长史的信息，但是评估的环境并不能完全做到这一点——例如，治疗是在短期住院治疗中进行的。另外，在治疗初期，来访者可能并不能回忆起对于治疗进程有益的事情。不论怎样，试着让来访者至少每个发展阶段都回忆点什么有助于进行个案概念化。

联系

在描述了问题和个人情况，并知晓了成长史后，我们将其联系在一起来进行初步个案概念化。联系指形成个人成长史可能导致其问题和行为模式的假设。我们这样做是为了回答以下两个问题：

- 为什么这个人现在会遭遇困难？
- 我们能做些什么来帮助他？

初步个案概念化示例

让我们看看如何利用"描述 / 回顾 / 联系"的方法来为 D 先生进行个案概念化。

D先生65岁，他抱怨说："我无法再和我妻子在一起了。"

描述

问题：夫妻不和

　　D先生说这种情况已经持续6个月了，他和他的妻子发生争吵的次数与日俱增。事情发生的背景是D先生的岳母搬来和他们一起住，这样他的妻子就能够照顾大病初愈的岳母。没有迹象表明D先生有心境或焦虑障碍。

个人情况

功能领域

自我　　　　D先生拥有稳定的自我认同，能够很好地进行自尊管理。

人际关系　　D先生拥有许多维持已久的人际关系。D先生对他人能够观察入微，并且知道他们都同时具有好的和坏的特质。

适应　　　　D先生通常使用基于压抑的适应性防御机制。他热衷于运动和木工等业余爱好，并使其焦虑和攻击性得到升华。他习惯于把强烈的情感抛诸脑后，说明他主要依靠情感隔离这种防御机制。他还阅读了关于中年婚姻的书，希望能从中找到问题的答案。

认知　　　　D先生具有非常好的判断力，并且通常能够管理好情绪。这也是他把近期的易怒视为问题的部分原因。他对自己有较为清醒的认识，他认为他对妻子的愤怒可能与他的岳母有关。他有要好的朋友，可以帮他应对焦虑和压力。D先生有正常的是非观念。他有适度的自责，证据就是他为眼下的问题前来咨询。

工作与娱乐　D 先生拥有一份长期稳定的工作，他很擅长也很享受这份工作。他有业余爱好，但是在周末和假期很难放松下来。

回顾

D 先生是父母的两个儿子中的老大。他回忆说小时候和父母的关系都很好，他们通常也会满足他的需要。当他 5 岁的时候，他的母亲因为脑肿瘤突然离世。他从小就被表扬为"坚强的小男孩"，并且人们都说他是个"安静、果断"的孩子。他在学校表现很好，课业成绩和体育都不错。他的父亲在母亲去世两年后再婚了。D 先生六年级以后被送到国外的学校。他结交了朋友，经常利用休息时间学习。21 岁时，他遇到了他的妻子，他说"和她结婚是我做过的最美好的事情，她将与我共度余生"。D 先生工作很努力，也乐在其中。他从来没有得过抑郁症或焦虑症，但是从 35 岁到 55 岁每周会有三四个晚上出去喝酒，周末喝得更多。他和他的妻子生了两个孩子，现在孩子们自己都生活得很好。

联系

D 先生认为，他的主要问题是与妻子之间的冲突关系。虽然他有许多优势，包括健全的自我认识、良好的人际关系、应对压力有很多适应性方法、良好的认知功能以及适度的自我觉察，但是他面临的主要挑战是他有着无意识的强烈的感受。他的成长史表明，他可能对于母亲的死亡有着未解决的感受，而他的妻子在他的人生中扮演了母亲的角色。很可能他对于岳母的存在感到焦虑，并且他妻子平时对他的照料受到了干扰，于是他将这种焦虑感知为愤怒。

上述个案概念化将我们所得到的内容结合在一起，形成了对于 D 先生当前问题的根源的初步假设。从中可以看出，D 先生当前的问题可能源于对早期被遗弃的无意识的恐惧，这种感受在面临和岳母分享妻子的照料时被激发出来。正如你将在第六章看到的那样，我们可以根据个案概念化来确定心理动力学疗法是否适用。

概念化的关键是设定目标

因为个案概念化是你关于来访者问题成因的假设，所以它对于设定治疗目标是非常关键的。以 D 先生为例，他的主要诉求是与妻子之间的关系冲突，但是我们的治疗方案显示，潜在的焦虑和未解决的哀伤可能是问题的核心。因此，我们的目标是帮助他意识到他的感受，特别是那些与他的妻子和母亲有关的感受，并且明白他个性化的应对方式使他隔绝了他的情绪。你的个案概念化决定了你设定目标的能力。

在整个治疗过程中对概念化不断调整

随着我们和来访者的深入沟通，我们越来越了解他们，我们的个案概念化也要进行调整和改变。在治疗开始时，个案概念化帮助我们给出治疗建议，但是我们需要明白来访者思考、感受和行为的方式以及原因，这样才能实施治疗的每个方面。我们的个案概念化指导我们每时每刻的治疗决策。身为心理治疗师，我们不能自行进行个案概念化——我们要和来访者一起完成，一起走进他们的生命和心灵。在下一章中，我们将了解心理动力学治疗的适应证，这样你就能够利用个案概念化来为来访者做出最好的治疗计划。

推荐练习

练习 1

针对每位来访者，请指出其具有的至少两个问题和两点个人情况。

1. A 先生 45 岁，他来咨询自己对 16 岁的问题女儿所产生的焦虑。自从他的妻子 5 年前去世后，他们家就变成了单亲家庭，他说他不知道该如何处理女儿滥交和吸大麻的问题。"我无法像我妻子那样和她谈话。"他伤感地说。他经常退缩，不敢直面女儿的行为。他说这样的做法还会让他想起妻子还活着时两人的相处方式。他担心女儿走上"毁灭之路"，这让他晚上睡不着，白天忘不掉，夜里还会喝点啤酒。

2. B 女士 35 岁，因为她男朋友和她分手了，所以她前来求助。她说她连工作时都会泪流满面，最近的一周精神极其涣散。她解释说，虽然她的男朋友是有妇之夫，但是他爱她胜过他妻子，她不明白为什么他会做出这样的选择。她说虽然她以前也和已婚男人约会过，但是这次"不同"，因为她"确信"这位已婚男子会和他的妻子离婚。

点评

1. A 先生

问题：

- 焦虑症状
- 与女儿交流有困难
- 饮酒增多

个人情况：

- 倾向于退缩而非勇敢面对
- 单亲家庭
- 反思能力良好

2. B 女士

问题：

- 抑郁症状
- 刚刚分手

个人情况：

- 与不可能在一起的男人约会
- 倾向于用否认来应对困难
- 反思能力有限

练习 2

你能将对 C 女士的问题及个人情况的描述与她的成长史联系起来进行个案概念化吗？

描述

问题

C 女士 30 岁，她说自己近两个月来情绪低落，精神萎靡。她并没有临床上的抑郁症状。她还在犹豫是否接受调任至公司的海外部。

个人情况

五大功能领域

自我	虽然 C 女士上学时成绩很好，在工作中也担任重要的职位，但是她一直有些自卑。
人际关系	她有非常亲近的朋友，对她的朋友们来说，她超乎寻常地值得依靠，她经常像他们的保姆一样，而且能预知他们的需求。
适应	C 女士经常把别人造成的问题归因在自己身上。她经常

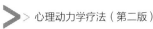

意识不到自己的感受，总是对朋友和家人笑脸相迎。

认知　她有良好的判断力和冲动控制能力，但是，即便是周末也很难放松下来。她在做决定时异常谨慎，反复权衡利弊。她有自我反思能力。她有良好的是非观念，但是经常对自己过于严苛。

工作与娱乐　C 女士工作非常努力，但是很难放松自己。

回顾

C 女士成长于一个小康之家，她的父母接受过高等教育，因为政治原因而移民到美国。她说她的父亲是一个坚强乐观的人，充分接受新环境并改造新环境。他在因充血性心力衰竭而退休之前一直从事技术方面的工作。她描述她的母亲是极其优秀和严苛的，她母亲要求 C 女士在学业上取得优异的成绩并找一份大学的工作。她说："我的母亲让我感觉非常糟糕——她一直在很努力地想评上教授，但是始终没能如愿。她最终在高中教书，那里的学生根本不在乎她的才华和能力。"为了她的母亲能够继续写作，C 女士承担了大量的家务劳动，然而母亲的作品并没能发表。她在学校里人缘不错，有要好的朋友，但是从没加入过同龄人的小团体。她考上了很好的学校，并从事会计工作，她觉得满意，可她的母亲认为那只是个"算账的"。她有男朋友，但是她说想找个"没那么喜欢她"的男人。她一直和父母住得很近，这样能够继续帮忙料理家务。3 个月以前，她被提拔到公司的海外部。对此她很激动，却一直在犹豫是否接受。

联系

你是否能够将 C 女士的成长史与关于她的问题 / 个人情况 / 目标和资源的描述联系起来回答以下问题？

- 为什么 C 女士会面临当前的问题？

● 我们能做些什么来帮助她?

点评

C 女士一直以来都有自尊的问题,总是优先帮助他人胜过自己。最近,她感到情绪异常低落。这可能与她工作上面临的调动有关。C 女士对她的母亲有着无意识的情感,她的母亲贬低她的职业选择,为了母亲她一直在牺牲自我。她为了是否追求自己的职业生涯而纠结,那样只会让母亲一再地对她失望。她压抑了对母亲的无意识的消极情感。她很聪明,关注自己的心灵,有能力自行寻求心理治疗的帮助。因为她的问题可能与无意识的思想和感受有关,所以心理动力学治疗是适合她的(见第六章)。

参考文献

1. Erikson, E. (1993) *Childhood and Society,* 2nd ed., Norton, New York, p. 247-274.

第六章

心理动力学治疗的适应证

主要观点

　　心理动力学个案概念化帮助我们决定什么时候提出心理动力学治疗建议。

　　当我们假设来访者的问题与以下方面有关时，我们选择心理动力学治疗：

- 无意识因素
- 急性或持续的功能问题

　　一个人特有的功能模式帮助我们决定主要使用揭露技术还是支持技术。

　　考虑来访者的目标和资源也是做出治疗决策的关键。

选择心理动力学治疗

　　心理动力学治疗是基于实证的治疗。近 40 项随机对照实验表明，心理动力学治疗对于精神疾病诊断与统计手册（Diagnostic and Statistical Manual of Mental Disorder，简称为 DSM）中的多种精神障碍是有效的，包括重度抑郁障碍（Major Depressive Disorder，简称为 MDD）、社交焦虑障碍、躯体形式疼痛障碍、神经性厌食症、边缘性人格障碍和 C 类人格障碍。还不断有证据表明，心理动力学治疗对心境恶劣障碍、惊恐障碍、广泛性焦虑障碍（General Anxiety Disorder，简称为 GAD）等也有效果。移情焦点心理治疗（Transference Focused Psychotherapy，简称为 TFP）以心理动力学的原理和技术为基础，被证明可以有效治疗边缘型人格障碍。以支持为主的心理动力学治疗对多种多样的问题都有效果，包括人格障碍、精神疾病、广泛性焦虑障碍、社交焦虑、抑郁、适应障碍、阿片成瘾和可卡因滥用。虽然针对心理动力学治疗还需要进一步的随机对照实验，但是证据已经很明显了 [1-21]。

　　无论如何，我们决定是否使用心理动力学治疗都需要考虑更多方面。正如我们在前面几章介绍过的，我们不仅要关注来访者表现出来的严重问题，更要关注他们的一般功能、反思能力、目标以及资源。当我们评估所有的来访者时，我们会全面检查他们当前的／严重的症状以确定他们是否符合 DSM 中的任何诊断标准。急性抑郁和焦虑通常需要最初或持续的药物治疗，因此在一开始谨慎诊断这些障碍是非常重要的。同时，我们要搜寻是否涉及无意识加工过程，以判断是否适合心理动力学治疗。虽然没有人知道到底是什么原因导致心境或焦虑问题，但是作为心理动力学治疗师，我们假设这可能与无意识因素有关，如冲突、被压抑的情感、自尊问题和对他人不切实际的期待。当我们发现无意识因素的线索时，就表明心理动力学治疗可能是适用的。所以说搜寻这类线索至关重要——在本章中，我们会为你提供这方面的帮助。

　　我们也会观察五个领域的一般功能——自我、人际关系、适应、认知、工作／娱乐——是急剧受损的还是慢慢衰弱的。薄弱的功能是我们判断心理动力学治疗是否适用的第二个指标。因此，当我们的个案概念化显示来访者的问题与以下两方面有关时，心理动力学治疗就是适用的。

- 无意识因素
- 功能的急性或慢性问题

现在，让我们看一看如何分辨这些临床状况。

无意识因素

像人际关系差、自我知觉歪曲以及应激反应不当等问题毫无疑问是很多因素交互的结果，包括天生的气质特点、早期依恋的影响、创伤体验、心境和焦虑障碍以及认知方面的优势和劣势。但是，根据我们的临床经验，在无意识成分被有意识觉察之后，一些问题就会得到改善。基于这点，我们可以推论，无意识的成分可能是因果中的因。

正如我们在第二章讨论的，我们可以利用一种发展的模式来看待这种因果关系。随着我们的发展成长，某些情感、愿望、幻想、恐惧和冲突会使我们面临无法承受的焦虑的威胁。于是，我们就将这些情感、恐惧和愿望排挤到意识之外，保护我们远离无法承受的焦虑，但是我们这样是以继续健康发展为代价的。根据我们所压抑的东西的不同，发展受影响的程度也不同。下面有两个例子。

A女士长期受到母亲的虐待。压抑对母亲的负面情感，导致她在信任、自尊管理、依恋能力和其他许多重要功能的发展上全都出现了问题。

B先生有着爱他的父母，但是他总和弟弟争夺母亲的宠爱。压抑他对弟弟的攻击性阻碍了他和同龄男生正常竞争的能力，也影响了他成年后职业生涯的某些方面。

由于受虐待的情况比较严重，所以A女士的压抑对她的行为功能的影响比B先生所受的影响更大。

在评估适于心理动力学治疗的来访者时，我们会寻找我们看到的问题或隐藏的无意识因素所导致的症状。但是，话说回来，我们怎么能找到无意识的因素呢？有时，我们要从成长史中判断——换句话说，来访者一开始就为我们提供了线索，暗示出问题与他过去的某些事情有关，这些事情现在又跑出来搅和当前的状况。请看下面的例子。

> C 先生 34 岁，非同性恋，他说自己每次要和女人开始认真交往时就变得焦虑异常。你全面评估了他的功能水平，发现这个男人并没有焦虑或心境障碍。他的功能也是相当良好的——他有很好的朋友，很聪明，工作表现良好，也有很好的焦虑和情感承受能力。对照 DSM 来看，他一点问题都没有。但是他来找你，就是因为他非常烦恼。你在了解成长史时发现，他的父亲为了供养妻子和儿子而放弃了当作家的梦想。D 先生说他的父亲慢慢淡出了家庭，于是他的母亲就成为他全部的情感寄托。

当你听到这些时，你就会假设来访者对长久关系的恐惧更多的来自他对父母的想法、情感和幻想，而不是现在生活中现实的女性。揭露式心理动力学治疗能够帮助来访者意识到这一点，并且帮助他将自己的人生向前推进。

但是，如果我们没有如此明显地听到事情与一个人的过去有关怎么办？我们该怎样告知来访者他的问题与无意识因素有关呢？在这种情况下，我们就要像地质学家那样，依靠地表的线索来发掘地下的结构。什么样的线索可以告诉我们一个人的问题是否可能与无意识因素有关？下面这几种诉求内容通常标志着无意识因素在起作用。

"我很迷茫"

心理动力学治疗师最常从来访者嘴里听到的诉求就是，他们在某些方面感到很迷茫。有的对职业生涯迷茫，有的对爱情关系迷茫——但是无论如何，他们都不知道下一步该怎么走。一般情况下，来访者自认为事情停滞不前了，但是我们知道事情并没有那么糟。我们知道迷茫的感觉通常是由无意识的**冲突**所引起的。假如有两匹马拉一辆车，一匹向东拉，一匹向西拉，那么即使力量很大，车也无法移动。这就是迷茫。拉车的还可能不只两匹马，可能有四匹、八匹——如果它们都以相等的力量向反方向拉，那么结果看起来就是静止不动。这就是我们来访者的感觉。请看下面的例子。

　　D先生是一位30岁的作家，他说自己似乎无法动笔写第二部小说。他已经积攒了上百页的笔记，可要开始写时却总是僵住。他说他很想写下去；但是，你和他对这些情况进行讨论时发现，很显然，他极度害怕会得到不好的评价，生怕别人说他之前的成功只是侥幸。

　　D先生很迷惘，那只是因为在他的无意识中有两种相等且反方向的力存在。一个愿望是继续写第二部小说。而另一个愿望，也就是相等且反方向的力，是对于自己将接受审视的胆怯和羞愧。如果他不再写作了，那么他就不再被评论。如果我们能帮助他明白这一点，那么就能帮助他解决这个冲突并将其人生推向前进。

"我的生活很好，除了……"

有些发展道路受到阻碍的良好线索就是一个人生活中只有一个方面出了问题。特别常见的是，有的人职业道路平坦顺畅，有许多好朋友，但是在亲密的恋爱关系方面总碰钉子。相对的，有的人在各种人际关系中都如鱼得水，但是职业生涯方面不尽如人意。当然，进一步的调查会揭示出这背后的故事，但是这种表述通常是无意识暗中操控的良好线索。

"我不知道我为什么总是……"

持续做出欠佳的选择，特别是对一些人来说，他们似乎有能力做出更好的选择。这通常是无意识在作祟的标志。想一想，一位充满魅力和智慧的年轻女性，拥有亲密的同性朋友，却总是和已婚男人约会；或者一位认真执着的年轻父亲却总是面临商场上的绝境。

当我们在倾听来访者讲述的时候，我们也要开始留心这些线索。它们标志着无意识因素正阻碍着我们的来访者在成人世界中更上一层楼。

"当……时我就开始感觉很糟"

是什么触发了来访者的问题，这对于发现无意识过程与早期发展经验之间的联系是非常重要的。与人际关系有关的心境和焦虑症状，如分手、离别、丧失和人际冲突，通常都与无意识因素有关，也与低自尊有关。

"我总是感觉很糟"

急性或慢性的消极情绪状态，如悲伤、愤怒、嫉妒和羞愧，让人难受却又达不到严重精神障碍的程度，通常与无意识因素有关[22-24]。这些问题也可能与气质、创伤史或不安全依恋有关。来看看 E 女士的例子。

> E 女士 40 岁，当前的主诉是总是很容易生气和难过，很难和其他人亲近。她说："人们总是令我感到失望，让我生气。"她没有其他心境或焦虑障碍，也没有达到 DSM 中的任何标准。她的母亲有酗酒的问题，经常喝得醉醺醺的，没法照料 E 女士和她的兄弟姐妹。她的父亲醉心于工作，经常对 E 女士做出许诺却无法兑现，例如，周末带她去公园或给她买需要的东西。

E 女士内化了对父母的失望，导致她成年后对于其他人也感到失望或表示冷漠。她总生气，可以理解为对她父母的行为的反应不合时宜地出现在当前的情境中，并且拉远了她与别人的距离，因此产生了消极的后果。帮助 E 女士意识到这些模式能够帮助她减少愤怒和悲伤，并与他人建立更好的人际关系。

急性或慢性功能障碍

不论急性还是慢性，有五大功能问题（自我、人际关系、适应、认知、工作/娱乐）的来访者都有可能得益于以支持为主的心理动力学治疗。来看下面的例子。

> 有一位看似健康且之前适应良好的 21 岁大四学生在毕业前几个月来到他所在大学的学生健康中心就诊。他说他刚刚被女朋友甩了，感到非常郁闷，万念俱灰，心神不宁，甚至想要自杀；他还面临着期中考试被"当掉"的危险。他承认自己还狂喝酒，因为他找不到别的方法让自己镇静下来。他以前总认为自己是个"坚强"的人，现在却为自己的"全盘皆输"感到恐慌和耻辱。如果他能顺利毕业，他计划去加勒比读医学院，但是现在他已经开始怀疑这是否是正确的职业选择了。他自己的梦想是学哲学，但是他最近刚刚移民过来的父母认为这"太不实际"了，并且不顾他在医学预科课程中表现平平，也不顾他的医学院入学考试成绩中游，只是极力怂恿他继续学医。

治疗师认为，除了失去女朋友产生的急性悲伤外，这个年轻人可能在无意识地"搬起石头砸自己的脚"，并以此来反抗父母的期望，他应该可以得到揭露式心理动力学治疗的帮助。但是实际上，他此时此刻对于深层理解自己的苦楚兴致并不高，他更希望快速缓解症状并通过考试。他的生活环境（也许是健康中心的规定）也要求只能进行短期治疗。因此，心理动力学治疗就绝对禁用了吗？不一定，但是面对来访者的急性需求，我们可能要在考虑导致他行为的无意识思想和情感的同时——不做必要的发掘——使用支持性的方法。

以支持为主的心理动力学治疗适用于以下情况。

功能基本良好，但在应激条件下功能的某个领域暂时衰弱的人，例如：

- **新近确诊患有医学疾病**：我们身体功能的损伤一般也会影响到情绪功能。支持通常能帮助新近得病的来访者管理愤怒和丧失这样的情感，并且找到应对改变了的身体功能的方法。

- **社会关系剧变**：在我们的生活中，突然改变我们与他人关系的事件通常会对功能产生剧烈的影响。例如，离婚、父母或配偶死亡、分手和人际关系破裂、离开家、结婚、为人父母、事业变动以及退休。

- **其他危机**：任何突然颠覆我们基本功能的事件也可能暂时削弱功能。其中，包括生意失败、财政问题、自然灾害、对身体的威胁或创伤以及法律问题。

- **揭露式治疗期间的应激阶段**：有时，心理动力学治疗对情绪的调整可能会暂时性破坏一个人的功能。这就需要提供一段时间的支持才能处理好强烈的情感或焦虑。

功能长期薄弱的人，例如：

- **缺乏心理觉察或求知欲**：如果人们长期缺乏能力和动机去思考无意识因素影响他们的生活的方式，那么直接指导他们维系功能的治疗通常会有所疗效。

- **焦虑承受力差，挫折承受力差，情感管理困难，强烈的分离焦虑**：有的人在忍受痛楚时比其他人更受煎熬，他们可能总是需要即刻缓解他们的症状。为功能提供支持能做到这一点。

- **缺乏信任或有问题的人际关系史**：对于人际关系严重受损以及对他人缺乏信任的人来说，支持功能可以帮助他们改善人际关系。

- **冲动控制能力差**：冲动控制能力差的人一般最好利用支持技术来进行治疗，至少在刚开始的时候，支持技术有助于控制情感和冲动，直到来访者能谈论它们。这样的来访者可能经历着情感风暴；可能暴饮暴食，酗酒或药物滥用；可能自我伤害；可能热衷于危险的性行为；或者可能以失控和不当的方式发泄情绪。

- **慢性精神病、心境或焦虑障碍**：长期患有严重精神病的人，其现实检验能力可能也长期受损，并且冲动控制能力差、焦虑承受力差。在心理动力学治疗中，积极支持薄弱的功能可以帮助到他们。
- **慢性身体疾病**：罹患身体疾病也能慢慢削弱功能。原因涉及治疗的压力、心理和生理功能的永久缺失、行为能力的变化以及周遭的人际关系。支持功能通常是促进多种疾病治疗的重要环节，如癌症、糖尿病、神经退行性疾病以及与 HIV 相关的病况。

对功能的评估引领治疗决策

来访者的基本功能——在个案概念化中被我们称为**个人情况**（见第五章）——可以帮助我们决定以揭露为主和以支持为主哪种更有效。正如我们在前面的章节讨论过的，支持技术能给薄弱的功能带来最大程度的帮助，而对于功能较强的最好让他们接受揭露技术。

我们还必须评估来访者的动机和心理觉察能力。虽然大多数人的成人功能都或多或少受到无意识因素的影响，但并不是每个人都有兴趣探索无意识因素，也不是每个人都认为它们与自己现在的问题有关。例如，针对一位来访者的问题，我们认为可以用揭露无意识内容来帮助他，但是缺乏相应的动机或资源来实施治疗。看看下面的例子。

F 先生来找治疗师咨询，因为他 16 岁的儿子令他很苦恼。一般情况下，他是一个耐心而体贴的男人，他无法理解他和儿子之间为什么总是无休止地争吵。当你在查问病史时，发现 F 先生的父亲有暴力和虐待倾向，F 先生已经和他疏远很多年了。你认为 F 先生可能无意识地认同父亲对待儿子的方式，并且揭露这一切可能对他的人际关系有帮助。但是，当你开始就此和 F 先生探讨时，他勃然大怒，说：

- 他和他的父亲一点都不像

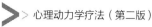

● 他想在三周之内解决这件事

即便你假设 F 先生的问题是他的无意识在作祟，可他没有动机接受这种治疗，而且他也没有诚心投入深层揭露治疗所需的资源。

这并不是说来访者永远都不想去理解，也不感兴趣。心理动力学治疗的来访者是可以塑造的，不是天生如此——也就是说，我们可以教给来访者心理动力学的原理，给他们演示治疗如何起效，以此提升来访者从这种治疗中获益的能力。

目标

长期和短期目标都要由心理动力学治疗来完成。当大多数人来寻求治疗时，他们都处于某种危机之中，因此短期目标是首要的。通常，我们都能快速帮助他们解决这些问题，或者只用心理治疗，或者心理治疗和药物治疗结合使用。但是，许多人可能都会认识到，他们现时的问题只是更长久问题的一部分。如果不攻克它，他们还将继续活在痛苦中。我们可以帮助来访者认识到这一点，并将他们的短期目标划入长期目标。看下面两个例子。

短期目标 我只希望下个月不会取消婚礼，能顺利结婚。
长期目标 我需要找到我总是质疑人际关系的原因。

短期目标 我想要我的父亲不再对我啰唆。
长期目标 我需要知道如何与我的父母建立更成人化的关系。

总之，在心理动力学治疗中确立适当的目标可以改善：
● 自我知觉和自尊管理
● 人际关系
● 应对内外刺激（应激）的个性化方式

● 认知功能

即便当前的问题属于心境或焦虑障碍，我们也不能直击症状；我们应该思考潜在的无意识因素以及功能的强弱。例如，治疗抑郁通常涉及功能的改善[25]，而治疗惊恐通常涉及提升愤怒忍耐力（适应）和战胜依赖性（人际关系）[26]。了解治疗的目标对于提出有用的治疗建议是非常关键的，我们会在第七章进行详述，这也是开始治疗的重要组成部分。

资源

有时，选用了心理动力学治疗但是资源却不够。所谓资源包括：
● 与体系相关的因素，包括适合的治疗师、治疗类型和治疗时长
● 与来访者自身资源相关的因素，包括经济情况、医疗保险、家庭支持和时间

思考以下情况：

D 女士对心理动力学治疗很感兴趣，但是在她所在的地方没有熟悉这种治疗的治疗师。

E 先生接受了心理治疗的评估，但是他负担不起费用。

F 先生处在预约心理治疗的候补名单里。

8 岁的加比想接受心理治疗，但是他的父母都要工作，没法在他放学后带他去预约。

在理想世界，这些并不算什么问题——但是，在现实世界的确都是问题。如果我们不考虑这些，我们的治疗计划对我们的来访者可能就是不现实的。因此，考虑资源问题对评估心理治疗的来访者也是非常重要的。

现在我们结束了初期的评估，已经准备好开始治疗了，这就是本书第三部分的主题。

推荐练习

对于下面每位来访者，你将以揭露为主还是以支持为主开展心理动力学治疗？请给出两点理由。

1. A 女士是一名 29 岁的研究生，她因为无法完成论文而来寻求帮助。她形容自己每天走火入魔似的思考着论文的题目，但就是不能坐下来动笔。"论文就像一团乱麻，"她说，"我完全理不出头绪。"她和室友住在一起，她们一起用餐却没什么深交，她说"我周围没什么值得依靠的人"。她还说她的导师"恨"她，甚至可能会否认她的学术贡献，并把她踢出项目组。她说她的父亲是一位相当杰出的教授，却任职于与她对立的研究所，他对自己的孩子们"期望非常高"，而且他"喜爱"的是她的哥哥。她没有抑郁的症状，除了心烦意乱以外，也没有焦虑的其他症状。她说"有些老师"认为她可能像小朋友一样有注意缺陷障碍，尽管她大学成绩很好，但是分心也令她在结构松散的课程上吃了亏。

2. B 先生 32 岁，正考虑向他的女朋友 Z 求婚。多年来他和不同的女人约会过，他说 Z 是他"真正爱上"的女人，而且她也是第一个让他憧憬"与其共同生活"的女人。他的朋友们——许多都是上大学时就认识的，也都很喜欢 Z 并且鼓励他"搞定"她。但是，他又犹了，并且为此很焦虑。他没有报告出任何抑郁或焦虑的症状。有一个人对 Z "不那么欣赏"，那就是他的母亲，她担心 Z "配不上"她的儿子，因为 Z "没有研究生学历"。在最近的几周里，他发觉自己给母亲打电话的次数增多了，好像有点"不自觉"地打过去，他想知道自己为什么会这样。他说，自从他的父亲 10 年前去世后，他就觉得要对母亲"负起责任"，这让他既感到"自豪"又有些"愤恨"。

点评

1. 以支持为主开始：A 女士的孤独（人际关系问题）、无法开展论文写作计划（认知问题）以及些许的偏执（现实检验力问题）表明，此刻她需要通过支持来实现治疗。她看起来很聪明（一项优势），也存在一些无意识因素在作祟（与父亲之间的竞争），但是她首先需要获得对薄弱的功能的帮助，以改善当下的处境。

2. 以揭露为主开始：B 先生是典型的受无意识冲突影响走入了"迷惘"状态的人。两种冲突的无意识想法——"我爱我的女朋友"和"我需要顾及我的母亲"——正在碰撞并使他找不到前进的方向。他"不自觉地"打电话给母亲，并"想知道"原因，这些事实表明，他或多或少觉察到了无意识因素的参与。此时他并没有什么功能薄弱的地方——另一方面，他有很多可以信赖的朋友。揭露的方法或许可以帮助他理解这些无意识因素对他的影响，并且使他能更随心所欲地做出决定。

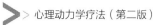

参考文献

1. Clarkin, J.F., Levy, K.N., Lenzenweger, M.F., and Kemberg, O.F. (2007) Evaluating three treatments for borderline personality disorder: A multiwave study. *American Journal of Psychiatry,* 164, 922-928.

2. Levy, K.N., Meehan, K.B., Kelly, J.M., *et al.* (2006) Change in attachment patterns and reflective function in a randomized control trial of transference-focused psychotherapy for borderline personality disorder. *Journal of Consulting and Clinical Psychology,* 74 (6): 1027-1040.

3. Hoglend, P. (2014) Exploration of the patient-therapist relationship in psychotherapy. *American Journal of Psychiatry,* 171, 1056-1066.

4. Shedler, J. (2010) The efficacy of psychodynamic psychotherapy. *American Psychologist,* 65 (2), 98-109.

5. Leichsenring, F., Rabung, S., and Leibing, E. (2004) The efficacy of short-term psychodynamic psychotherapy in specific psychiatric disorders: A meta-analysis. *Archives of General Psychiatry,* 61 (12), 1208-1216.

6. Leichsenring, F., and Rabung, S. (2008) Effectiveness of long-term psychodynamic psychotherapy: A meta-analysis. *Journal of the American Medical Association,* 300 (13), 1551-1565.

7. Leichsenring, F. (2009) Applications of psychodynamic psychotherapy to specific disorders, in *Textbook of Psychotherapeutic Treatments* (ed G. Gabbard), American Psychiatric Publishing, Washington, DC, p. 97-132.

8. Leichsenring, F., Salzer, S., Beutel, M.E., *et al.* (2014) Long-term outcome of psychodynamic therapy and cognitive-behavioral therapy in social anxiety disorder. *American Journal of Psychiatry,* 171 (10), 1074-1082.

9. Leichsenring, F., and Slein, S. (2014) Evidence for psychodynamic psychotherapy in specific mental disorders: A systematic review. *Psychoanalytic Psychotherapy,* 28 (1), 4-32.

10. Leichsenring, F., Leweke, F., Klein, S., and Steinert, C. (2015) The empirical status of psychodynamic psychotherapy, an update: Bambi's alive and kicking. *Psychotherapy and Psychosomatics,* 84, 129-148.

11. Conte, H.R. (1994) Review of research in supportive psychotherapy: An update. *American Journal of Psychotherapy,* 48 (4), 494-504.

12. Milrod, B., Leon, A.C., Busch, F., *et al.* (2007) A randomized controlled clinical trial of psychoanalytic psychotherapy for panic disorder. *American Journal of Psychiatry,* 164 (2), 265-272.

13. Buckley, P. (2009) Applications of individual supportive psychotherapy to psychiatric disorders, in *Textbook of Psychotherapeutic Treatments* (ed G. O. Gabbard), American Psychiatric Publishing, Washington, DC, p. 447-463.

14. Winston, A., Rosenthal, R.N., and Pinsker, H. (2004) Assessment, case formulation, goal setting and outcome research, and applicability to special populations, in *Introduction to Supportive Psychotherapy* (eds A. Winston, R.N. Rosenthal, and H. Pinsker), American Psychiatric Publishing,

Washington, DC, p. 115-132.

15. Gerber, A.J., Kocsis, J.H., Milrod, B.L., *et al.* (2011) A quality-based review of randomized controlled trials of psychodynamic psychotherapy. *American Journal of Psychiatry,* 168 (1), 19-28.

16. Driessen, E., Van, H.L., Don, F.J., *et al.* (2013) The efficacy of cognitive-behavioral therapy and psychodynamic therapy in the outpatient treatment of major depression: A randomized clinical trial. *American Journal of Psychiatry,* 170 (9): 1014-1050.

17. Driessen, E., Van, H.L., Peen, J., *et al.* (2015) Therapist-rated outcomes in a randomized clinical trial comparing cognitive-behavioral therapy and psychodynamic therapy for major depression. *Journal cf Affective Disorders,* 170,112-118.

18. Town, J.M., Abbass, A., and Hardy, G. (2011) Short term psychodynamic psychotherapy for personality disorder: A critical review of randomized controlled trials. *Journal of Personality Disorders,* 25 (6), 723-740.

19. Barber, J.P., Muran, J.C., McCarthy, K., *et al.* (2013) Research on psychodynamic therapies, in *Bergin and Garfield's Handbook of Psychotherapy and Behavior Change,* 6th ed. (ed M. J. Lambert), John Wiley & Sons, Inc., New York, p. 443-494.

20. Doering, S., Horz, S., Rentrop, M., *et al.* (2010) Transference-focused psychotherapy v. treatment by community psychotherapists for borderline personality disorder: Randomised controlled trial. *British Journal of Psychiatry,* 196, 389-395.

21. Giesen-Bloo, J., van Dyck, R., Spinhoven, P., *et al.* (2006) Outpatient psychotherapy for borderline personality disorder: Randomized trial of schema-focused therapy vs. transference-focused psychotherapy. *Archives of General Psychiatry,* 63, 649-658.

22. Kohut, H. (1972) Thoughts on narcissism and narcissistic rage. *Psychoanalytic Study of the Child,* XXVI, 360-399.

23. Morrison, A.P. (1983) Shame, ideal self, and narcissism. *Contemporary Psychoanalysis,* 19, 295-318.

24. Omstein, P.H. (1999) Conceptualization and treatment of rage in self psychology. *Journal of Clinical Psychology,* 55, 283-293.

25. Busch, F.N., Rudden, M., and Shapiro, T. (2004) *Psychodynamic Treatment of Depression,* American Psychiatric Press, Washington, DC.

26. Milrod, B., Busch, F., Cooper, A., and Shapiro, T. (1997) *Manual of Panic-Focused Psychodynamic Psychotherapy,* American Psychiatric Press, Washington, DC.

第/三/部/分

开始治疗

引 言

主要观点

心理动力学治疗开始阶段的重要目标有：
- 讨论治疗建议及其备选方案以获得知情同意
- 设定治疗目标
- 设置框架
- 设置边界
- 发展治疗同盟

这些技术中涉及许多在所有类型的心理治疗中都会产生影响的一般因素。

在这一阶段，以及整个治疗过程中，以共情式倾听和关注来访者对治疗师的情感以及治疗师对来访者的情感，是理解来访者的重要工具。

心理动力学治疗一开始可能也会涉及药物治疗。了解两种治疗共同作用的方式，对于治疗的开始及全过程都是非常重要的。

做好开始前的准备

对于人生中的大多数事情来说，好的开始是成功的一半。想想关于……

- 写一篇论文的大纲
- 收集处方上最好的药材
- 计划旅行路线
- 为盖楼挖地基

所有这些例子都告诉我们，坚实的基础和良好的计划通常是成功的关键。

心理动力学治疗的开始也是一样。为治疗设定框架、融入来访者和设定目标都是治疗可能成功的要素。这些技术不仅是心理动力学治疗的核心，也是所有其他类型心理治疗的核心。另外，它们和许多对心理治疗效果有影响的一般因素有着密切的关系。

在接下来的章节中，我们将讨论对开始心理动力学治疗至关重要的因素。第七章介绍如何向来访者获得知情同意并设定合作目标；第八章介绍如何设置框架和边界；第九章介绍如何建立稳固的治疗同盟关系。在本部分，你还将了解共情式倾听、进行治疗面谈、联合治疗等主题——所有这些对于开始治疗都是非常重要的。

第七章

知情同意与设定合作目标

主要观点

在开始心理动力学治疗之前，治疗师和来访者应该：
- 讨论治疗建议及其备选方案以获得知情同意
- 讨论和设定治疗的现实目标

当你完成评估后，就需要和来访者讨论你所推荐的治疗方案并设定目标。即便心理动力学治疗可以是一种开放式的治疗，你和你的来访者仍然需要就治疗大概会是什么样子以及你想要达到什么状态达成一致。这些讨论应该以开放协作的方式进行，这样才能帮助来访者融入治疗，并向来访者表明，治疗需要来访者的积极参与。

心理动力学治疗中的知情同意

告诉来访者为什么你推荐心理动力学治疗并且讨论可能的备选方案，能够获得他们对开始治疗的**知情同意**（informed consent）。我们通常认为，知情同意是外科医生或麻醉师在相关作业之前需要获得的；但是心理治疗也是一项作业，并且我们也应该同样对待它。人们对于知情同意应该包含哪些内容有不同的见解。Rutherford 等人总结了最低限度的知情同意和更全面的知情同意[1]。最低限度的知情同意内容如下：

- 陈述问题
- 描述推荐的治疗方案
- 有无治疗的可能后果
- 常见和严重的副作用
- 费用
- 督导（如果可以，可作为案例由实习医师来操作）

更全面的知情同意还包括：
- 更广泛地讨论不同的诊断可能和治疗选择
- 预估治疗时长
- 保密议题
- 临床医生资源认证信息

学会用清楚直白的方式谈及这些要素，不仅可以帮助来访者理解治疗本身，而且有助于阐明你对推荐治疗方案的看法。

下面以 A 先生为例，想一想我们在治疗开始时要如何与他讨论知情同意的问题。首先来看对 A 先生的评估信息。

A 先生 45 岁，他对自己的职业生涯和人际关系有种说不上来的不满意感。你的评估发现，虽然他不符合轴 I 的诊断，但是他的自尊较低而且经常做出一些自我挫败的决定。你还确定了他的功能是良好的——他有许多朋友，能承受焦虑和情感，冲动控制也不错。你决定选择实施心理动力学治疗。

现在，来看一下 A 先生第三次面谈的对话。

治疗师：就像我们在第一次面谈中说过的，在我们谈完了哪些事情困扰你之后，有必要把这些事情放在一起考虑，从而找到对你最有帮助的办法。

A先生：那你觉得是哪里出错了？

治疗师：嗯，我们讨论过的许多事情都指出你的问题来自你的自尊，特别是当事情特别难办时。从表面上看，似乎你不应该把自己看得那么低——你有朋友，你很聪明，你在工作中多次得到过表扬——所以，我想知道为什么你仍然会有这样的烦恼。通常，当一个人对自己感觉不好，而事实上在外人看来产生这样的感觉根本没道理时，说明这个人的自我知觉有冲突了。我有一种感觉，那就是你内心也有一种冲突，它影响了你对自己感觉良好的能力。（**陈述问题**）

A先生：是吧——有时候我觉得自己挺好的，有时候这种感觉又会一落千丈。但是我能为此做些什么呢？

治疗师：心理治疗通常可以很好地解决这类问题，帮助你审视自我并找到可能影响你自尊的东西，即便你还意识不到它们的存在。（**描述推荐的治疗方案**）

A先生：听起来好像很难哦。只有这一种选择吗？

治疗师：有的人可能也会为你推荐其他形式的心理治疗，例如，认知行为治疗和人际关系治疗，但是我觉得你的问题由来已久了，最好试着找到隐藏在背后的罪魁祸首。（**不同的治疗选择**）

A先生：那需要多长时间呢？

治疗师：这种治疗一般需要一定的时间——你的行为模式已经发展了45年了，所以肯定要花上几个月甚至几年的时间来改变它们。（**预估治疗时长**）很高兴现在你就要进入治疗了，因为你已经感觉到你的过去存在问题而且它还可能继续影响你的未来。（**没有治疗的可能后果**）

A先生：有道理。我讨厌消耗太长时间，但是我明白你说的意思。还有一件事令我担心的就是费用。

治疗师：我们诊所为您提供的这种治疗可以按照浮动价格收

费。（**费用**）我将是你的治疗师。我是精神科的住院医生，今年已经是我在这里的第三年了。我只会和我的督导谈论你的病例，他是这里的资深精神病学专家。（**保密和督导**）

做人以诚信为本。如果你是一名实习医师，那么必须让你的来访者知道。可想而知，人们可能会对把自己交到经验不足的人的手中心存疑虑，但是你以开放且毫无戒心的方式讨论他们关心的事情通常足以打消他们的疑虑。从上面的例子你也可以看到，有很多方法可以做到让来访者感觉舒适而且认为自己被认真对待。虽然有的治疗师会让来访者签署知情同意书，但是在你的笔记中记录下这个过程一般就可以了。

为来访者清晰地描述你所推荐的治疗方案远不止是告诉他们每周来做几次面谈（详见第十一章）。我们需要让他们真正明白心理动力学治疗如何起作用。提供令人信服的合理的解释是预示取得治疗效果的一般因素之一[2]。这对于实习医师来说恐怕有点困难，因为他们还无法展望到治疗结束的样子或者可能也苦于理解心理动力学治疗的原理。实习医师和执业医师都可以借鉴一些简要的心理教育资料，如把《心理动力学治疗补充资料》（PEPPER，见附录3）拿给来访者并对此进行讨论。我们建议在知情同意过程中使用它，这样可以帮助来访者更好地理解治疗方案。

> **一般因素**——解释治疗的合理性

设定合作的目标

在来访者对开始治疗表示知情同意后，下一步就是设定目标。设定合作的目标是对疗效至关重要的另一个一般因素。研究表明，当来访者的烦恼被倾听、理解和澄清，并且来访者对治疗可能达成的合理的目标感到合意时，更有可能进入下一项治疗任务。

　　一般因素——设定合作的目标　　

　　为既定治疗设定目标的能力对于治疗师乃至来访者都是至关重要的。有时目标会非常清晰。抑郁的来访者需要从症状中解脱，而有自杀倾向的来访者需要保证生命安全。当一个来访者来治疗抑郁症时，我们都知道要说："B先生，在我看来你有较重的抑郁症。我们需要做的就是让你感觉好起来。通过药物治疗，你的睡眠和食欲应该能恢复到正常水平，精神上也应该能够重新振作并重新投入工作中。"但是，如果一个人来就诊是因为人际关系困难、自尊问题或工作不顺，又该以什么为目标呢？即使是这些问题，仍然可以设定目标。在这种情况下，我们可以思考以下几点。

　　紧急的诉求：有什么事是必须马上做的吗？如果来访者有伤害自己或他人的危险，那这就是必须马上解决的。你可以设定分层式目标，紧急的目标优先，稍后再探讨其他目标。

　　环境的特点：你和你的来访者在设定目标时必须考虑治疗发生的环境。例如，如果你是一名只能接待这个来访者一年的住院医生，那么你所设定的目标必然不同于完全开放的治疗所设定的目标。如果来访者在一段时间以后将要搬走也属于同样情况。

　　来访者认为哪里出错了：在设定目标时，你必须处理来访者摊在桌面上的问题。即便你对目标应该是什么有其他的想法，最好也要融入来访者的想法，倾听他此刻想要处理的问题。就从此处开始。帮助来访者根据治疗环境设定现实的目标。这并不是敷衍了事——这是帮助来访者建立治疗同盟，以及在来访者的层次上工作。

　　让我们通过一些例子来思考如何为开始心理动力学治疗而设定现实的目标。

　　　C女士34岁，单身，非同性恋，她的主要抱怨是她对自己感觉特别不好。她解释说，她烦恼是因为她的朋友们都已经结婚生子了。她说她交往过的男人一开始都对她很感兴趣，但是一提及结婚就变脸了。这个怪现象让她非常困惑，又有很深的挫败感。

她没有心境或焦虑障碍的症状。她说她的父母在她 7 岁时离婚了，而且之后她的父亲又结婚与离婚了 3 次。当你问她是否觉得父母的婚姻史与她面临的困境有关时，她表示对这种可能性很感兴趣并且勾起了更多的回忆。

C 女士并没有什么亟待解决的问题。此刻也没有什么需要修补的地方；但是，她希望解决长期的问题。你假设她的难题与无意识过程有关，而且她对这种观点也很感兴趣。她有条件开展开放式治疗。她有一定的心理觉察能力，也有认识自己的积极性。你推荐她进行心理动力学治疗，每周两次，目标是：

- 提升自我感觉和自尊
- 改善与异性的关系

于是你说：

> 你的孤独感让你觉得童年期的人际关系——例如和你的父母——可能影响了你现在的生活。但在如此艰难的时刻仍存有一线希望——你已经开始思考并主动来这里谈论这些事情了。我认为有你意识不到也就是无意识的想法和情感影响着你在与人交往时所做出的选择。我的意思是，我们的最佳目标是明白为什么你会选择令你不那么满意的人际关系——对此，最好的方法是心理动力学治疗。我觉得认识到这些也能改善你对自己的感觉。你觉得这是你的目标吗？

这些目标都比较宽泛和开放。它们肯定不能在一夕之间实现。为了达成这样的目标，你的来访者必须具有延迟满足的能力。注意，治疗师要让来访者有机会表达他对这些目标的感想并融入他的看法。

当来访者的功能没那么强时，目标的设定就大不相同了。这类来访者的目标必须是短期的而且要更具体。在和这类来访者讨论时，治疗师必须更为积极主动些。重要的还有目标设定对来访者来说可能也是一种非常有效的治疗，因为它展示了心理治疗的组成、灌输了希望并且让其亲身参与其中。即使有人在明确自己的目标上有困难，你也要通过问问题的方式与其协商，例如，"你想实现这个目标吗？"并且针对尽可能具体且现实的对象提出建议。当然，还要时常征求反馈意见，例如，"你觉得可以吗？"在支持性的心理动力学治疗中，一般目标都是减轻症状、改变行为和提升功能，而针对个体的具体目标可能要根据每位来访者特定的优势、劣势和需要而定。下面是两个在以支持为主的治疗中设定目标的例子。

　　D 先生 47 岁，患有双相障碍。他刚刚停止药物治疗就因为抑郁住院了。当你第一次与他会面时，他既焦虑又抑郁，他迫切希望自己赶快好起来，获得解脱。了解了病史之后，你和他之间进行了下面的对话。

　　D 先生：我只想感觉好起来，医生。我情绪非常激动。我觉得这很可怕。

　　治疗师：我能想象你感觉有多么糟糕——我们要做的第一件事就是继续按照正常剂量服药，这样你才能感觉好一些。

　　D 先生：这也是我的目标——我只想能尽快回家，我还要回去工作呢。

　　治疗师：那在这一点上我们达成了共识。但是我想知道，查明是什么促使你停止了药物治疗是否也会对你有所帮助？

　　D 先生：我不知道——我就是凭空地想停药就停了，于是我就又"悲剧"了。

　　治疗师：所以，听起来可能还有些事情是我们必须解决的——找出是什么让你想要停药，并且想一想你今后能做些什么来保证自己继续服药。

在这个例子中有几个短期目标：

● 症状减轻

- 了解来访者想要停药的原因
- 当他想要停药时，提高冲动控制能力

我们再来思考一下 E 女士的目标。

E 女士 40 岁，功能基本良好，她在经历了一次异常痛苦的离婚之后，抑郁症复发了。

下面是她和治疗师之间关于目标设定的对话。

E 女士：我觉得我以前是个正常人——现在我只是中了离婚的魔咒。我是怎么了呢？我还能好起来吗？

治疗师：你当然能——这段时间我们要帮你的正是让你记住自己能够做到的所有事。

E 女士：但是你知道，我最害怕的就是从他开始说。我能从另一个蠢货说起吗？

治疗师：这正是我们要攻克的一大难关——听起来你真的准备好找到为什么你总是选择不靠谱的男人的原因了。是吗？

此处有两个目标：
- 紧急提升自尊
- 共同了解她对伴侣的错误选择

所有的心理动力学治疗——无论是以支持为主还是以揭露为主，无论是有时限的还是开放的——都有可以和来访者一起设定和讨论的目标。记住，目标会随着治疗的进程而改变，所以你和你的来访者之间也会随着治疗的进程而发生关于目标设定的对话。注意，这些目标设定的对话并不是正式的——它们只是治疗对话的一部分。无论如何，它们能够也应该是直截了当的。

你做完这些后，下一步就是设置框架。让我们进入下一章。

推荐练习

练习 1：知情同意

下面是一位治疗师为获取来访者的知情同意所做的努力。你能说出其中包含的要素吗？还缺少什么呢？

> A 女士，我来总结一下到目前为止你所说的内容，好吧。你最近在工作上遇到了困难，这可能与你对这个领域不太感兴趣有关。另外，尽管你可能没留意到，但你生活中的其他事情也开始变得糟糕，比如，你和一些朋友之间的关系。这些问题都表明，心理动力学治疗对你会有帮助。这种治疗能让我们更多地了解你——甚至你意识不到的事情——这样你就能做出更令你满意的选择。我建议咱们一周面谈两次——具体的时间表根据你方便的时间再协商。我的收费标准是每次面谈 150 美元。你觉得如何？

点评

治疗师在陈述问题方面做得很好。她介绍了所推荐的治疗方法，不过她没有解释为什么建议每周面谈两次。她也给出了费用的信息。但是，她没能提及治疗有没有可能出现的后果、副作用、其他治疗选择、可能的时长以及保密问题。这些内容可以像下面这样补充进来：

> 我建议每周不止见一次，是因为要想真正了解潜藏在表面下的东西需要花一些时间，而且，如果我们每周只见一次，可能只够我们聊聊这周发生了什么事。其他种类的心理治疗也是可以选择的，我们也可以就此多说一些，但是我的感觉是，这种由来已久的问题最好还是用心理动力学治疗来解决。根据我们的目标，治疗可能需要较长的时间——有时几个月甚至几年——这样才能尽可能彻底地认识你自己。你刚才对我说过，你对自己的不满意正辐射到你生活中的每个角落，所以，我猜想如果你不了解背后的原因到底是什么，那么事态就会一直继续下去。还有一些你应该知道的事情——我们每次都会在这里见

面，我们会有一个定期见面的时间表，当然治疗是完全保密的。我们再来花点时间看看你是否明白这些了，你有任何疑问都可以提出来。

练习2: 设定目标

针对下列来访者，写下两个目标以及该如何对来访者提出。

1号来访者

一个54岁的男人来寻求心理治疗，他和妻子打得很凶。在和他的谈话中，你明显看出他有严重的抑郁症，而且没有接受过任何治疗。

- 目标是什么？
- 如何提出目标？

2号来访者

一个25岁的女人说她和男朋友分手后感到孤独和抑郁。经过评估之后，你发现每次她和朋友在周末喝酒都会酩酊大醉。虽然她是一名优秀的学生，但是她的人际关系问题由来已久了。

- 目标是什么？
- 如何提出目标？

3号来访者

一个50岁的男人说自从把他的儿子送入大学，他就觉得自己老了。他浑身疼痛，医生却说他非常健康。他的父亲还很年轻就去世了——才活了56岁——他觉得这可能与他现在的感觉有些关系。他和妻子在一起很快乐，但是又对一起工作的一位女士有些幻想。他不确定自己是否需要治疗，只是觉得自己不像自己了。他没有抑郁的症状，也没有物质滥用过。

- 目标是什么？
- 如何提出目标？

点评

1 号来访者

- 目标 1：减轻抑郁症状
- 目标 2：帮助来访者找到导致他和妻子关系恶劣的原因

来访者处于严重的抑郁中，还不清楚他和妻子之间的问题是否与他的抑郁有关。因此，你的首要目标是帮助他应对抑郁，然后再开始和他讨论人际关系问题。你可以说：

> 很显然，你和你妻子的婚姻关系出现了问题，而且你最近相当的抑郁。在你心情这么低落的情况下，非要处理你的人际关系问题其实是不太现实的，所以，我想我们的首要任务是让你感觉好一些。

2 号来访者

- 目标 1：减少无节制地饮酒
- 目标 2：帮助来访者了解她和男人之间令人不满意的关系模式

这位来访者既有短期目标又有长期目标。和男朋友分手是她来做心理治疗的原因——如果她有反思能力，她就能在治疗的帮助下开始检视其中令人不满意的人际关系模式。但是，一个重要的短期目标是帮助她认识到在周末无节制地饮酒是酗酒的一种表现。你可以说：

> 我认为检查一下你的人际关系会对你非常有帮助。第一步是留意你的行为模式——这可以帮助我们更多地了解你在开始与人交往时倾向于做出什么样的选择，并帮助你明白为什么你的人际关系总是不尽如人意。我也很高兴你能告诉我关于周末喝醉的事情——听起来这确实也是一个问题，控制你的饮酒量会使你生活的各个方面得到改善。我建议我们也以此为治疗目标。

3 号来访者

● 目标 1：减轻暂时性的躯体症状并终止对其他女人的迷恋
● 目标 2：帮助来访者踏入人生新阶段

和 2 号来访者一样，这位来访者也是既有短期目标又有长期目标。短期目标是减轻症状，但是我们可以看出，他的症状只是更深层问题的表现。我们猜想送走儿子似乎是进入老年的一种标志；再加上他父亲的英年早逝，都让他感觉听到了死亡的序曲。帮助他渡过这个转折点，并探讨他对衰老的想法，对他是非常有用的。你可以说：

　　送孩子去读大学是一个重大的里程碑。你一定要为他骄傲和自豪。但是我认为，无论你是否觉察到，送走孩子对你来说还意味着其他的事情——例如，"哦，我老了。"我想知道，这是否是你突然开始担心健康并且寻找消遣的原因。假如真是这样，我认为我们就有目标了——我们需要帮你感觉自己的身体很健康并且明白是什么让你如此迷恋你的同事——但是我猜想这些还涉及另外一个目标，那就是帮助你找准你在生活中的位置，并让你看到前面还有很长的人生道路等着你去走。

参考文献

1. Rutherford, B.R., Aizaga, K., and Sneed, J. (2007) A survey of psychiatry residents' informed consent practices. *Journal of Clinical Psychiatry*, 68, 558-565.

2. Frank, J.D. (1982) Therapeutic components shared by all psychotherapies. *Psychotherapy Research and Behavior Change: Master Lecture Series*, Vol. 1 (eds J. H. Harvey and M. M. Parks), American Psychological Association, Washington, DC, p. 9-37.

3. Bordin, E.S. (1994) Theory and research on the therapeutic alliance: New directions, in *The Working Alliance: Theory, Research and Practice* (eds A. O. Horvath and L. S. Greenberg), John Wiley & Sons, New York, p. 13-37.

第八章

设置框架和边界

主要观点

设置框架对任何类型的心理治疗来说都是至关重要的——它为来访者的治疗工作画出了边界和安全的环境。它还为治疗期间治疗师和来访者之间的互动制订了治疗契约和规则。

设置框架必须在治疗开始时主动做好。

心理治疗的框架包括：

- 角色
- 时间
- 环境
- 费用
- 联络信息
- 发生紧急事件时如何应对
- 保密协定
- 关于实习期的问题

边界可以定义为适当行为的界限。

边界超出是框架的良性偏离，对治疗和来访者有益无害。

边界侵犯是一种明显对来访者有害的框架偏离。

避免边界侵犯的最好方法是：

- 主动与来访者一起设置框架
- 进行治疗时使用一般方法，不要随着来访者而改变
- 当你对边界有疑问时请教督导或同事

设置框架

设置框架对于开始心理动力学治疗是非常重要的，而且在治疗的开始阶段就应该直截了当地做好。本章列出了治疗框架的要素以及不同治疗情境下推荐的设置方法。

我们为什么需要框架？

在心理动力学治疗的所有组成成分中，框架是最饱受揶揄的。从漫画到恶搞电影，"50 分钟就算 1 小时"，"我们的时间到了"，再加上两把面对面的椅子就代表了一切。这可能是因为治疗关系不同于常规的社会关系——这也是情有可原的。我们要将发生在治疗中和发生在外界的事情区分开。我们知道心理治疗是充满艰辛的——它会暴露出脆弱、强烈的情感、羞愧——我们也知道为了忍受这些，我们的来访者需要身处安全的治疗环境之中。在来访者还未踏入治疗室之前，我们就要准备好某些事情，例如，保持治疗室的整洁，使环境不易分散注意力，分开摆放座椅。有的东西我们要和来访者一起决定——例如，日程表和边界。我们的个人风格会影响我们准备这些事物的方式。例如，有的治疗师携带手机，而有的治疗师使用电话应答服务；有的治疗师周末在家的时候允许来访者联系他们，而有的不行。但是，无论我们选择怎样做，都要试着对所有的来访者采用统一的标准，并且以某种方式让我们的来访者了解这一点。试想一

下，如果一位来访者从来不知道她的治疗师是否会在同一时间出现该有
多焦虑。治疗师永远不要自以为不告诉来访者，他们也会知道治疗的框
架——就算经验再丰富的来访者，其上一位治疗师的治疗框架也不会与你
相同。我们可以认为框架的各个要素就是"基本规则"。如果你和一个或
多个人玩游戏，你需要使用同一套规则，否则你们就无法玩在一起。想象
一下，有四个人在网球场上，其中两个人用一组边界线，另外两个人用另
一组的边界线会怎样？这可是制造混乱和争吵的不二法门。或者有两个小
孩玩飞行棋，一个说骰子掷一次就算数，另一个说可以重新掷，最后两人
保准闹别扭、哭鼻子！

框架的要素

　　框架由许多部分组成——有些是具体的，有些比较抽象，但是它们无
一不重要。它们是［引自 Gutheil 和 Gabbard（1993）[1]］：

- 角色
- 时间
- 环境
- 费用
- 联络信息
- 发生紧急事件时如何应对
- 保密协定
- 关于实习期的问题

角色

　　根据 Gutheil 和 Gabbard 的诠释，界定和交流治疗师与来访者的角色
是治疗框架的重要组成部分[1]。角色是我们在特定情境下所担负的职责。

在生活中的各个方面，我们都扮演着自己的角色。有时我们是儿女，有时我们是周末的访客，有时我们又是来访者。当角色定义清晰而且所有的参与者都能接受时，各种情境都会向好的方向发展。在心理治疗中也是一样的。你可能认为治疗师和来访者在心理治疗中所扮演的角色是一目了然的，但是事实并没这么简单。首先，不同的心理治疗师扮演着不同的角色。精神科住院医师可能会在当天实施过心理治疗面谈后为来访者采血。行为治疗师可能驾车和来访者一起去机场治疗飞行恐惧。认知治疗师可能会留家庭作业。这些治疗师的角色都有着些微的差异。

角色的概念可以切分成不同的部分。有**职能**（function）——这是我们所承担的。你可以认为心理动力学治疗师有很多职能——其中有些我们已经讨论过。以无批判的方式做评价、倾听、共情和理解都是与心理动力学治疗师角色有关的职能。在有些治疗中，治疗师的角色可能还包括其他职能，如开药、评估药物的副作用、和其他医生或学校员工交流，等等。这其中有一些职能与**责任**（responsibility）重叠。责任从字面上讲是一种义务——因此它是指你所做的可以令他人信赖的事情。它们中的一些太显而易见了，似乎特意去提及都有点可笑，但是它们可以说是最为重要的。其中包括在什么时候和什么地方你会说你愿意，对空当给予足够的关注，在面谈期间保持清醒，集中注意，记住来访者告诉你的事情，以及切勿偏离治疗框架且不要超出边界。你愿意做到这些事情对来访者来说有很多意义——特别是当有的人在他们的生命中从来没有人对他们如此用心负责时。切记，你要以平均期望水平来做这些事情——客观环境有时会令你迟到、疲倦或遗忘。这才是适度和人性——适用于所有治疗师。在此，这种观点还意味着，如果你恪守这些责任和职能，那么当你以良性的方式稍微有所偏差时，你就能了解到更多——关于你自己和你的来访者。

一位总是很守时的治疗师在一次面谈中迟到了 5 分钟。

1 号来访者：我真不敢相信你竟然迟到！现在我只剩下 40 分钟而不是 45 分钟了。

治疗师：你为什么会这么认为呢？

1号来访者：这个世界不就是这样嘛——每个人都想着如何欺骗你。

　　因为治疗师已经设置好了框架而且总是很守时，所以他可以利用善意的偏差来了解来访者潜在的被压榨假设。治疗师还可以了解到来访者对紧紧抓住自我感觉的苛求和无力，期望以此来弥补被"遗忘"5分钟所带来的打击。

　　2号来访者直到治疗师问起才谈及迟到的事情。

　　治疗师：你都没有提到我今天迟到5分钟的事情。

　　2号来访者：哦，那个啊——没什么——你总是很守时——你肯定是在住院部那边遇到什么紧急的事情吧。

　　在这里，治疗师了解到来访者能够利用人际关系的一般性信息来看待治疗师的迟到，而且获得了来访者倾向于把他自己的需要排在最后的潜在信息。

　　如果治疗师的角色和责任包括倾听、理解和信赖，那么来访者的角色和责任就包括出勤、准时、付酬、倾诉和参与心理治疗。治疗中两个人的角色还包括认可什么是适宜的行为、什么不是适宜的。例如，心理动力学治疗是一种谈话治疗，因此身体接触不是各自角色所包含的内容。对于来访者的角色来说要想到什么说什么，但是治疗师的角色可不能想到什么说什么。来访者可以告诉治疗师他对治疗师很生气，但是来访者不应该粗暴地对待治疗师——无论多生气都不行，不应该说带有种族歧视的话语，或者对治疗师进行性骚扰。我们将在后面的部分讨论"边界、边界超出和边界侵犯"。

角色交流

　　设置框架还包括角色交流和角色期望。研究表明，这种先期角色准备（心理治疗通用的一般因素之一）对于治疗同盟和治疗效果都有积极的作用[2]。下面的例子告诉我们，在揭露式治疗的早期面谈中可以如何进行角色交流。

> 这里的基本思想就是想到什么说什么，尽可能不要犹豫或修改。你需要特别注意的事情就是你对治疗的想法和感觉，还有遐想——记得想到什么就说什么哦。我会仔细听并且适时插入一些问题和评语。因为我们正试着挖掘无意识的内容，而且我们所做的有赖于你跟随思想列车前行的能力，所以当你沉默的时候我也有可能沉默，这只是为了让你进入下一个想法。

对于一位需要从治疗师那里获得支持的来访者来说，可能从治疗的早期开始，你说出的关于角色的内容就要有所更改——例如，来访者可能需要你讲解面谈的一般结构，但如果你建议他注意自己的幻想或移情的感觉，他可能会感到更混乱——但是即便如此，对角色进行适度的解释仍然是非常重要的。

> 你应该畅所欲言，不要有心理负担——我们上次见面后你都做了什么，药物治疗遇到了哪些困难，或者你在家里遇到了哪些问题。我会听你说，问问题，做出评语，并且把握我们谈话的方向，确保为你愿意聊的其他话题留出时间。

有时候，来访者在治疗中的角色会出现问题。例如，来访者时常问我们一些私人问题。如果发生这种情况，我们可以像下面这样解释我们的角色。

> 来访者：为什么我要告诉你关于我的所有事情，而我却不能知道你的？
>
> 治疗师：你说得对——这就是我们的谈话不同于你与外面人谈话的地方，例如，和朋友或同事。这看起来可能有点奇怪，但是情有可原——谈话是关于你和如何帮助我们更多地了解你的。刚才我们谈论的什么事情让你对于了解我特别感兴趣吗？

承认治疗角色不同于正常的社会角色有助于引导来访者进入治疗情境，并且通常也能减轻焦虑。

一般因素——角色准备

时间

时间是框架中最重要的方面之一。当我们开始进入心理治疗的情境时，我们会专门留出时间一心一意地面对来访者。如果你也这么认为，那真是太好了——毕竟还有谁愿意坐 45 分钟听另一个人讲话呢。即便如此，来访者内心仍会隐隐希望能得到治疗师无条件或无限制的关照，这可能会给正式规定时间或限制时间带来阻挠。你要坚信，时间限制以及预先决定的固定时间表是对来访者的保护，这样有助于你表达出治疗框架中"时间"要素的重要性。如果有一天，治疗师觉得面谈太枯燥了，决定提前结束将会怎样？如果来访者没有来而且也没告诉治疗师将会怎样？如果治疗师想要将面谈延长 1 小时该怎么对来访者说？想想之前提到的游戏的比喻，时间限制是规则的一部分——我们不能想怎样就怎样，我们必须以保护来访者为出发点。时间框架包括面谈的次数、面谈的日程表（将在什么时候面谈）以及治疗可能的持续时间。对有时间限制的治疗来说，治疗师可以在一开始就告知持续时间（"我们一共将有 24 次面谈"）；对更为开放的治疗来说，这可能有点困难，但也并非做不到（"心理动力学治疗一般会持续一年以上"，见第十一章对于面谈频率和持续时间的进一步探讨）。

在制订日程表时，在考虑到你自己的限制条件下尽量灵活一点。每周只提供 1 ~ 2 小时备选可能有些局促，另外，即便你是实习生也应该知道你的时间是什么样的。你可能会说你的工作时间是朝九晚七或朝八晚六，那么你就不应该占用在此之前或之后的时间。你要根据自己的生活来制订你的日程表，如果你为了迎合某个特殊的来访者而更改日程，毫无疑问你的内心也会有些不情愿。你还要知道什么时候你的工作状态最好；如果你不是早起型的人，就不要仅仅因为来访者的要求就把面谈定在早上 7 点。另外，你也可能受到其他工作职责的限制。

如果你在制订日程表上有所疑问，那就和同事或督导讨论一下。好多时候，实习生都会屈从于来访者在不合理的时间见面——如果你知道自己的限制，可以将其看作对框架的偏离。同样的，日程表对来访者也应该是合理的。要求来访者在上课或上班时间见面通常也是不可行的。如果你的日程表和来访者的日程表实在无法契合，那么你可能需要将之转介给另一位治疗师。

准时开始、准时结束是框架的一部分，也是你应该和来访者讨论的内容。当你说"我们上午 11 点开始，11 点 45 分结束"时，你的意思是即使火车晚点导致来访者 11 点 15 分来，也要 11 点 45 分结束。这也体现了框架的重要性。如果来访者反对，你可以说对于火车晚点你感到很抱歉，但是面谈的时间就是这样的。而且，你也能通过这种方式来了解你的来访者。功能较好的来访者即使很失望也能够理解；要求较多的来访者可能会认为你应该调整一下日程表来适应他们的生活。这并不意味着你要过于死板——如果来访者在面谈结束时哭得很厉害，那你就应该额外给他一些时间调整自己的状态。另外，你还可以精心设计面谈，让来访者在规定时间结束时已经做好离开的准备。

环境

治疗发生的地点是框架的关键部分。你们不能在公园、咖啡馆或酒吧见面，而要在特别为心理治疗而设计的地点见面。诊所的房间或私人办公室，都是你的心理治疗"空间"。这表示治疗是一种专门的部署，不是一种社会交际。另外，这对于保护心理治疗、来访者及治疗师是至关重要的。就算是在一年中最美丽的日子，你也不该说："我们为何不到庭院见面呢？"来访者有理由期待环境的舒适和隐秘。大多数治疗师都有自己的办公室，可以按照令他们感到舒服的方式去布置——家居、灯光和壁画都反映出他们自己的品位——但是，一个舒适的环境通常意味着来访者不会被治疗师的私人信息所包围。所以，家人和朋友的照片以及明显的私人纪念品对来访者来说通常都是过度的刺激。例如，挂上一个人的职业资格证书是适合且必要的，专业证明或者奖状也不错，但是摆着保龄球冠军奖杯或潜水认证书就不合时宜了。

费用

啊，金钱。根据我们从事心理动力学的经验显示，许多人谈论性比谈论金钱更自在！人们通常羞于提及他们拥有多少钱，他们多希望治疗师免费为他们治疗，而且他们把钱看得很要紧——这或多或少是来访者不愿谈及费用的原因。即便如此，这仍是框架的又一个重要组成部分[3-6]。另外，这就是心理治疗的现实——通常是一种专业的付费服务。有时，在你的从业过程中，可能会听到来访者对你说："如果你真的在乎我，你就不应该收我的钱"——事实并非如此。正因为我们在乎我们的来访者，并且正尽可能以最专业的方法治疗他们，所以才要坚持收费。另外，我们收费，缘于心理治疗师是一份职业。

有些收费是固定的，而有些需要和来访者一起商定。如果收费是按浮动费率，那么治疗师应该了解来访者赚多少钱以及他们每周用于心理治疗的预算。是的，这意味着要询问来访者的收入以及是否有其他收入来源（信贷基金、可以帮忙付费的父母、保险，等等）。有的来访者没什么想法——这正是鼓励他们做出预算、商议费用的好时机。当我们以开放和直接的方式讨论这些时，对我们的来访者也有着非常切实的帮助。有时候，费用讨论的结果是来访者无法负担得起——在这种情况下，治疗师可以帮助来访者找一个他可以负担得起的治疗条件。这是很好的结果。像日程安排那样，当治疗师在了解自身限制的前提下预留一定的灵活性时，通常才会工作得最好。治疗师如果违背了那些限制，很快就会发现，他们对其来访者会产生极大的怨恨。

一旦费用确定下来了，治疗师就应该和来访者交流缴费的时间和方式。有的治疗师是使用第三方付费系统，有的是使用自助缴费系统——这方面应该加以澄清：

> 在每个月第一天我会给你一张账单，然后月中我会提醒你给我支票。如果你有保险，需要的一切都会在账单上。

只要沟通过框架的问题，治疗中的偏差就都可以得到处理。不付费的账单应该是不被允许的——应该尽快处理。这也许会意味着很多事情——来访者可能生治疗师的气，来访者可能有反社会的特质，来访者可能真的负担不起目前的心理治疗——所有这些都应该得到探究和处理以维护治疗的框架。

联络信息

在三种情况下，来访者可能需要在面谈时间之外联系治疗师：有紧急事件，需要取消或更改面谈的时间，申请开药（当治疗师同时拥有处方权时）。治疗师应该以非常直接的方式告诉来访者：

> 虽然在日程安排好的面谈中治疗是在此进行的，但是一旦有什么紧急的事情或者你需要取消或更改面谈时间，你可以通过以下方式联系我……

这些话表达出了如何联系你以及联系你的正当理由。因此，如果在治疗框架之内，来访者不应该只是为了"打个招呼"或"联络感情"打电话过来。比较脆弱的来访者可能会在面谈间隙频繁打电话，特别是在治疗的早期。这可能是因为他们自我抚慰的能力还很有限，任何情绪困扰都像四级火警，或者因为他们想在面谈之间有和你保持联系的感觉。在某些情况下，在面谈之间提供一些额外的支持或给来访者额外的时间可能是可以的。与此同时，你的终极目标是帮助来访者发展出接纳情感并坚持到亲自对你说出来的能力。对治疗师来说，这些做起来并不那么简单，如果有任何疑问，不要迟疑，请征询同事或督导的建议。

现在是电子邮件、短信和移动电话的时代——这些都不是特别适合治疗师和来访者的联系方式。电子邮件在保密性上有局限，而短信和移动电话这种即时通信方式更适合于朋友和家人。人们也会错误地假设，只要他们一发出信息，他们的治疗师马上就会读到，这对于紧急情况来说是有问题的。另外，专业的框架要求有限制。如果你决定利用电子邮件或短信与来访者联系，那么我们建议这种方式的沟通仅用于确定日程。否则，利用数字技术太容易传达想法和感受了，那些应该是面对面再交流的内容。另外，当使用数字通信方式时，要保证遵守隐私保护条例，为了确保保密性，还可以增设安全和防护系统。

在电话联系方面，你应该将一个电话号码专门用于工作，另一个电话号码专门用于私人事务。另外，你还应该为来访者设置一个语音信箱，留下个人信息以及遇到紧急情况时该怎么做的提示。看下面的例子。

> 您进入了约翰·杜伊医生的语音信箱。请留下您的姓名、来电日期和时间以及您的电话号码——即便您认为我有您的电话号码——我会尽快给您回复。如果事态紧急，请挂断并拨打报警电话或离您最近的急救中心电话，那里的医生会联系我。

有的治疗师根据其营业范围可能觉得他们不需要上面留言中的最后一句话，但是它对于身处学术界的实习生来说通常是非常有用的。你可以和同事及督导讨论这个问题。

发生紧急事件时如何应对

前面顺便提到了，讨论发生紧急事件时该怎么做通常也是设置框架的重要一部分——特别是来访者有做出自我伤害行为的危险时。如果你和你的来访者在开始时就讲好了遇到紧急事件时他们该怎么做，你就可以只当一个治疗师。最好的办法可能是让来访者拨打报警电话，或者如果有条件，就亲自去最近的急救中心。他们可以在那儿给你打电话。不要妄图以一己之力通过电话来掌控紧急情况。

保密协定

框架的另一个部分是告诉来访者这是保密的治疗。如果你正处于实习期，可能要稍做修改，但是这些修改也只是以学习培训为目的。你应该告诉来访者：治疗是保密的，这是框架的一部分，而且你必须坚持到协议的最后。你可能会在治疗室里听到一些非常有趣的事情——能让晚宴上的客人听得入神的故事——但是请抵制住诱惑！有人说，这里有六度分隔理论，但是有时可能只要两度。假想一下，你告知的人可能是你的来访者失散多年的姐妹，这可是典型的违反框架的情况。你的来访者可以将治疗情况随心讲给别人听，但是你不能。即使要说，你也只能与督导或偶尔与同事讨论该案例。同事辅导是你职业生活的重要组成部分，特别是在你培训完成后。在同事辅导中，你必须保持严肃且专业的态度——通常不需要提到被试的名字。当你把案例写下来用于公开时，可以像 Gabbard 声明的那样"进行伪装或得到知情同意"[7]。在专业报告中也要遵循上述原则。

督导和实习期问题

如果你是实习生，那么来访者应该知道你还在实习的状态。你将和督导进行讨论是框架的一部分。没有理由去隐瞒这些。如果你是来访者而你的治疗师是实习生，你可能还会因他有个督导而庆幸。但是，这也意味着你会时不时地和另外的人讨论病历。作为实习生，你可能被要求在治疗中录音，这将成为框架的另一个部分。你应该和来访者协商并获得知情同意。实习生经常担心这些框架问题会惹恼来访者；但是事先讲明可以让大多数来访者释怀，而进行到中途才被来访者知晓会令他们更生气。下面的例子是如何与来访者讨论这方面的问题。

　　你知道，我们居民诊所的所有治疗都是免费的。这个诊所里所有的治疗师都是心理学的实习医师——也就是说，我们已经从学校毕业了，正在成为临床心理学家。作为我们训练的一部分，我们将要对来访者的治疗工作与上级督导进行讨论。你和我将会在未来几周的某一时间和一位督导见面。这是对于治疗师非常有帮助的会诊，同事也可以帮助我更好地学习面谈和心理治疗。

　　正如我们在知情同意相关内容方面所讨论的，不要怕承认自己是实习生的身份。这就是你，也是你应该让来访者知道的。你对此坦白有助于维系治疗关系。

　　下面的例子是关于框架设置的对话。

　　治疗师：所以现在我们知道了我们将要一起努力，那么让我们谈谈我们怎样以及什么时候见面吧。前面已经说过，我觉得每周见面两次比较符合我们设定的目标，我周三上午的9点或10点以及周四下午的2点或3点应该有时间。

　　来访者：早一点的时间比较适合我。

　　治疗师：好的——我们的面谈每次45分钟，地点就在这个办公室。如果你需要在两次面谈之间找我，你可以打我办公室的电话——我在见来访者的时候通常不会接电话，但是我会尽快给你回话的。在周末的时候，我上午、下午都会查看电话。诊所的收费标准是每次面谈90美元，并且一旦我们制订好日程表，我们就会开始计费，即便你没来。

　　来访者：为什么？

　　治疗师：嗯，日程表对你是完全公开的，这样你始终知道什么时候是否能来面谈。这就好像你已经租用了这些面谈。如果你选择不来，那是你的权利——轮不到我来问你为什么不来或者批评你不来的理由并不充分。如果你事先知道某次不能来，我可以取消，这样你就不必为此付费了。

来访者：好的，明白了。费用是一次一结吗？

治疗师：是的——每周你来之前可以到诊所前台付款。

来访者：在面谈中你会讲话吗？我的朋友有个治疗师从来不讲话。

治疗师：当然，我们都要讲话的。但是有的时间是属于你的，谈谈对你来说很重要的事情。我会听，而且我会鼓励你多说、问问题，帮你理解你的想法和感受。

注意，如果治疗师要以揭露为主，可能还要补充说：

因为我们的目标是找到你意识之外的想法和感受，所以最好的方法就是想到什么说什么。你应该尽最大努力去做——在你的感受、幻想以及与治疗有关的事情上集中一切注意力。

通过这样的对话，来访者了解了框架的许多方面：时间、见面地点和费用。

改变框架

人生和心理治疗都不是静态的，因此有时我们不得不改变框架。可以只改变一次，例如，当来访者出现重症或危机时（如抑郁或躁狂加重、自杀念头、创伤情境等），因此我们必须在日程表下一次面谈之前与来访者见面，也可以长时间改变日程表（如在危机期间的数月里增加每周面谈次数）。在这类情况下，让来访者知道为什么你建议改变框架以及怎样改变。例如：

我们每周一次的面谈很顺利，但是我认为你的抑郁程度需要在接下来的几周内改为一周面谈两次。我们这样只是为了让你回到之前的状态。让我们一起尝试一个月后看看是否能够恢复至原来的日程表。

如果你发现自己为了某个来访者频繁地改变框架，那么你设定的框架可能是错的。例如，你每周见一次的情感障碍的来访者总是要求增加额外的面谈，说明你应该每周安排两次面谈。

你怎么知道什么时候改变框架而什么时候保持不变呢？根据你对紧急情况的判断，如果你对情况不确定，可以咨询督导或可以信赖的同事。如果你提供了额外的面谈却发现情况并不紧急，请和你的来访者对此进行讨论。请记住，框架能帮助你和你的来访者创设治疗情境，是有助于你们双方的，而不是阻拦来访者其他需要的防火墙。

来访者通常会对框架的内容有所疑问，所以要事先向来访者解释清楚。如果你理解了框架背后的合理性，那么你就能解释得更轻松。

边界、边界超出和边界侵犯

正如你所看到的，所有治疗都有框架，并且所有好的治疗都始于轮廓清晰的框架。一旦设置好了框架，当偏离时就会很明显。**边界**（boundary）可以定义为适当行为的界限[8]；因此偏离框架就超出了边界。有些边界超出是良性的，而有些不是。Gutheil 和 Gabbard 认为，**良性边界超出**（benign boundary crossing）是指"偏离了惯常的言语行为，但是其最终效果有益于治疗并且对来访者没有伤害"[8]。例如，在治疗室外的路上伸手去扶摔倒的来访者所发生的身体接触，或者拥抱得知孩子去世的消息后伸出手想要被环抱的来访者。针对"9·11"事件后的一项精神分析师行为研究指出，被调查的大多数分析师都有某种类型的良性边界超出，例如，少量的自我表露，以及提出建议帮助处理事件所带来的创伤[9]。

有时候，我们会有意识地良性边界超出（当来访者在平复心情时为他们多留出几分钟的时间，为了来访者的难处而委屈自己调整时间表），有时候我们会在事后才意识到（如在督导中）——无论如何，这些都可以和来访者一起讨论。例如，你突然意识到自己忘记告诉来访者你两天之后就要休假了，于是你可以对来访者说："你是对的，我应该更早知会你的。这是我的失误。你能对此谈谈你的想法吗？"你可以承认自己的错误，但是也要允许来访者对此表达他的感受。

从另一方面，Gutheil 和 Gabbard 还提出了**边界侵犯**（boundary violation）的概念，即指"明显伤害或剥削来访者"的越界。例如，与来访者交往，与来访者有身体接触（非握手），收来访者的礼物或送来访者礼物，在奇怪的时间约见来访者（如星期六晚上 9 点）或者在不适宜的地点约见来访者（咖啡馆、酒店等）。这一领域的大多数研究者都认为，频繁的边界超出和边界侵犯之间存在着"滑坡效应"。因此，虽然边界超出是良性的、人性化的，并且甚至对治疗有益；但是当发现你对特定的来访者时常有边界超出时，就必须要反思——可以自己或者和督导一起反思。

礼物

关于框架和边界有一个重要的问题就是礼物。身为治疗师，我们假设来访者不会给我们送礼物。计时收费就是对我们付出的时间和努力的全部回报。我们也希望来访者通过言语交流表达他们对我们的好感，而非用礼物证明。然而，时不时地，还是会有人带来礼物。这种情况通常在冬季的节假日或治疗结束时容易出现。当来访者带来礼物时，经常会在面谈中间拿出来。这时你应该这样做：

- 弄清楚这份礼物是否适当。不适当的礼物是指贵重的、有性暗示的或者个人化的（如来访者的母亲留给他的遗物）。如果你认为礼物是不适当的，请慎重地说出你对于礼物的感受，这不是你能够接受的东西。然后探讨来访者对此的想法。
- 对于适合的礼物可以这样说："哦，这一年里你可能从来没有说过这么多话吧。谢谢你。你是抱着什么样的想法把这份礼物带给我的呢？"

　　和发生在心理动力学治疗中的其他任何事情一样，了解礼物背后的意义可以帮助你理解来访者及其对你和治疗的感受。

　　你的原始框架是非常关键的——无论对治疗的健康发展还是对治疗师和来访者的安全。如果身处实习期的你开始"设置框架"，那么这将成为你未来职业生涯中实践的根基。

推荐练习

边界超出、侵犯，或两者都不是？

1. 治疗师在某个学术领域是专家，而他的来访者正为这方面所苦，于是治疗师在每次面谈后都会再额外辅导她15分钟。

2. 治疗师对来访者说："我认为下次可以带你的丈夫一起来，这样他就能更多地了解到你在酗酒方面的问题。"

3. 治疗师对来访者说："我在我的实验室为你争取到了一份工作，我认为它非常适合你。让我把人力资源部员工的名字告诉你吧。"

4. 治疗师对来访者说："我能非常清楚地记得我即将从高校毕业时的感受。那的确是个恐怖的时刻啊。"

5. 在最后一次面谈中，治疗师收到了来访者作为礼物送给他的一本书。他翻开书，评论了一下这本书，然后说"谢谢你"。

6. 治疗师在和来访者面谈的过程中看到暴风雨来了。面谈结束后，他借给来访者一把伞。

7. 治疗师同意来访者推迟两个星期付费，因为来访者要缴税。

点评

1. 边界侵犯：指导明显超过了治疗框架的范围。线索就是"额外的"15分钟，这明显是边界侵犯了。

2. 两者都不是：在面谈中邀请家庭成员是治疗工作的重要部分，对于心理教育也是非常关键的。

3. 边界侵犯：为来访者提供工作机会貌似很友好，但这是明显的边界侵犯。

4. 两者都不是：虽然治疗师表露了关于自己的一些事情，但是这比较普遍而且是用于帮助来访者更好地理解他人生中的重要时刻。

5. 两者都不是：来访者经常会在治疗结束时用一些小礼物表示自己的感谢。

6. 边界超出：从技术上讲，借东西给来访者并不在框架之内，但是帮助来访者不被淋湿并不会干扰治疗。如果总是借，就可能变成边界侵犯。

7. 边界超出：一次性的许可，可以算作边界超出。如果一直这样，可能就牵涉到治疗了。

参考文献

1. Gutheil, T.G., and Gabbard, G.O. (1993) The concept of boundaries in clinical practice: Theoretical and risk-management dimensions. *American Journal of Psychiatry,* 150 (2), 188-196.

2. DeFife, J. A., and Hilsenroth, M.J. (2011) Starting off on the right foot: Common factor elements in early psychotherapy process. *Journal of Psychotherapy Integration,* 21 (2): 172-191.

3. Schlesinger, H.J. (2003) *The Texture of Treatment: On the Matter of Psychoanalytic Technique,* Analytic Press, Hillsdale, NJ, p. 195-197.

4. MacKinnon, R.A., Michels, R., and Buckley, P.J. (2006) General principles of the interview, in *The Psychiatric Interview in Clinical Practice,* 2nd ed., American Psychiatric Publishing, Washington, DC, p. 62-63.

5. Gabbard, G.O. (2009) Professional boundaries in psychotherapy, in *Textbook of Psychotherapeutic Techniques,* American Psychiatric Publishing, Washington, DC, p. 818.

6. Bender, S., and Messner, E. (2004) Setting the fee and billing, in *Becoming a Therapist,* Guilford Press, New York, p. 109-133.

7. Gabbard, G.O. (2000) Disguise or consent: Problems and recommendations concerning the publication and presentation of clinical material. *International Journal of Psychoanalysis,* 81 (Pt. G) 1071-1086.

8. Gutheil, T.G., and Gabbard, G.O. (1998) Misuses and misunderstandings of boundary theory in clinical and regulatory settings. *American Journal of Psychiatry,* 155, 409-414.

9. Cabaniss, D.L., Forand, N., Roose, S.P. (2004) Conducting analysis after September 11: Implications for psychoanalytic technique. *Journal of the American Psychoanalytic Association,* 52 (3), 717-734.

第九章

发展治疗同盟

主要观点

治疗同盟是来访者与治疗师之间的信任关系，并使他们在一起更有效地工作。

有时也称为工作同盟。

研究显示，治疗同盟的状态是心理治疗结果的最佳预测指标。

治疗师必须通过以下方面积极地培养治疗同盟：

- 兴趣
- 共情
- 理解
- 对治疗的积极期待

当信任成为一个问题时，治疗师不得不特别专注于培养治疗同盟。

什么是治疗同盟？

你曾经尝试改变做事情的方式吗？任何事都可以——你握网球拍的方式、吹长笛的方式、沉思冥想的方式——请说出来。如果有，想想那些经历。无论你多么想改变，也无论你知道这多么有助于你的发球、乐感或内心平静的感觉，即使改变最小的一件事情也是很困难、很令人胆怯的。为了改变，你首先必须放弃旧的做事方法，然后尝试新的方法。这就意味着，有一段时间你会处在一种"前不着村，后不着店"的状态——你抛弃了曾经依赖的旧习惯，却还没有习得新的。现在，将对改变一件事的焦虑级乘以一百万，得到的恐怖程度就接近于在改变压力应对方式和复杂且根深蒂固的个性化与人交往方式时所产生的焦虑了。谁愿意做这样的事情呢？嗯，这正好就是我们要求接受心理动力学治疗的来访者做的。就像你必须信任你的教练和老师一样，你的来访者也需要相信你能帮助他们顺利渡过心理动力学治疗中可能遇到的艰难险阻。这种信任就称为**治疗同盟**（therapeutic alliance）[1,2]。

建立治疗同盟

建立治疗同盟是开始治疗最重要的一部分。许多研究显示，治疗同盟是治疗结果的最佳预测指标[3-13]。所以，什么是治疗同盟呢？有时，治疗同盟也被称为工作同盟，它是来访者与治疗师之间的信任，并使他们在一起更有效地工作。信任是基石。来访者相信治疗师是值得信赖的，并且会真心想来访者之所想，急来访者之所急。所以，即使来访者有时会生治疗师的气，他也能够继续和治疗师共同努力下去。

> **一般因素**——治疗同盟

这种信任需要时间来培养——在长期的心理动力学治疗中，甚至可能需要数月——但是在第一次见面时你就可以开始建立治疗同盟。该怎样开始建立治疗同盟呢？

展现兴趣

　　想想你上一次参加宴会时坐在一个陌生人旁边的情景。那个人询问关于你的问题或是谈论关于他自己的事情了吗？一个人对你由衷地感兴趣，那么你也会愿意和他聊天——并且你也会觉得他很在意你说的话。我们可以用很多方式展现我们的兴趣——通过专心（不接电话或查电子邮件），通过问相关的问题（不只是"名字、年龄、序列号"之类的问题），通过表现出我们在倾听（追随几分钟前所说的事情，记住细节），以及通过目光的接触。你很难想象记住细节对发展治疗同盟有多么深刻的影响。例如，如果一位来访者说："我昨晚想和爱丽丝一起出去。她是和我一起工作的女生。"你之前曾经听过爱丽丝的名字，于是你可以说："哦，对，和你一起参加亚特兰大会议的同事。"在治疗开始时，这会帮助来访者知道你确实在听他讲话，并且你也投入了足够的兴趣和努力来记住关于他生活细节的各种信息。

展现共情

　　我们的来访者通常都遭受着某种痛苦。他们抑郁、离异、失业、担心——我们必须让他们知道，我们理解这些。有时，我们可以用面部表情表现出共情，但是积极主动的共情式言语才是构筑治疗同盟的核心。如果你想向某人倾诉烦恼而他只是一味地点头，那么你可能不会觉得他真的理解你。请看下面的例子：

1 号来访者

　　来访者：当着布莱恩的面，我母亲告诉我她讨厌婚礼的所有事情，而且她不想为此破费。我感到备受屈辱。我恨不得找个地缝钻进去。

　　治疗师：那听起来简直糟透了。然后呢？

2 号来访者

来访者：于是我走了进去，他们就在那儿——在我们的床上——卡洛尔和她的教练。我简直无法相信！

治疗师：哦，天哪！那你怎么办了？

3 号来访者

来访者：只要我工作的时候看到迪尔，我就会有点胃疼。

治疗师：这种情况持续好几周了。你能告诉我上一次是发生在什么时候吗？

所表达出的共情应该反映来访者所说的话。一个男人走进房间，看到他的妻子和别的男人在床上，同样也令治疗师感到很震惊——这太具戏剧性了，所以需要强烈的共情回应。另一方面，面对来访者对她同事的感觉，则需要治疗师稍微平静而理解程度不变的评语。做一个共情的治疗师在很大程度上如同一个细心的母亲——你倾听来访者所说的话，并以稍微变化的方式反馈他的感受。不要害怕表现出情绪。表达共情的底线是当来访者告诉你的事情需要人性的回应时，就应说点什么。记住，虽然沉默也是一种交流，但在治疗的早期，它所传达的是缺乏共情和兴趣。

表示理解

你可能会问："在治疗开始的时候我如何表现出理解呢？我本打算慢慢来的啊。"这并没什么不对，但是你即便在开始的时候也必须能够理解一些事情。你可能不理解为什么有的人会有长期的人际关系问题或者以自我伤害的方式行事，但是你可以理解那就是他们所做的。说点什么来表示理解吧，即使是在和来访者第一次见面的时候。这是让一个人和你一起努力投入治疗的较好方法之一。

下面是几个"理解性评语"的例子，比较适合第一次（或早期）会面。在第一个例子中，治疗师对问题的现状而不是病因表示理解。

> 听起来，最近这次分手令你感到有什么东西留在你心里，让你很难再拥有长久的人际关系了。

在接下来的例子中，治疗师表达的是对问题的长期性的理解：

> 在我看来，抑郁的复发让你觉得这将是个长期的问题，而且对此你很难接受。

最后，这个治疗师对来访者僵化的防御方式怎样造成了其人际关系的冲突表示理解：

> 基于某种原因，你发现除了退缩，任何回应你母亲的方法都很难办到——这也使你和她的关系异常紧张。

尽管还很浅显，但是对来访者的症状给予貌似有理的解释能够即刻获得信任感，让人乐观地觉得我们抓住问题了并且能够改善。注意，这些评语有许多共同特点——它们陈述的是假设，而不是定论；它们表达的是对事情的现状而不是对问题病因的理解。学会像这样明确表达意见是"培育"治疗同盟的关键。

展现对治疗的积极期待

想象一下当来访者第一次打电话给我们的时候心里有什么感受。他们通常有着情感上的痛苦，对未来感到绝望。我们和他们的关系开始于一通电话，而我们的反应，即使是我们讲话的语调，都会影响他们是否前来进行第一次面谈并继续治疗。虽然大约15%的来访者在接触治疗师后感到似乎更有希望了，但是大多数来访者需要我们：

- 积极表现出治疗能够产生效果的信心；
- 保证我们将与其一起努力让效果产生[14]。

对治疗保持积极期待也是一种共同因素，来访者在心理治疗开始时持有的态度越积极，就越能体验到更大程度的治疗改变[15]。

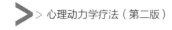

即使在第一次面谈中，治疗师也可以进行以下两种类型的陈述，从而对治疗保持希望并产生积极的期待。

　　1. 我很高兴今天你做出了来到这里的决定。虽然我只知道一点你的事情——你还有更多的事情要讲——但我敢肯定，如果我们一起努力，会让你的感觉更快好起来。

　　2. 你能把近几个月发生的事情告诉我真的已经很好了，这些并不是那么容易启齿的。我看到了你想要治疗的动力。我相信这有助于我们即将一起进行的工作。

当你完成了评估并且推荐了心理动力学治疗时，你甚至可以表现得更有信心些。

　　你刚刚描述了你对于工作业绩是多么的担心，但是你的工作真的完成得很好。所以你感到自己的反应与平常不同。有什么东西阻止你认清自己——并且这有可能是你没有意识到的东西。这也是你特别适合这种治疗方法的原因。我相信，我们最终能够帮助你更理性地看待自己并享受生活。

实习医师可能难以保持积极的期待，因为他们对于能否产生治疗效果并没什么信心；在这种情况下，可以听听督导的建议，获得一些积极的鼓励。

巩固同盟的其他条件

我们讨论过的所有元素不仅在治疗开始时是必不可少的，而且对整个治疗过程都非常重要。例如，称赞来访者的进步，如"你昨晚用新的方式对你妈妈讲话了；开始时你还做不到呢"，能够给予来访者对生活改变的积极期待（见第二十九章）。设定合作的目标（第七章）、提供治疗过程的心理教育（第七章）以及促进情感表达（第十九章）也被证明对巩固治疗同盟是有作用的 [3,4,9,13,16,17]。

当信任成为问题

我们该如何与很难信任他人的来访者培养治疗同盟呢？以下来访者很难相信治疗师是和他们站在同一阵线的：

- 偏执狂
- 难以相信别人对他们感兴趣
- 难以相信别人关心他们
- 觉得承认他们需要帮助非常丢脸
- 认为别人严苛地对待他们

面对这些来访者时，不论是在治疗开始还是在整个过程中，我们都必须更为积极地努力构筑治疗同盟，并提升来访者的安全感。我们对来访者对于治疗的所有顾虑、疑惑、批评和消极情绪表现出兴趣，不带防御性和评判性，营造出合作的氛围，这些都是有帮助的 [4,18-20]。例如，在心理动力学治疗的早期面谈中，来访者说出了下面这样的话：

> 我在等候区的时候，看到你和其他医生在大厅里聊天。我想
> 知道你们在聊什么。

如果来访者通常情况下是信任他人的，你的回答可以表现出对来访者的想法的兴趣：

> 你能更详细地说说你的那些想法吗？

另一方面，如果这个人通常很难信任别人，那么你就需要对潜在的偏执先发制人：

> 我猜想你提起这件事是因为你想知道我是否把我们之间的谈话透露给其他人了——记得吗？我们在这里所说的每一件事都是完全保密的。如果你还是很关心这件事，那我们还可以多聊一点。

来看下一个例子。已经治疗数月的男性来访者连续两周迟到 15 分钟，并且接下来这次面谈从一开始就陷入了沉默。治疗师询问他："你现在在想什么？"他回答道：

> 我真的很难配合面谈的时间安排。我没法提早结束工作，而且赶上高峰期也很难按时到达这里。

如果来访者在一般情况下是信任他人的，可以询问他是否怀有未曾明说的其他负面情绪：

> 我知道为了我们的见面你需要付出很大努力，但是我也想知道你对于我们在一起工作是否有其他任何不满意的地方？

然而，如果来访者很难信任他人，你可以这样说：

> 听起来真的是很困难啊。你是否愿意看看我们的日程表，考虑一下如何安排更合适的时间呢？

虽然来访者可能怀有其他负面情绪，但是治疗师首先表明了态度——严肃对待来访者的诉求并且希望和来访者一起解决问题。

怎么知道已结成良好的治疗同盟?

　　良好的治疗同盟的一个指标是来访者积极高效地参与治疗的能力。另一个非常重要的迹象是其对治疗师的焦虑水平较低;相反地,对治疗师产生高水平的焦虑就说明治疗同盟非常脆弱。

　　对所有的来访者来说,积极主动地培养治疗同盟都是开始治疗的重要组成部分。记住,你是在和来访者健康的部分建立治疗同盟。为了拥有牢固的同盟关系,你需要找到这个部分,并向其张开双臂。

推荐练习

阅读下面每个小片段，写下一两句表达理解和提升治疗同盟的话。

1号来访者

一位 62 岁的老妇人来到诊所，抱怨和她同住的儿媳妇让她的生活变得很凄惨。来访者的内科医生证实，来访者每次和儿媳妇激烈争吵过后血压都会升高。你在评估中发现，来访者没有轴 I 的病症。你还发现来访者几乎没有朋友，她告诉你"他们都只为了自己"。在面谈期间，你开始感到谈话很拖沓，并且来访者一味只是抱怨——细数她所有的烦恼。你只能试试看她是否会把什么问题归结于自己，"你觉得你有做过什么困扰到你儿媳妇的事吗？"你开始认识到，这个老妇人和她儿媳妇之间的问题只是她长期人际交往困难最近期的表现。来访者在治疗室并没有表现出特别的高兴，并且说："你觉得你能帮我什么？"你说……

点评

这是在治疗的很早期阶段——事实上，是第一次见面。表面看是这个老妇人很痛苦——她感到自己是受害者，很生气而且被误解。即使你认为有潜在的性格问题在作祟，你也要让她知道你明白她所想的就是她的主要问题，所以你可以说：

你真的很痛苦——我认为我们要做的第一件事就是了解在家里到底发生了什么，因为这对你的打击已经损害了你的身体健康。我想，如果我们能了解更多，就能找到如何让事情好起来的办法。

2号来访者

一个 29 岁的男人具有严重的抑郁症状——过度嗜睡，过量进食，缺乏主动性，难以集中精神，低自尊。他的工作也受到了消极的影响。他还抱怨说他很孤独，感情生活也屡屡受挫。你告诉他，他患有严重的抑郁症，并且建议他开始服用舍曲林进行药物治疗。每天服用150毫克并坚持了6周后，他的症状明显缓解——他吃饭和睡觉都趋于正常了，能更好地集中精力，工作也回到了正常的轨道。他觉察到自己的抑郁好些了，并且为此感到很高兴。然而，他的人际关系问题依然存在。他开始和一个女人C约会，他们是在网上结识的。起初，他对她非常动心，但是当他明显感觉她的品位比不上自己时，就甩了她。虽然他在抑郁的时候总是很守时，现在却开始迟到，而且有时候会问你是否在面谈后还有额外的时间。他说："我不知道治疗有没有作用——我和女人之间还是存在着一样的问题！"你说……

点评

虽然这是治疗的中后期了，但是此刻治疗目标可能要转变一下了。从表面上看，来访者感到很受挫，而你对此要表示理解。你可以说：

　　我想你真的感到很受挫，因为你和女人之间的问题没能像你的心情那么快好起来。但是这确实是治疗中会发生的事情。当人们遭遇危机时会来寻求治疗，他们的症状很快消除了，然后他们还能够更好地看待生活中的其他事情。所以，我们正走在正确的道路上。让我们聊聊更多你和C之间发生了什么事吧……

3号来访者

　　一位34岁的女性来到你这里接受精神分析治疗已经6个月了，你们每周面谈两次。她为解决人际关系困难而来，因为她无法忍受其他人的无能。虽然她认识到这样不好，但是当她在工作中没能得到适当的支持和配合时仍然会大怒。她觉得你很聪明，很愿意和你一起进行心理治疗。通过你的努力，她意识到她对自己和他人的要求太高了，而且她和同事的相处也好一些了。一天，在一次面谈中，你记错了她的成长史，把她和另一个来访者搞混了。"我没有伊琳娜姨妈，"

她怒吼道，"你有用心吗？我真不敢相信……我以为你和他们不一样。"
你说……

点评

来访者已经和你结成了良好的同盟关系。你想要传达出她对你很失望
的理解，同时帮助她看到这恰好也是她对其他人的体验。你可以说：

对于我记错了关于你的事情，你感到很失望或生气，这让你觉得
我好像从来都没用心似的。

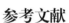

参考文献

1. Bender, D.S. (2005) Therapeutic alliance, in *The American Psychiatric Publishing Textbook of Personality Disorders* (eds J.M. Oldham, A.E. Skodol, and D.S. Bender), American Psychiatric Publishing, Washington, DC, p. 405-420.

2. Ackerman, S., and Hilsenroth, M. (2003) A review of therapist characteristics and techniques positively impacting the therapeutic alliance. *Clinical Psychology Review,* 23, 1-33.

3. Bordin, E.S. (1994) Theory and research on the therapeutic alliance: New directions, in *The Working Alliance: Theory, Research and Practice* (eds A. O. Horvath and L. S. Greenberg), John Wiley & Sons, New York, p. 13-37.

4. Safran, J.D., Muran, J.C., and Proskurov, B. (2009) Alliance, negotiation, and rupture resolution, in *Handbook of Evidence Based Psychodynamic Psychotherapy* (eds R.A. Levy and J. S. Ablon), Humana Press, New York, p. 201-225.

5. Horvath, A.O., and Symonds, B.D. (1991) Relation between working alliance and outcome in psychotherapy: A meta-analysis. *Journal of Counseling Psychology,* 38 (2), 139-149.

6. Martin, D., Garske, J., and Davis, M. (2000) Relation of the therapeutic alliance with other outcome and other variables: A meta-analytic review. *Journal of Consulting and Clinical Psychology,* 68, 438-450.

7. Horvath, A.O., Del Re, A.C., Flukiger, C., and Symonds, D. (2011) Alliance in individual psychotherapy. *Psychotherapy,* 48, 9-16.

8. Owen, J., and Hilsenroth, M.J. (2011) Interaction between alliance and technique in predicting patient outcome during psychodynamic psychotherapy. *Journal of Nervous and Mental Diseases,* 199 (6), 384-389.

9. Hilsenroth, M.J., and Cromer, T.D. (2007) Clinician interventions related to alliance during the initial interview and psychological assessment. *Psychotherapy: Theory, Research, Practice, Training,* 44 (2), 205-218.

10. Crits-Christoph, P.F., Gibbons, M.B.C., Hamilton, J., Ring-Kurtz, S., and Gallop, R. (2011) The dependability of alliance assessments: The alliance-outcome correlation is larger than you may think. *Journal of Consulting and Clinical Psychology,* 79, 267-278.

11. Bond, M., Banon, E., and Grenier, M. (1998) Differential effects of interventions on the therapeutic alliance with patients with personality disorder. *Journal cf Psychotherapy Practice and Research,* 7, 301-318.

12. Cailhol, L., Rodgers, R., Bumand, Y., Brunet, A., Damsad, A., and Andreoli, A. (2009) Therapeutic alliance in short-term supportive and psychodynamic psychotherapies. *Psychiatry Research,* 170, 229-233.

13. Barber, J.P., Muran, J.C., McCarthy, K.S., and Keefe, J.R. (2013) Research on dynamic therapies, in *Bergin and Garfield's Handbook of Psychotherapy and Behavior Change,* 6th ed. (Ed M. J. Lambert), John Wiley & Sons, New York, p. 443-494.

14. Cuijpers, P., Driessen, E., Hollon, S.D., van Oppen, P., Barth, J., and Andersson, G. (2012) The

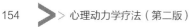

efficacy of non-directive supportive therapy for adult depression: A meta-analysis. *Clinical Psychology Review,* 32, 280-291.

15. Howard, K.I., Kopta, S.M., Krause, M.S., and Orlinsky, E.E. (1986) The dose-effect relationship in psychotherapy. *American Psycholology,* 41, 159-164.

16. Frank, J.D. (1982) Therapeutic components shared by all psychotherapies, in *Psychotherapy Research and Behavior Change: Master Lecture Series,* Vol. 1 (eds. J. H. Harvey and M. M. Parks), American Psychological Association, Washington, DC, p. 9-37.

17. DeFife, J.A., and Hilsenroth, M.J. (2011) Starting off on the right foot: Common factor elements in early psychotherapy process. *Journal of Psychotherapy Integration,* 21 (2): 172-191.

18. Winston, A., Rosenthal, R.N., and Pinsker, H. (2012) The therapeutic relationship, in *Introduction to Supportive Psychotherapy - Core Competencies in Psychotherapy,* American Psychiatric Publishing, Washington, DC, p. 107-122.

19. Markowitz, J.C., and Milrod, B.L. (2011) The importance of responding to negative affect in psychotherapies. *American Journal of Psychiatry,* 168 (2), 124-128.

20. Safran, J., and Kraus, J. (2014) Alliance ruptures, impasses and enactments: A relational perspective. *Psychotherapy,* 51 (3), 381-387.

第十章

治疗中立

主要观点

　　治疗中立是治疗师不带强烈评判或偏见地倾听和回应来访者的能力。

　　一般地，治疗中立的概念还涉及治疗师对来访者的本我、自我和超我保持相同距离的能力。

　　治疗中立对治疗师来说并不总是适当的立场。

　　当来访者有下列情况时，治疗师需要站在非中立的立场。

- 有伤害自己或他人的潜在可能时
- 物质滥用时
- 参与高危险的性行为时
- 拒绝药物治疗时
- 违反心理治疗的框架时

　　治疗中的禁欲是指治疗师在治疗时控制自己的需要和欲望的能力。

　　作为一名治疗师，无论是治疗中的中立还是禁欲，都不意味着需要压抑我们自己的人格或者采取一种麻木的态度。

　　心理治疗师无所不听。对每种味道的幻想、琐碎的故事和不那么琐

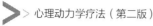

碎的罪行、色欲、愤怒、嫉妒——应有尽有。这都是每天的工作内容。有些听起来很简单，有些令人兴奋，有些具有诱惑力，有些令人作呕，甚至还有些呆板无趣。如果我们听到的事情没让我们觉得来访者或其他人有危险，那么我们就只是听。试着理解，试着做出适当的、有帮助的干预。这就是我们的工作。恶意中伤、惩罚、训诫、传教或者在其他方面评判来访者所告诉我们的事情，都不是我们的工作。秉公无私地倾听，理解而不是评判我们听到的内容，这种立场就称为**治疗中立**（technial neutrality）[1,2]。

技术性中立

不管有多少经验，治疗师都不可能是绝对中立的。保持中立，就像自由联想，是一项只能无限趋近终点的任务——我们可以为此努力，但无法真的到达终点。长久以来，我们已经知道了有什么样的来访者以及什么类型的事情，会让我们更难以实现这个目标。我们有着自己的价值观、信仰、背景和经历。例如，家族曾经历过种族灭绝的治疗师在接待反犹太人的来访者时，很难保持中立；而一位失去兄弟姐妹的治疗师在聆听孩子刚刚离世的母亲倾诉时，心情也很难保持平静。这些情况正是督导和个人治疗的用武之地。

安娜·弗洛伊德（西格蒙德·弗洛伊德的女儿）率先提出了技术性中立的概念，也就是治疗师所处的位置应与本我、自我和超我保持同等距离[3]。虽然这听上去相当抽象，但在临床上可谓大智慧。其主要思想就是心灵的各个成分总是相互冲突的，而治疗师要努力不偏向任何一方。思考下面三位治疗师对待 A 先生的方式。

> A 先生 60 岁，他已经结婚 30 年了。他的妻子虽然人很好，但在性方面却很冷淡，A 先生感到他活了大半辈子性欲都无法得到满足。现在，他的妻子患上了老年痴呆症，而照顾她的女护士 B 寄宿在他们家里。B 比 A 先生年轻 10 岁。A 先生和 B 很快亲

密起来，并于最近发生了性关系。虽然 A 先生对此感到很兴奋、很满足，但是他也经受着负罪感的拷问。焦虑和负罪感令他难以入眠，所以他希望得到治疗。

1 号治疗师认为，A 先生的成年生活相当地性压抑，于是对于他终于找到满意的性伴侣感到高兴。他告诉 A 先生，不要有负罪感，应尽情地享受新的关系。

2 号治疗师认为，A 先生之所以感到焦虑，是因为他知道自己有些事做错了。他告诉 A 先生，他的妻子一生病，他就起了邪念，只要他不停止出轨就会一直焦虑。

3 号治疗师认为，A 先生面临着冲突——一方面，他想要满足长期遭拒的性需求；而另一方面，想要对妻子忠诚并且对性欲有负罪感。他向 A 先生如此解释，并对他说他所体验到的焦虑可能是这种冲突的表现。他向 A 先生建议，在治疗中谈谈冲突可以帮助他理解自己做出的选择，并最终减轻他的焦虑。

在这三位治疗师中，只有 3 号治疗师做到了技术性中立。1 号治疗师偏袒 A 先生的性欲望，而 2 号治疗师像在颁布禁令。3 号治疗师将自己摆在中间的位置——他看到了冲突，为来访者指出来，但没有支持任何一边。

偏袒

有时候，心理动力学治疗师的偏袒并没有错。在下面一些情境中，技术性中立反而是不正确的。

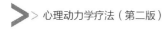

当来访者有伤害自己或他人的可能性时

正如之前提到的，当来访者置自己或他人于危险之中时，保护来访者和他人的需要胜过技术性中立。例如，如果一位来访者伤害其子女或爱人，那么治疗师需要：

- 告诫他停止
- 帮助他不要这样做

这其中涉及多种干预方法，例如，求助于社会服务机构或医院。

物质滥用

如果你听到来访者有物质滥用的情况，那么你理应暂时放弃技术性中立的立场，并请他们接受治疗。例如：

> 一位 35 岁的律师前来进行心理动力学治疗，面谈时鼻子破了。你留意到这一点，于是问她发生了什么事。她说她不太确定。经过追问，她告诉你，她在一次聚会上喝得不省人事，并且醒来时发现自己在一个陌生男人家里。她觉得她可能摔倒了。她透露，周末晚上她经常会喝上七八杯，以前也多次发生过喝断片儿的情况。你帮助她认识到无节制饮酒是酒精中毒的一种形式，并且告诉她为了治疗能继续下去，她需要去匿名戒酒会。

这种非中立的干预能够挽救她的生命。

高危性行为

所有的来访者都需要被问询性行为的安全情况。如果来访者透露说他们性行为不安全，那么你需要告诉他们这样是不可以的。然后，你可以探查这种行为的意图，以及他们对于你"指手画脚"的感觉，但是不要忘了告诉来访者他们必须保护自己。另外，这虽然不是技术性中立，却是对生命的挽救。

否认病情

如果来访者回避药物治疗，他们的健康就会有危险，你需要以非技术性中立的方式让他们知道这一点。

> 有一个 34 岁的女人，她的母亲死于乳腺癌，于是她从来不去做乳房造影检查。她告诉你，在乳房自我检查中，她发现左侧乳房有个小硬块。她说因为按上去很疼，所以她断定这是个肿瘤。你试着分析她对乳腺癌的恐惧以及乳房造影检查的用处，但她还是说她可以肯定那是个肿瘤。于是你告诉她，她必须去做乳房造影检查，而且你很乐意为她推荐医生。

你试过按套路出牌，但是失败了——这时候只能暂时放弃技术性中立了。

违反框架

如果你的来访者想要跨越边界或者偏离框架，那么这就不是保持技术性中立的时候了。例如，如果来访者提议在外面碰面或者有身体接触，那么你需要说："不行，这不是我们在心理治疗中该做的事情。"这虽然不是技术性中立，却是维系治疗的必要手段。同样的，当来访者无法付酬时，你需要了解其中的缘由——但是，如果一直这样，你可能就要提出一个付费的截止日期来保护治疗的框架了。

治疗中的禁欲

在心理动力学治疗中，来访者和治疗师之间是一种单向的关系。也就是说，是治疗师在帮助来访者，反过来是不成立的。在心理治疗中，有很多时候治疗师可以轻易满足他们的个人需要——但是那样就不符合心理治疗了。思考以下例子。

一个小镇上的治疗师在给当地法学院的院长做治疗。来访者得到了心理治疗的帮助并且非常感激。另外，因为他的女儿和治疗师的儿子在同一所高中，所以他知道治疗师还有一个读大学的儿子非常想进法学院。他告诉治疗师，他很愿意竭尽所能帮助他的儿子被法学院录取。治疗师知道自己的儿子很聪明，但是法学院入学考试的成绩确实有点不理想。来访者的援手为他儿子的录取提供了宝贵的机会。但是，他感谢来访者的好意，并婉言拒绝了，而且他们还一起探讨了这份好意。他们发现，其实来访者对自己这种表达感激的方式并不接纳，而且他希望学生们能"公平竞争"。

一位刚刚丧妻的治疗师在治疗一位年轻的艺术家。治疗师的妻子曾经是杰出的科学家，她的讣告还刊登在报纸上——所以，来访者知道她最近去世了。年轻的艺术家总能收到很多开幕式的邀请，于是他邀请治疗师同去。悲伤、寂寞的治疗师很渴望和年轻有活力的来访者一起，但是他知道这超出了治疗的范围。他向来访者表示感谢，婉言回绝，并一起探究这份邀约。话题进入了来访者对他孤独的爷爷的感情。

在精神科工作了3年的住院医师正在用心理动力学治疗他的第二个来访者。他们两个人能找到的见面时间只有星期四晚上7点——医师在急诊室交班之后。来访者觉察到治疗师都有眼袋了，于是在一次面谈时给他带来了一杯咖啡。他太累了，所以就接受了——为了准时开始面谈，医师必须从急诊室跑过来，连喝一杯咖啡都没有时间。来访者下次面谈时又带来一杯咖啡。医师意识到这满足了他的需要，于是他告诉来访者虽然这是很好的想法，但是不要再给他带咖啡了。他们探讨了这种互动，并了解到来访者在和她母亲相处的过程中有受虐的倾向。

一位心理学研究者在私人诊所为一位非常富有的慈善家做治疗。这位研究者正需要 50 万美元的经费来启动一个非常重要的新研究中心。慈善家一直在做这类乃至更有意义的捐款——包括大学的其他方面。来访者治疗效果很好，于是心存感激。当来访者为另一个研究机构捐助了 100 万美元后，治疗师变得很激动，也很心烦意乱。在下一次面谈中，治疗师差点儿就向来访者募捐了——但是她忍住了。

在上述每个例子中，对治疗中的禁欲原则的违反已经是箭在弦上了——但是为了保护治疗，治疗师必须制止对自己需求的满足。有的人可能认为，在某些情况下，做了也没什么坏处——如心理学研究者的案例——但是治疗关系的平衡就被彻底改变了。为了保证治疗起作用，需要让来访者感觉到他是在心理治疗中获益的唯一的人。

另外，还有许多复杂的情况。例如，如果你是实习生，你的来访者就会知道他们的心理治疗会有助于你的学习。这是现实情况。来访者付酬给他们的治疗师——所以治疗帮助治疗师谋生。虽然受教育和收酬金确实满足了治疗师的需要，但是这种满足是框架的一部分——来访者选择了去有实习生的诊所，而且心理治疗一般情况下都是付费服务。除了这些，治疗师还通过知道自己帮助了别人、做了感兴趣的工作、从来访者那里学到新的事情而获得满足——但是，这些是任何心理健康者或医学专业人员平均预期的满足感。我们正体验着超过平均预期的满足感的线索有：

- 一见到来访者就特别兴奋
- 在面谈或督导时间外也总想着来访者

- 在和来访者面谈的日子里精心打扮
- 发生边界超出或边界侵犯（见第八章）

另外，在这些情境中，督导和个人治疗通常是非常重要的。有时，治疗师会因为对来访者产生了强烈的情感而感到羞愧并试图压抑它们——这样做肯定会带来麻烦。取而代之的应该是在治疗或督导中讨论这些感觉，这样有助于揭示产生这些感觉的根源，并且也有助于更好地理解来访者。

中立、禁欲和麻木

“在治疗的时候你会讲话吗？”第一次做心理治疗的来访者这样问你——她的治疗师。你知道你会讲话的，但是来访者的问题也不是无中生有。电影、电视节目和卡通形象的治疗师大都是“扑克脸”，噘着嘴，几乎不说什么话，一副无动于衷的样子。不幸的是，弗洛伊德关于中立的早期观点被人们误解成治疗师应该像机器人一样。然而事实并非如此，身为治疗师，在保持技术性中立的同时，你可以微笑、皱眉、问问题甚至放声大笑。思考下面的例子。

来访者：我并没有暗中监视你，不过你来的时候我看到了，然后我注意到你打了一把特别破旧的雨伞。虽然我不想这么说，但是它看上去真的有点扎心。

治疗师：（大笑并指向她湿透了的鞋子）是的，今天对我来说可不是什么好日子。对于我拿着这么一把扎心的雨伞，你还有别的什么想法吗？

来访者：是的，我想，“好雨伞一定也被你的孩子们拿走了”。所以，或许我的孩子也没我想象得那么自私。

不要“情感冷漠”，这是必须的。事实上，像这样自然的时刻，能帮助来访者牢记他们的治疗师首先是有血有肉的人。作为心理动力学治疗师，除了要做到技术性中立之外，有时候也需要自然的立场。

有的来访者功能较弱，如果治疗师过于沉默、麻木和迟钝，他们就特别容易焦虑、自卑或多疑——尤其是在治疗的开始和每次面谈开始时。为这样的来访者创造的支持性环境可能要比其他来访者更私密，更积极，更敏感，更健谈。特别是，如果你的自然风格是沉思和缄默型的，那么你就需要利用更活跃的举动、更温暖的语调或者更丰富的面部表情为这些来访者证明你的"存在"。有时候可以开个玩笑、分享观点、讲述你自己经历过的趣事或者吐露更多关于你自己在面对问题时的反应。

> 你正在用以支持为主的方法治疗一位非常害羞的来访者，她正在为工作中将要做的一个重要报告而惶恐不安。她问你当众演讲时有没有这么紧张过。她已经接受了一段时间的治疗，刚来时她都不敢和同事对视，于是你想要支持她刚刚建立起来的勇气。你说："当然，面对最熟悉的同事演讲总是最困难的。"

但是，请注意，采取更为支持性的态度并不是让你在不斟酌什么对来访者最好就随心所欲地谈论自己。和平时一样，利用你所了解到的来访者的特殊需要、问题和弱点来决定来访者当下是否能够从你的事情中得到最大的帮助。如果不知道该袒露多少或者是否回答某个特殊的问题，那么你可以拖延一下，直到获得更多的信息或征求督导的意见。下面的一些话语或许可以帮助你处理关于私人信息的请求。

> 刚才是什么让你想起那些的？
>
> 我可以回答，但是这对你有什么意义吗？
>
> 你为什么那么认为？
>
> 你能告诉我你这个问题背后的深意吗？

常想一想，如果你坐在来访者的位置上，你想从治疗师嘴里听到什么，这样可以帮助你在保持技术性中立的同时又不失人性。

推荐练习

回答还是不回答

当来访者说出下面的话时，你会如何回答？

1. 我真的好喜欢你的发型，我能知道你这种发型叫什么吗？

2. 你在哪儿取得的博士学位？是知名的学校吗？你专门从事临床工作还是只做研究？

3. 你的办公室为什么会在这么蹩脚的地方？停车太费劲了。

4. 你为什么觉得我的梦有那样的意思？我可不那样觉得。

5. 你能给我推荐一本关于如何进行心理治疗的书吗？

6. 你觉得我需要药物治疗吗？

7. 你离婚了吗？如果你没离过婚，我很难相信你能真的理解我。

点评

1. 不回答：很明显这类问题是在框架之外的。治疗师理应有自己的隐私和界线。不过这类问题可能也会有些帮助，因为这可以将治疗师引向来访者对治疗和治疗师的想法和感受。你可以说：

谢谢你。我知道你只是问我的发型，但是我想知道你的问题是否表示你对我或者我的外貌有什么想法呢？

这样的回答暗含着心理教育，因为它有助于提升自我觉察能力以及对治疗师的感觉的兴趣。

2. 回答：这是一个正当的问题，也是知情同意的一部分。来访者有理由知道治疗师是在哪里及怎样接受训练的。并不是所有的来访者都知道治疗师是如何被训练出来的，告诉他们是有好处的。

3. 回答：特别是，如果这是在治疗刚开始的时候，说些关于你办公室位置的事情是合理的。但是，和前面的问题一样，来访者所问的问题表示来访者对治疗师或治疗有想法。可以回答说"很抱歉，给你停车造成了困难，但是我想知道你对治疗一开始我们应该说些什么还有其他想法吗"。这样或许能进一步了解来访者的感受。

4. 回答：同样，特别是在治疗开始时，弄懂你的话语是有好处的——不妨① 解释你的观点；② 询问为什么没能引起共鸣。

5. 回答：非说正接受心理治疗的来访者不应该读这方面的书是没有道理的，所以当然可以推荐。但是不要忘了探查这种要求背后是否隐藏着其他关注点。你可以说："关于心理治疗有许多书，但是在我看来，你对于治疗如何发生作用心存疑虑，我们可以就此谈谈。你想从哪个问题开始谈呢？"

6. 回答：这是一个直接针对治疗的问题。虽然这样的问题不能引导出更深层次的问题，但是它可能表示来访者有了没讨论过的更严重的症状或者感觉不那么好了。我们的来访者常常是我们最好的监督者，所以这样的问题可能是非常有用的指标。

7. 不回答：和第一种情况相同，这种事情是隐私性的，治疗师没必要公开。但是，这也表现出来访者担心治疗师无法真正理解自己——那么，治疗师可以这样说：

听起来你对于我是否能够理解你以及你的未来表示担心。让我们多聊聊这个吧。

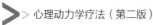

参考文献

1. Auchincloss, E.L., and Samberg, E. (1990) *Psychoanalytic Terms and Concepts.* Yale University Press, New Haven, p. 1.

2. Gabbard, G.O. (2004) *Long-Term Psychodynamic Psychotherapy: A Basic Text,* American Psychiatric Publishing, Washington, DC.

3. Freud, A. (1937) *The Ego and the Mechanisms of Defence,* Hogarth Press and the Institute of Psychoanalysis, London.

4. Bordin, E.S. (1994) Theory and research on the therapeutic alliance: New directions, in *The Working Alliance: Theory, Research and Practice* (eds A. O. Horvath and L. S. Greenberg), John Wiley & Sons, New York, p. 13-37.

5. Greenson, R.R. (1967) *The Technique and Practice of Psychoanalysis,* International Universities Press, New York.

6. Greenacre, P. (1954) The role of transference: Practical considerations in relation to psychoanalytic therapy. *Journal of the American Psychoanalytic Association, 2,* 671-684.

7. Freud, S. (1915) Observations on transference-love (further recommendations on the technique of psycho-analysis III), in *The Standard Edition of the Complete Psychological Works of Sigmund Freud (1911-1913), The Case of Schreber, Papers on Technique and Other Works,* Vol. XII, Hogarth Press, London, p. 157-171.

8. Freud, S. (1912) Recommendations to physicians practicing psycho-analysis, in *The Standard Edition of the Complete Psychological Works of Sigmund Freud (1911-1913), The Case ofSchreber, Papers on Technique and Other Works,* Vol. XII, Hogarth Press, London, p. 109-120.

第十一章

进行心理治疗面谈

主要观点

每次面谈都可以分为开始、中间和结束三部分。

面谈的每个部分都有其特点和目标，指导着我们的行动和语言。

治疗师的工作是温和地为面谈营造和延伸话题。

面谈从初次见面开始，可能发生在候诊室，在来访者离开房间时结束——来去都是面谈过程的一部分。我们要根据对治疗的评估和设想来决定面谈的时长和频率。

奏鸣曲有呈现部、展开部和再现部；体育课有热身、运动和整理阶段；对于心理治疗的面谈来说也是一样的。如同奏鸣曲或体育课，心理治疗面谈也有其形式。面谈的每个部分各不相同，有着各自的目标和技术。这些可以帮助我们决定在面谈中该做什么，该说什么。

在你完成了整个心理治疗过程后，你会看到每次面谈的过程图就好像微缩的完整心理治疗过程——包含开始、深入工作以及结束。

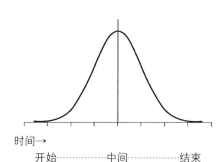

时间→

开始·············中间·············结束

开始——揭幕

人们从外面的世界步入心理治疗。他们面对的是外在的生活——工作、家庭、压力——而当他们走进我们的办公室寻求心理治疗时，有些事情悄然变化了。现在，他们需要思考和谈论的是他们内在的生活。做到这样的转换并没那么简单。我们需要尊重这种潜在困难并尽量使其温和地发生。我们可以将之看作循序渐进的开场。无论来访者每周来一次、两次还是三次，都需要在面谈开始时进行转换。这种转换不是来访者谈话时才开始的——而是在你开门迎接甚至是来访者坐在候诊区时就开始了。

介绍或问候

每次面谈都有开始。这通常包含某种形式的问候。在第一次面谈时，你需要向来访者介绍自己。当面对成年来访者时，通常，要对来访者和自己使用正式的称谓。从第一次互动开始，关系即刻就建立起来了，而且，如果你叫来访者"珍妮"并介绍自己为"史密斯医生"，那么从一开始你就划定了权力的差别。握手通常也会出现在第一次见面中。微笑传递热情和温暖。虽然有时在和来访者一起走向办公室的路上说点什么才好，但是不需要过多的闲言碎语。记住，这是重要人际关系的开始，从一开始就要培养同盟的感觉。

嗨，你一定是琼斯太太吧。我是安德森先生（握手）。你怎么走到这儿来了——我们要到大厅下面面谈。你觉得诊所里的路很难找吗（因为你走到那儿去了）？

（走进人头攒动的候诊室）不好意思，有人在等布朗医生吗？（来访者站起身走近）你好，你一定是威尔逊先生吧，我是布朗医生。很高兴见到你。我们将在这里的 B 房间面谈。你等了很长时间吧？

和来访者一样，你是一个人，所以当你们见面时，是人与人之间的互动。在开始进入心理治疗情境时，你可以对来访者表示欢迎，但不要过于热络。（注意，布朗医生尊重了史密斯先生的隐私，没有在诊所候诊室叫他的名字。）

在接下来的面谈中，你不需要以同样的方式问候来访者——你可以不握手（虽然有时候还是会的）和自我介绍。但是，微笑和表示欢迎始终是非常重要的。

治疗师的开场白

治疗就像下棋，必须有人先走出第一步——而且就应该是你。沉默的治疗师走进来，坐下，什么也不说，这是漫画里才有的。你的工作是精心地建构面谈，并且从一开始就要进行。来访者——特别是非常烦躁、混乱或备感压力的——可能先开口，如果是这样，你可以让他们说一会儿。但是，一两分钟之后，就要开始你的剧本了。高水平的治疗师让人看不出他们在控制面谈的走向，会轻轻推动来访者，就像父母在引导孩子学步一样。开场白就是——开场——而且通常应该由开放式问题构成。面谈的开始即是来访者可以畅所欲言的时刻，你的开场白应该对此加以鼓励。让来访者以自己的方式说一会儿——大约 5 分钟。这能帮你了解来访者的言语模式和思维过程，还能帮你观察来访者会从哪里入手以及最看重什么。

　　我听 Z 医生说你会来拜访，但是对于你的问题他没有告诉我太多。所以让我们从头开始好吗？你今天来这里的原因是什么。

　　在电话里，你提到你想要咨询做心理治疗的事。也许，现在我们可以开始谈谈为什么你觉得这对你来说是个好主意。

　　在接下来的面谈中，你就不必以个人史开始了，但是最好还是说点什么来作为面谈的开场白。你所说的话有赖于来访者是什么样的人、你所做的治疗类型、当前的问题以及你自己的风格。如果你在做以揭露为主、强调自由联想的心理治疗，你可以说："你刚才在想什么？"如果你主要使用支持性技术，你可以说："你这周过得怎么样？"或者："告诉我事情进展得如何了。"你是一个人，来访者也是一个人，坐着对一个一言不发的人讲话是非常尴尬的。你可以用不同的开场白对不同的来访者试验一下。

　　面谈的开场白可以为你提供关于来访者所思所感的信息。由此，你可以挑选能够在面谈的中间部分深化发展的主题。

中间——深化

　　面谈的中间是将出现在开场中的问题进行深化的时段。在这部分面谈中，你要从开场时听到的事情中选择你想要进一步询问的。根据面谈的过程图，面谈的"高峰"在此处产生，就像在讲一个小故事一样。要记住的一件重要的事情是，"中间"并不一定发生在时间上的中间点——可能在10 分钟之后，也可能在 40 分钟之后。"高峰"也不一定很激烈——它只是面谈产生最大效应的地方。中间涉及很多东西，但是它一般发生在来访者产生了新的情感或者认识到自己新的方面之时。应据此安排时间，使面谈结束时容易收尾——你肯定不希望来访者草草地离开，而且要给来访者时间来回应你的意见。所以，面谈的中间有着为在治疗工作中推进来访者而设计的话语。

　　在面谈的开始阶段，A 先生说因为老板没给他升职，所以他感到非常生气。他还说，他不想做饭，尽管过去做饭常常能给他带来某种乐趣。治疗师想知道这两件事情是否有关联，于是在面谈的中间阶段问 A 先生："我想知道你不想做饭的原因之一是否是受到了工作中情绪的影响。"由此，A 先生更深入地谈起他在工作中的感受以及这些感受对他的影响。

　　B 女士在面谈开始时说她觉得很焦虑，但是不知道为什么。治疗师提醒自己，B 女士来面谈的时候迟到了 5 分钟。在面谈的中间阶段，治疗师问 B 女士："我想知道对于你今天迟到了一点点，你有什么想法吗？"短暂的停顿后，B 女士才开始说上次面谈后她觉得很不开心。随后，他们讨论这是否导致了她对于今天来面谈矛盾纠结的心情。

　　在上述两个例子中，治疗师要事先想好去探索来访者的哪些方面，但是等到面谈的中间阶段才进行深化。

结束——落幕

　　正如面谈开始时向内心反思转换一样，面谈结束时，要转换回外在世界。我们必须在来访者回到他们的生活之前给他们足够的时间"落幕"。有些时候也需要安排时间——我们不想在临近结束时才引入新的话题或问题，因为来访者没有足够的时间去反思和反应。即使我们还有事情要说，通常也要忍住另找时间，而不是在面谈太晚的时候说。有时，我们需要明确表示该结束了。例如，如果来访者在临近面谈结束时抛出一个重磅话题，我们可以说：

> 这是个非常有趣而且重要的话题，我们下周应该好好来谈一
> 谈，那时我们会有更充足的时间。

我们还可以通过强化性评语来帮助来访者结束。

> 我们今天已经能够探讨关于你和你母亲之间关系的很多事情了。

这样可以帮助来访者了解面谈的框架并且知道面谈就要结束了。在你的一天里，与来访者的面谈只是 45 分钟，但是你必须记住，在来访者的一天或一周里，这是非常重要而宝贵的时间——如果是这样，那么结束可能是情绪强烈的时刻，无论是否意识到。所以，面谈开始时的温和与尊重在此阶段也要保持住。戛然而止是不和谐也没必要的——表达"结束的时间到了"有很多方式。例如，"好的，我们今天为什么不就此停住呢"比"时间到了"或者"我们必须到此为止了"要温和得多。

说再见

正如来访者到来的时候我们要致以问候，走的时候也必须说再见。当来访者走出门口时，对你的来访者说"下周见"或"下次见"都是不错的。和开场白一样，此时也不需要过多的闲言碎语——你的结束语应该表达对双方共同努力的敬意。

面谈——多长时间、多久一次、有多少次

除了学习如何规划一次面谈，我们还要了解心理动力学治疗面谈的其他方面[1,2]。

面谈应该持续多长时间?

弗洛伊德首先提出"50 分钟算作 1 小时"——他和来访者见面 50 分钟，然后用剩下的 10 分钟做笔记和规划。许多心理治疗师延续了这种安排。面谈的时间必须足够来访者敞开心扉、深化主题，但是不能长到来访者觉得疲倦或精神涣散。当使用以揭露为主的技术时，大多数治疗师觉得他们至少需要 45 分钟。虽然对于情感或焦虑承受力和注意力有限的来访者可能时间稍短的面谈更好，但是 45 分钟的面谈也常用于以支持为主的治疗中。如果决定和来访者进行更短的面谈，那么要始终如一，并从治疗的一开始就确立起来，使之成为框架的一部分。

有的治疗师可能希望第一次的评估面谈时间长一些，一般 1 ~ 1.5 小时，以便有足够的时间了解完整的个人史。如果你决定这样做，那么你必须就评估面谈的时长不同于每周的面谈时长向来访者解释清楚，以便他们知道该做何期待。

我应该多久见一次我的来访者?

心理动力学治疗中面谈的频率依赖于来访者的目标和需要。因为心理动力学治疗需要自我反思，所以每周见面少于一次的话难以保证连续性。但是，有以下两种情况就表明需要更频繁的面谈。

要深化揭露工作

当来访者有能力也有意愿做深层的揭露治疗时，以及你觉得在适应性的功能、自尊管理或人际关系上的目标上要有较大变动时，心理动力学治疗通常每周面谈 2 ~ 3 次为佳。增加面谈频率可以促进自由联想，减少阻抗，并巩固治疗关系。频率的增加提升了工作强度，也因此增加了焦虑和痛苦的情感。注意，如果你增加面谈的频率并且来访者的情况恶化，可能说明来访者不能承受如此高的强度。没有什么是一成不变的——也可以回到一周一次；等来访者的功能提高时，可以保持不变，也可以再增加。

要在危机中加大支持力度

功能较弱的来访者可能需要一周多见几次，来帮助他应对日常生活中的异状。这种情况可能包括自杀倾向增加的短暂时期，重大丧失后的几周，或者任何其他危机情境。另外，无论你何时改变框架，都要和来访者讨论备选方案。

整个治疗应该多长时间?

心理动力学治疗有时会持续几周，而有时会持续几年。个别的目标，例如，缓解某个症状，或者解决某个特殊的情境，可以在几周或几个月内完成。如果目标非常明确，那么本书所介绍的揭露和支持技术都可以用于短期治疗。长期的心理动力学治疗可能持续数月或数年，通常可用于以下目标：

- 本质特征改变：防御机制、自尊管理和人际关系的重大改变
- 长期需要对功能的支持

正如我们在第八章讨论过的，面谈的时长和频率是框架的一部分，需要在治疗一开始就进行明确讨论。

推荐练习

以下练习可用于面谈的开场白和结束语。

练习 1　问候和开场白

1. A 先生 44 岁，患偏执型精神分裂症 30 年了。前一天晚上，有医生电话通知他得到了住院许可。在查房时，医院汇总了住院通知，然后你知道他将是你的来访者。查房后，你开始阅读计划表，这时你发现他正在护士站旁边踱步。一名护士走近你并说："你需要见见 A 先生。"

接下来你要做什么？你要说什么？

点评

上午好，A 先生，我是 Z 医生。你在本院期间我将是你的医生。你现在想和我聊一会儿吗？如果可以，我们就在护士站旁边聊几分钟，更多的稍后我们再详细聊。

你的登场不需要太拘谨——只需衡量一下在那时和来访者交谈是否适当。

2. B 女士 34 岁，最近因试图自杀而入院治疗，获救之后开始参加日间治疗计划。她是你周三上午的来访者。到面谈的时间了。你来到坐着许多人的候诊室。

接下来你要做什么？你要说什么？

点评

大家好，我是 Y 先生，哪位是今天上午和我预约的？

你可以通过公布你自己的名字而不是他的名字来保护身处候诊区的来访者的隐私。

3.C 先生 62 岁，第一次到门诊预约。他打电话来预约，并且告诉行政助理是"为了治疗抑郁"。你所知道的就是这些。当 C 先生走进你的办公室时，他看起来比实际年龄老并且拄着拐杖。

接下来你要做什么？你要说什么？

点评

上午好，我是 X 女士，是这个诊所的治疗师之一。我能帮你什么吗？快请坐吧。很高兴你今天能来。我听诊所的职员说你想要预约，但是别的就不太清楚了。所以让我们从头开始。你今天来见我的原因是什么呢？

你的介绍要帮助来访者感觉舒适并能开口讲话。

4.D 女士 45 岁，在你的私人诊所做了预约。她在电话中说她想谈谈她和丈夫之间的问题。

接下来你要做什么？你要说什么？

点评

你好，我是 W 女士。见到你很高兴。我们在电话里只是简短地说了说，我们现在就来谈谈你来这里见我的原因好吗？

友好、开放、清晰的开场白可以帮助你的来访者开启话题。也许问题就是和丈夫的问题，抑或那只是她觉得在电话里最容易说出口的——这样的开场白给她设定了更广的范围来讲述她的故事。

练习2　结束语

1.你和 A 先生交谈了 10 分钟，这时，你发现坐在椅子上的他开始烦躁。你几乎只是粗略地了解了他来医院的表面原因。突然，他站了起来。

接下来你要做什么？你要说什么？

点评

很高兴我们能有机会聊一聊。我们今天就到此为止,然后再找个时间详谈好吗?

情绪激动的来访者可能无法坚持全程。注意来访者的舒适度以及维持谈话的能力,这与你能否获取全部信息同样重要。

2. 你已经和 B 女士共处了 45 分钟。她痛哭流涕并且反复说她是因为强迫性思维才开车撞墙的。虽然她说她认为自己不会那么做,但是你非常紧张,不知道该如何是好。这时,时间已经快结束了。

接下来你要做什么? 你要说什么?

点评

虽然你刚刚获救了,但是似乎还有事情相当困扰你。我们面谈的时间结束了,然而我认为我们仍然需要考虑怎样才能更好地帮助你。你愿意跟我和 Z 医生再谈谈吗? 他是我的督导。

你无法预知能从初次见面中了解到什么。准备好在紧急情况下扩大评估范围。

3. 你已经和 C 先生共处了 45 分钟,他的妻子最近刚刚去世,他正在膝盖手术恢复期。他如实地告诉了你很多个人史情况,而且还告诉你他很郁闷、很孤独。除此之外,他外出、吃饭、睡觉情况似乎都很好,而且最近还为了看望孙子去旅行了。他没有自杀的想法。你不确定他是否有严重的抑郁或者需要药物治疗。面谈就要结束了。

接下来你要做什么? 你要说什么?

点评

从你告诉我的事情可以明显看到,你在过去几周都处于抑郁之中。在我们决定最佳治疗方案之前,我认为有必要再见一次面,看看你在这几天过得怎么样，而且我想多听你说一说。下周早些时候你有时间吗？

评估阶段可以包括多次面谈——只要没有紧急情况发生，你不应该在一次面谈之后就觉得必须赶快决定如何治疗。

4. 你已经和 D 女士谈了 45 分钟，她告诉你她 15 年的婚姻"触礁"了，她的丈夫有了外遇。面谈就要结束了，在下次面谈之前，你只剩下 10 分钟的时间。虽然 D 女士还有许多个人史要说，但是并没什么紧急情况。

接下来你要做什么？你要说什么？

点评

你知道，我们今天的时间快结束了。很高兴我们能开始聊你的困难，但是很明显你还有很多事情要告诉我。在治疗中通常也是这样的——大多数都需要好几次面谈才能了解整个个人情况。让我们看看什么时候再见面来继续聊吧。

和前面一样，传达理解和相互交流是个漫长过程的开始，这也是第一次结束语的重要功能。

参考文献

1. Gabbard, G.O. (2004) *Psychodynamic Psychiatry in Clinical Practice,* 4th ed., American Psychiatric Publishing, Washington, DC, p. 98-99.
2. Luborsky, L. (1984) *Principles of Psychoanalytic Psychotherapy: A Manual for Supportive-Expressive Treatment,* Basic Books, New York, p. 64-67.

第十二章

来访者对我们的感受及我们对来访者的感受

主要观点

在心理动力学治疗中，我们有兴趣了解和理解：

- 来访者对我们的感受
- 我们对来访者的感受

这些感受无所不在，并且对治疗非常重要。

当我们开始心理动力学治疗时，要认清这两方面情感的重要性，我们可以在对来访者的工作中利用它们。

认清和管理我们对来访者的感受的过程称为自我反思。

心理动力学治疗的核心在于来访者与治疗师之间的关系。所使用的技术无论是以揭露为主还是以支持为主，关键都是关系。来访者和治疗师相互之间的感受本身也是治疗的重要组成部分，认清它们是开始心理动力学治疗的必要条件。

来访者对我们的感受

来访者对他们的治疗师怀有强烈而复杂的情感，这并不是心理治疗中的偶然。和医生、上司、老师甚至配偶之间的关系类似，期待、希望和害怕在其中都被放大了。在心理动力学治疗中，来访者对于我们——他们的治疗师——的感受，为我们提供了关于他们情绪生活的重要线索。我们的目标是：

- 认清这些情感
- 鼓励来访者也关注它们

在见到我们之前来访者就对我们有感觉

倾听来访者对我们的情绪反应从来不会嫌早——在第一次见面之前的第一次电话联系就有所表现了。来访者的声音听起来很兴奋、紧张、谦虚还是热切地讨好呢？你的来访者可能在第一次约见时谈起他的第一印象。

A 先生的内科医生已经对他进行了评估。在面谈的前 5 分钟里，他告诉治疗师：“我不得不说，你和我期待的完全不一样。从 Z 医生对你的形容，和你的姓氏，我以为你会是个年长、严肃的欧洲人。今天来这里的时候我甚至有些紧张。”

鼓励来访者说出这些感受

鼓励我们的来访者有意愿说出对我们的感受是开始治疗的重要部分。以前从来没有做过心理治疗的来访者可能不知道我们想要听到这些感受，以及它们对治疗有帮助。心理教育是关键。请看下面的例子。

来访者：我不确定自己是否想再一次约谈。

治疗师：很高兴你能说出来——我想知道上次是否有什么事

让你有想法或者你对我有什么想法？

来访者：我很乐意说，但是我认为你可能有很多问题更严重的来访者要接待，可能对我的小问题会感到不耐烦。墙上挂着你那么大的毕业证书——我认为你应该做更重要的事情。

治疗师：没有什么问题比下一个问题更重要。你告诉我的这些感受也是非常重要的。在接下来的治疗中，你应该尽量说出你对我的任何想法和感受，或者你的治疗体会。那些感受不仅可以帮助我们一起努力，而且能让我们更多地了解你。

清晰的陈述很重要，因为在面谈中，许多来访者需要获得许可才敢于说出他们对你的感受。接下来，你可以问这样的问题：

上次的面谈中你有什么感受？

这样的对话让你产生什么感觉了吗？

上次你很烦躁——我说了什么让你有那种情绪？

这样可以鼓励你的来访者继续谈论这些感受。

强烈的早期反应能告诉我们来访者的情况

在开始治疗时，来访者对我们有何感想能帮助我们了解他们应对压力和与他人交往的方式。思考下面的例子。

B 女士是住院治疗的年轻女性。在与安排给她的住院医生第一次见面时，她说："你多大了？ 23？ Y 医生比你有经验多了。我不敢肯定是否能跟你一直合作下去。顺便说一下，没有冒犯的意思，不过你的衬衫实在很难看。"

C 女士是一位中年妇女，在她和一位年轻的治疗师第一次咨询结束时，她说："我可以告诉你，你不同于我遇到过的其他治疗师。没有人能理解我的丈夫有多糟糕，而你却真的可以理解，像是直觉一样。我有一种心有灵犀的感觉，太好了！"

　　D 先生 30 多岁，来治疗他的轻度抑郁和惊恐发作。在第二次会面中，他说："我那天和你见过之后感觉好多了。听你说我有惊恐的症状而且药物治疗有用，我感觉安心多了。你所说的为什么我现在会发生这样的事，我认为非常有道理。"

　　B 女士对治疗师明显带有攻击性、贬低性和侮辱性。我们可以预期她依靠以分裂为基础的防御机制来应对压力情境。当她感觉不安全、无能为力或嫉妒时，就会蔑视和攻击（在当前情况下）治疗师。

　　C 女士对她的新治疗师过于恭维了。我们可以怀疑她倾向于理想化或贬低别人。为了支撑她的自尊，她渴望与在她看来聪明、有才或有权的人保持联系的那种特殊感觉。

　　D 先生对治疗师的反应比较积极，但是非理想化。我们可以设想他对压力的反应是比较健康的，而他与他人的人际关系也比较深入细致。

　　在上述例子中，来访者对治疗师的早期反应都提供了他们应对压力和与人交往的个性化方式的有趣信息。

来访者通过言语和非言语的方式传达对我们的感受

　　上述例子中的来访者通过言语而非暗示的方式表达出他们对治疗师的感觉。相对的，许多来访者对治疗师的感想并不会那么直接地表达出来。这种交流可能是非言语的，例如，通过情感、举止、态度或身体语言表达出来。或者以置换的方式表达出来，例如，来访者将其描述成对其他人的感受。在倾听来访者讲话时，治疗师可以不断问自己下面的问题：

- 此刻，来访者对我或者我们之间的关系有什么想法和感受？
- 他是怎样表现出来的？

● 这些想法和感受是外显的还是内隐的？

甚至对治疗师似乎没什么感觉也是一种情绪反应，而且是值得注意的事情。

一个 19 岁的男孩因为恋爱关系问题来做心理治疗。他蔑视他人，态度有些强硬。他没有明确地说出他对女性治疗师的感受。但是，治疗师观察到了下列行为。这个年轻的男孩擤完鼻涕，把用过的纸巾随意丢在椅子旁边的桌子上，而不是扔到旁边的垃圾桶里。他经常拿出手机收发短信，偶尔站起来背对着治疗师伸懒腰。他还会打断治疗师的话。

来治疗焦虑和低自尊问题的 28 岁女性与她母亲的关系非常亲近却充满矛盾，她觉得母亲非常严厉，有侵犯性，控制欲强。她有可能觉得治疗师也是极其苛刻的。她似乎渴望取悦治疗师，成为一个"好的来访者"，但是除了特别明显的支持性语言，其他一切都很容易让她感到受伤。

一位 40 岁的已婚女性最近开始接受男性治疗师的心理治疗，她开始说起工作中的一位男士吸引了她。在面谈中，她用于讨论她和这位同事调情与亲密关系的时间日渐增多，同时她也因在情感上欺骗丈夫感到很内疚、很矛盾。

能注意到言语和非言语信息的治疗师可以获悉这些来访者的许多情况。

新手治疗师的挑战：我该如何成为对来访者重要的人

新手治疗师面临的巨大挑战之一就是能够平和地倾听并认可来访者对他们的感受。当面对来访者对你的攻击或性欲望时，很难表现出开放、关注和接纳的态度。但是这样的态度通常是最有帮助的。

　　来访者：我认为我无法和你一起合作，你实在太年轻了。我无意冒犯你，但是你这个年纪的人怎么可能帮助到我这个年纪的人。

　　治疗师：我明白你对于和一位仍在受训期的住院医生合作有所顾虑。你能多告诉我一些你对我的年龄和业务水平的看法吗？特别是你担心我不能理解你的哪些方面呢？

　　在这个例子中，治疗师确认了来访者有所抱怨的现实情况，同时保持了无批判的态度以及对更多细节的兴趣和探究。

　　身为治疗师，我们可能会变成来访者生活中非常重要的人物。对新手治疗师来说，这也需要一些时间去适应并安于这种角色。治疗被假期、生病或其他原因中断等事件可能具有重大的意义。当有了替代平常治疗框架的方案时，应听取来访者的意见，不要害怕问这方面的问题。

　　已工作 4 年的精神科住院医生不得不在最后 1 分钟取消他和来访者的治疗约谈，因为住院部发生了紧急情况。当他致电来访者时，来访者说：“哦，好的，咱们下周见吧。”在下次面谈中，他的来访者并没有提起这件事。住院医生在面谈的中间提了出来：

　　治疗师：对于我取消了咱们上次的约谈，你什么都没说。这是之前从未发生过的事，我想知道你对此有什么感想。

　　来访者：哦，我知道你在医院工作，而且发生了紧急事件。这没什么。不过，我还是觉得有点失望的；我那时候真的很期待来告诉你我工作面试的情况。

　　治疗师：但直到我问起，你才说出来。

　　来访者：是的，我很难告诉别人令我烦恼的事，特别是我觉得自己被拒绝的时候。我总是害怕他们会生我的气，特别是如果事情像这样，错不在我的时候。

　　对于有些治疗师来说，如果来访者没提起面谈取消的事情，那么他们也不会提起。他们可能对取消面谈一事感到焦虑或内疚，但是不想面对来访者的反应。而上述例子中的这位治疗师通过引出这个话题并对来访者的反应表现出好奇的态度，邀请来访者谈谈被拒绝的感受，因为这种感受很可能潜藏在对取消面谈的"合理"反应之下。

我们对来访者的感受

就像来访者对我们有各种各样的感受一样，我们也会对来访者有情绪反应。有能力认清和管理这些感受是治疗胜任力的重要组成部分。这些感受能够帮助我们理解来访者的体验，既可有意识也可无意识。我们可以认为，自我反思的过程等同于共情式倾听。

很多时候，我们对来访者的反应可能很强烈并得到了深切的关注。还有些时候，它们可能很微妙，不易觉察，并沦为我们与来访者互动时的普通背景。可以定期问自己下列问题来提醒自己。

- 我现在对这个来访者有什么感受？
- 我认为来访者会对我有什么感受？这种感受会让我有什么想法？
- 我对来访者表达出的什么东西（言语或非言语的）有反应？
- 来访者把我看作特别的"人物"吗？
- 我把我所独有的什么东西（如态度、记忆或偏见）带入这个情境中了吗？
- 我对来访者的反应是在平均范围之内吗？是治疗师对来访者应该有的平均期望反应吗？
- 我现在是为了回应来访者而被迫说些或做些什么事吗？

所有的治疗师都会对来访者有各种各样的感受

在思考我们对来访者的反应时，切记，正如我们预期来访者可能会对我们怀有所有的情感一样，我们对来访者也会有各种各样的感受，包括喜欢、爱慕、生气、保护、反感、吸引、厌恶、厌倦、兴奋等。认识和接受自己的这些情感是非常重要的，因此要找机会将这些情感讲给他人听，例如同事、督导或者我们自己的治疗师。

自我反思是关键

允许我们认识和接受自己对来访者的感受能够让我们获得非常重要的信息，包括他们是什么样的人、他们的感受如何以及他们如何体验这个世界。有时候，我们的情绪反应可能会与来访者的感受非常相似。

你刚刚接待了住院部的一个 23 岁的男人，这是你们的第一次面谈。他似乎非常活跃，讲起话来中气十足，常常放声大笑，时不时还会从椅子上跳起来。他形容最近工作中一个重要的艺术项目，他觉得那真是天才之作。他已经好多天睡不着觉了，却觉得精力充沛。你一边听一边发现自己也兴奋起来，尽管时间已经很晚了。虽然你难以跟上他讲故事的思路，但是你仍然觉得他很有趣。当他笑时，你发现自己像被传染一样也会微笑。

一位 59 岁的女性因为轻度广泛性焦虑和适应障碍来做心理治疗。她有一定程度的强迫症状，而且她形容自己是个"忧心忡忡的人"。她说她丈夫最近退休了，而她很担心他们的经济状况。"股票市场就要崩盘了，"她说，"全球经济也会步其后尘的。"她不确定丈夫退休是否是件好事，而且她特别担心她的大女儿，大女儿有三个年幼的孩子，还背负着巨额贷款。你一边听一边发现自己也有点焦虑和紧张。在某一时刻，你意识到自己走神了，你也担心起自己的财务状况。你暗想："也许她是对的，我应该和她一样紧张才是。"

自我反思时，治疗师需要做的第一件事情就是注意自己的情绪。例如，第一个治疗师快乐且兴奋，而第二个治疗师焦虑。治疗师可能会发现自己的情绪与来访者同步。那么他们应该接着问自己上面给出的一系列问题。

我们对来访者的多种情绪反应通常是混杂在一起的，而不是只有一种；它们交织成一系列的态度，或者一个及多个被来访者造就的角色。当然，医生或治疗师的角色是我们所期待的，并且通常是理所当然的。但是除此之外，我们还可能感觉到来访者把我们当成他们的父母、兄弟姐妹、同事、朋友、恋人或对手。自我反思的过程有助于厘清这些感受。

1 号来访者

一位新来的来访者第一次走进你的办公室。他友好而随意地向你打招呼，直呼你的名字："嘿，乔伊，过得怎么样？"他坐下时将一条腿搭在了椅子的扶手上。他开始聊起来你这儿的路上在地铁里碰上的麻烦事。

这里有两种可能的反应：

起初你感到有点惊讶，甚至有些不自信了。那感觉就像你和某人在聚会上见面，希望能聊聊天似的。于是你感到自己也放松下来，还讲了个关于地铁的笑话。

或者：

起初你感到有点惊讶，随后觉得有点生气。那感觉就像你和来访者在竞争什么。你想着要让他把腿放下来，并希望他能称呼你为"医生"。

2 号来访者

一位你正在做心理治疗的来访者经常向你寻求建议和安慰。没有你或他人的大力支持和灌输，她很难自己做决定。现在，她第 10 次问你她是否应该接受已经被录用的新工作。

两种反应是：

    你对来访者很有感情，想保护她。你想要告诉她应该接受这份工作，并且称赞她得到了这么好的机会。

或者：

    你对来访者的感觉是温情和愤怒并存。她一遍遍地问应该怎么做令你很恼火。你想要告诉她赶快下定决心，别再烦了！

在第一种反应中，治疗师可能感到自己成为友好的同伴角色，或者成为竞争者的角色。在第二种反应中，治疗师可能感到自己变成了充满爱意和赞赏的父母角色，或者沮丧、急躁的父母角色。

这些短小的片段也说明，每位治疗师对每位来访者都有其独特的反应，这取决于他自己的人格、生活经历以及和来访者相处的过往。对来访者而言，没有一种所谓"标准"或正确的情绪反应。

预习：移情与反移情

在心理动力学治疗中，来访者对我们的反应通常被称为移情（transference），而我们对来访者的反应通常被称为反移情（countertransference）。两者都是我们用于治疗的许多技术的核心。在第十七章、第二十一章和第二十二章中，你还会学到更多这方面的内容。现在，接下来的两章将要告诉我们的自我反思方法，可以帮助心理动力学治疗师进行共情式倾听，并挖掘出无意识的含义。

推荐练习

阅读下面的短文并思考后面的问题。

1. A 先生

　　你是精神科住院部的实习生，接受了一个新病人。你从急诊室住院医生处得到的信息是，病人 A 先生 35 岁，有双相障碍的病史，一个月前中断了稳定心境的药物，目前表现出躁狂的症状。你敲了敲面谈室的门并说："你好，A 先生，我是 Z 医生。我将在这里与你一起工作。现在我想和你谈谈你来医院的原因。"A 先生双臂交叉坐在椅子上，脸上微微浮现出轻蔑的笑容。他看起来不够整洁。他用傲慢的语气说："我不在乎你是谁，我也没兴趣和你谈话。为了我们两个人都好受些，你还是从哪儿来回哪儿去吧，让我休息休息。我不想在这儿待太长时间。"

- 你会如何描述 A 先生对 Z 医生的感受？
- 想象一下，如果你处在 Z 医生的立场上会有什么感受？
- 你会对 A 先生说什么？

点评

　　A 先生可能正处于躁狂症状显露的时期。你不知道他真正的感受是什么，但是他对你的反应显示，他可能感到愤怒、猜疑或膨胀。他可能还会感到焦虑、害怕、疲倦或脆弱。无论他心怀何种感受，他都直接和间接地（用身体语言和声音语调）表现出他对你有强烈的情绪。因为你们是初次见面，这些感受并不是专门针对你的，而是你的角色以及你和他所处的情境所造成的。在这样的情境中，重要的是控制你自己的情绪冲动。如果你感觉受到 A 先生的惊吓和威胁，那么你不应该和他独处一室。你可以说：

　　如果你想要在我们见面时休息一会儿，没问题的。我会待在护士站——你过一会儿也去那儿好吗？今天我们只需要聊上几分钟就行。

即使你对 A 先生不觉得害怕，也会有其他类型的情绪反应。记住，对来访者没有所谓"正确的"情绪反应。情绪反应的范围包括焦虑、愤怒、沮丧（你本来希望在晚餐前结束谈话）、兴奋（你以前从没治疗过躁狂的病人，这将是一个挑战），或者感到恐惧和不安。如果你感觉没那么不舒服，能够继续面谈，你可以这样说：

很遗憾，你现在不想说话。我们必须找个时间谈一下，这样我才能了解你，我们可以计划一下你在医院的时间安排。我们现在就花几分钟来做这件事可以吗？

2. B 女士

你正在为 28 岁的 B 女士做两周一次的心理治疗。她在当地一个核心项目中当老师；你们过去主要使用揭露技术来帮助她理解并解决她的问题。从开始治疗到现在已经有一年时间了，她感觉好多了。你觉得 B 女士和你之间有着坚固的治疗同盟，她真心地喜欢你、信任你。你也非常喜欢她，并且觉得你们两个合作得非常好。在一次面谈中，B 女士谈起她想和新朋友会面，她说："周六晚上我参加了一个非常有趣的聚会。我遇见一些人，他们真不错。我敢打赌，如果你在那里也会觉得非常愉快。你觉不觉得，如果你不是我的治疗师，我们在聚会上遇见，我们将会变成好朋友？"

- 此刻 B 女士可能对你有什么样的感受？
- 你对 B 女士有什么感受？
- 你会对 B 女士说什么？

点评

B 女士说出了她对治疗师的积极感受。其中可能包括喜爱、友好、感激、尊敬以及渴望亲近。还可能含有爱慕或性爱的感觉。她也表现出了对治疗师的好奇心——治疗师在治疗环境外喜欢什么，治疗师对她有什么感觉？

身为 B 女士的治疗师，你可能也会有喜爱、友好和希望亲近她的类似感觉。另外，你可能为她和你之间的良好合作而感到自豪。因为治疗主要是以揭露为主，所以你想要继续揭露当前 B 女士对你的想法和感受。你可以对她说：

> 你想知道如果我在聚会上会怎么样，并且想了解在这个环境之外的我。对于这些想法和感受，多说一说吧。

第十三章

共情式倾听

主要观点

共情是认识和理解他人的心理和情绪状态的能力。有时，我们也称之为"换位思考"的能力。

共情式倾听是指为了理解他人如何感知其世界而倾听。

注意我们对来访者的情绪反应是共情式倾听的关键。

在心理动力学治疗中，为了更好地理解来访者，我们既要倾听来访者的声音，又要倾听我们自己的声音。

抛开一切，最重要的是，心理动力学治疗师是倾听者。我们倾听来访者的心声，并以特殊的方法去听。我们不仅需要学习如何去听，还要学习如何思考和组织我们听到的内容。在第十六章中，我们还将更深入地探讨倾听的技巧。但是在心理动力学的倾听中，最重要的方面是利用我们所听到的去理解来访者感知自己和世界的方式的能力。我们称之为**共情式倾听**（empathic listening），这就是本章的主题。

理解另一个人如何感知世界的能力是人类情感关系的重要组成部分。面对现实世界，每个人都有独一无二的看法，通过想象并借助自身的经验，我们大概能了解别人的感受。这种能力称为**共情**（empathy）。我们如

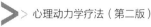

何在倾听来访者的时候也怀着共情的心态呢？

做一个积极主动的倾听者

提问

身为共情式倾听者，我们必须积极主动地倾听我们的来访者，真正理解他们的感受。这种倾听方式有两个重要的指导原则，分别是"不要假设来访者的意图"和"魔鬼藏身在细节中"。理解细节和细微差别会使事情变得大不相同。例如，一个来访者说和她妈妈争吵完，她感到很"心烦"。我们或许知道"心烦"这个词对我们的含义，但是对她来说又意味着什么呢？"心烦"这个词可以有很多意思，如难过、伤心、挫败、烦闷或者愤怒。这时，这样的问题能够帮助你和来访者更深入、更准确地理解她的感受。

你说你感到很心烦——你能说一下这其中的意思吗？

或者：

当你感觉心烦的时候，你能准确地告诉我那种感觉是什么吗？

运用反馈性陈述

反馈性陈述可以用来确认和修正共同的理解。例如：

来访者：所以我的妈妈给了我一本烹饪书，当作我的生日礼物。但她明知道我痛恨做饭。我简直气疯了！

治疗师：听起来你觉得你的妈妈并不在意你想要什么东西。

来访者：是的，这就是我为什么这么生气。

治疗师听到了一些事情，并且知道她理解了来访者看待情境的方式；但她还是运用反馈性陈述来检查和确认这就是来访者的体验。反馈性陈述通常以这样的方式开头，"听起来……""所以我听到的是……""你似乎在说……"有时候，来访者所做的修正能帮助我们更好地做到共情式倾听：

来访者：我的姐姐说她圣诞节要回家，我真高兴。

治疗师：我猜想这几个月你会非常想见到她。

来访者：也许吧，但是我真正的意思是我不必和父母单独在一起了。

在这里，反馈性陈述帮助澄清了来访者的感受，这样治疗师就能更好地了解来访者对情境的看法。

为理解他人而审视自己

除了尽可能弄明白来访者想要表达的意思，另一个共情式倾听的方法是利用自己对来访者的反应来理解他们的感受。你可以通过以下几种方式做到这点。

换位思考

当你在倾听来访者时，可能会发现自己正在想象站在来访者的立场上的感觉。记忆会带给你类似的经验、场景或感受。你可能会有真的"明白了"的感觉，或者贴近来访者所描述的事物。

A 女士是 25 岁的学生，她对一位教授对她提出的无理要求感到非常生气和愤怒。她的治疗师——Z 医生，是三年级的心理学研究生。当他听 A 女士叙述时，他发现自己想起了最近论文导师对他提出无理要求的经历。他意识到，A 女士的愤怒和他的非常相似。

发现来访者的体验与自己的类似是很有帮助的。但是，记住，不要仅仅因为你有这种共情的反应，就以为你真正地了解来访者的意思——用反馈性陈述来检验和确认一下吧。

注意我们自己的感受

有时候，我们会察觉到自己对于来访者的经历有情感上的反应，甚至是在来访者察觉他们的情感反应之前。这在心理动力学治疗中并不罕见，因为许多来访者没有意识到由他们的问题所引发的情感。看下面的例子。

> B 先生 33 岁，已婚，有两个孩子，他告诉治疗师上周他和家人搬出了"廉租房"，住进了更宽敞、社区环境更好的房子。B 先生详述了搬家的过程，并且合理地解释这是进步的标志。当他讲述时，治疗师发现他明显有一种悲伤的感觉。在 B 先生稍有停顿时，治疗师说："我知道对于搬家你感到很兴奋，但是我想知道你是否还有其他的感觉？"B 先生向四周看了看，然后说他的妻子很渴望搬家，他真的也很喜欢他们的房子并且渴望搬家。但是，他说搬家也给他带来了更大的经济压力，这令他很焦虑。

在这里，治疗师注意到了自己的情感，这有助于她进行共情式倾听，即使来访者没有直接说出他的感受。

共情式倾听的挑战

当治疗师对来访者所说的话有强烈的情感反应时

在倾听时，保持共情会面临许多挑战。如果来访者所说的事情令我们很不舒服，那么注意他们的观点就会更为困难。例如，有些事情令我们感到厌恶、害怕或悲伤。想象一下，治疗师听来访者在贬低一个特殊种群体时，治疗师所体验到的种族歧视；或者刚刚被男朋友甩了的女性治疗师听到一个男性来访者谈起他想要尽可能多地引诱女人的愿望。因为我们要求来访者无论想到什么都要说出来，所以他们所说的可能很不中听。如果我们共情式倾听的能力受到来访者的特殊挑战，那么同事或督导会给我们极大的帮助。

当对来访者描述的事情很难共情时

有时候，你发现自己无法对来访者描述的事情共情，因为它和你的自身经历实在是相去甚远。在这种情况下，你的情绪反应可能会含有疏离、焦虑、厌烦或挑剔。在这种时候，对你的反应保持好奇心可能会有所帮助。询问自己：

- 我是如何去听这些内容的？
- 我在听来访者的观点吗？
- 我听到了什么并且做何反应——这引发了我特别的感受或者有可能是这个人想要引发我的这种反应吗？
- 想象一下，如果此刻其他人（同事、督导）身处我的位置会对来访者所说的话有什么感受？

也许来访者的经历、冲突和防御机制与你自己的完全不同。或者可能来访者所描述的事情本来就很难去想象，例如，精神病人的体验或者反社会人格特质的表现。再次重申，向来访者确认细节以及总结你的理解是有帮助的。

来访者：我的老板真让人崩溃，下班的时候我必须缓解一下压力。于是，我走路回家，即使天有些晚了。我看到一块石头"躺"在人行道上，所以我捡起它并且刚好将它扔到附近停着的车上。车窗碎了。那感觉真爽。

治疗师：那样感觉很爽？你能再多告诉我一些你的想法和感

受吗？

　　来访者：我只是觉得身体动一动会感觉好点儿，就扔了石头。但是车窗一碎，我就有一种解脱的感觉。我一点都不生气了，只是有些害怕，也真的很抱歉。我都不敢相信我打碎了车窗！

　　治疗师：所以扔石头是一种紧张的释放，但是随后你发现你做了破坏性的事情。

　　来访者：是的，我想是这样。

或者：

　　治疗师：那样感觉很爽？你能再多告诉我一些你的想法和感受吗？

　　来访者：我只是觉得扔得真准。玻璃碎掉的声音听起来真棒。我一点不觉得自己做了什么对不起别人的事。如果我还有一块石头，我肯定也要扔过去。

　　治疗师：所以你对做了破坏性的事情感觉很好。你对破坏别人的车没有感到任何后悔。

　　来访者：不后悔啊。他们的保险可以赔付的。

在上述例子中，提问帮助治疗师了解了可能很难体会的感受。

当来访者对治疗师怀有强烈的情感时

　　当来访者表达出对我们怀有强烈的情感（如欲望或愤怒）时，和来访者的观点保持一致也会特别困难。如果发生这种情况，我们可能倾向于试着为自己解释或者用辩解来平息这些情感，而不是坚持来访者的观点。

　　在最近的一次心理治疗面谈中，C先生谈起他对第二天安排给他的可选择的医疗项目感到很纠结。在最近几周里，他曾说过，虽然治疗师用很多次面谈试图帮助他做决定，但是他觉得她并不是真的支持他接受该项目的决定。在这次面谈结束时，他一边走出办公室，一边挖苦说："你应该祝我好运，你懂的！"在医疗项目结束后的面谈中，他对治疗师没有祝他好运感到非常愤怒，并且告诉治疗师她非常冷血又没有同理心。

在这样的情境中，治疗师可能会想："他真的反应过激了！他怎么能认为我冷血又没有同理心呢，整个面谈中我都在认真倾听他并和他讨论他的感受！好吧，我当时应该说祝你好运，但是我没有说并不意味着我不支持！"这里的难题就是，把自己的情绪反应放在一边而坚持来访者的感受。在本书稍后部分，我们还会更多地讨论到，这并不意味着你应该忘掉自己的反应，因为这可能有助于你理解来访者以及他对待别人的个性化方式。持续理解来访者的感受，要求你在配合他时收起你自己的感受。例如，你可以对他说："我明白，我没对你说祝你好运，让你觉得我不理解你的需要或渴望。"看下面的例子。

　　D女士来面谈总是迟到5～10分钟。一天，她迟到了10分钟，而治疗师在打电话，又让她在候诊室里等了若干分钟。当她走进办公室时显得有些恼火。她开始说起对她的母亲和老板生气的事情。当治疗师点评她生气的情感时，她一言不发。然后她说，她对于治疗师让她等很生气，并且她觉得治疗师用自己迟到来报复她的迟到是不公平的。

在这个例子中，来访者也指责治疗师缺少同理心，尽管起初她是用非言语和非直接的方式表达的。治疗师可能想要为自己辩解，认为"这个来访者几乎每次都迟到，她就不能让我休息一下等上几分钟"，于是，和来访者换位思考及试着从来访者的角度去体验成为挑战。此时，可以这样来回应：

　　我知道对于经常迟到和失去一部分面谈时间让你感觉不好意思，所以你来了却要等我肯定让你更受挫。让我们聊聊为什么你觉得我在报复吧。

当治疗师认同来访者生活中的另一个人时

　　站在来访者的立场去听的另一个潜在阻碍发生在当我们发现自己站在了来访者故事中另一个人物的立场上去倾听时。这个人通常和来访者是有关系的，如家人、朋友或同事。有时候，我们也会发现自己以局外人或叙述者的角度在听。你可能会问："哦，这难道不是身为治疗师应该做的事情吗——客观地审视来访者告诉我们的事情并试着揭开隐藏的意义、感情和防御机制。"答案既是肯定的，也是否定的。最终，我们要帮助来访者看到他们自己看不到的，不仅对来访者所说出的每一件事而且对他们没说出来的都保持好奇心。但是我们不要太快跳到自己的结论上，通常才是最有帮助、最有用的。第一步是试着理解和感受来访者做事情的方式，并与来访者交流。

　　E 女士 30 多岁，来治疗已经发生的抑郁和人际关系问题。她独自生活，认识一些熟人，但是没有亲密的好友。她做过一些文秘类的工作，同时想要成为一名职业歌手；这些工作的结束不是因为她被炒就是因为她辞职。E 女士抱怨说，她觉得自己一直很孤独而且受到他人不公正的对待。她通常都把别人描述成粗鲁、自私、迟钝或残忍的。她觉得自己运气极其不好，不断遇到这样令人作呕的人，而且她想知道自己为什么总是受害者。她的音乐生涯不顺利的原因，她觉得是她没有遇到能开启她音乐事业的"贵人"，这也是她用来证明世界多么不公平的例子。在早期的面谈中，E 女士讲述了她和同事安排周末见面一起吃早午餐时所发生的不愉快。

　　"我问 S 是否愿意周日在一起。她说可以 11 点见面吃早午餐，可是我告诉她，我周末想要睡懒觉。她解释说整个下午很忙，她已经买好了演出票。她可能并不想和我在一起，但是她在消极对抗，所以才这样说。所以我认为我要揭穿她的谎言，于是我告诉她，好吧，那我们就去吃早午餐吧。我猜她觉得没法再回绝了，所以她同意了。我们约在中午见面，地点离她要去的剧院很近，我到那儿真的很不方便。我起晚了——我的闹钟可能坏掉了，没有按时响。然后我又等不到公交车——我等了超过 30 分钟啊！我打电话告诉她我要迟到了。当我最终到达餐厅时是 12 点半，她说：'对不起，我已经点完餐了，我不想在剧院和朋友见面迟到。'你能相信吗？我都要疯了，吃饭的时候我就没怎么搭理她。"

下面是治疗师两种不同的反应：

1 号治疗师：嗯，我听到你对 S 非常生气。但是你对她下结论会不会太快了呢？也许她真的想和你共度时光，即使她已经有了其他安排。你对迟到这么久有什么感想呢？如果你是等待的那个人，你会不会生气呢？

2 号治疗师：所以，你真的觉得 S 同意和你共度时光并不是真心的。而且听起来你觉得你已经做出了让步，你同意和她在你不方便的时间和地点见面。赶不上公交车让你非常沮丧，然后你又发现她先点了她自己的菜没管你，这又让你非常生气。

1 号治疗师是从 S 的角度或者"客观的"局外人角度来听 E 女士的话的。他所问的问题目的是试图让 E 女士从她自己的经验之外考虑问题，而不是凭她的经验传达对她的理解。相反的，2 号治疗师描述了他所认为的 E 女士的想法，不带有任何批评色彩。如果与 E 女士之间的治疗同盟很稳固，她在治疗中表现很好，并且有能力从他人的观点看问题，那么她可能能够听进对她行为的反面意见。从 E 女士描述事情的方式，我们有理由怀疑她当前自我反思或以 S 的观点看问题的能力。特别是如果 E 女士还处在治疗的早期阶段，那么最好的情况是她可能认为 1 号治疗师的话没有帮助，而最坏的情况是认为这是很重的批评且丝毫没有同理心。通过帮助她感到自己被理解，2 号治疗师的干预手法可以强化他们之间的治疗同盟。

在我们与来访者的视角之间摇摆

最终，身为心理动力学治疗师，我们看待事情要在来访者和我们自己的视角之间摇摆。我们还要花一些时间用于以其他人的观点考虑问题——例如，与来访者有关系的人 [1,2]。所有这些视角对于我们帮助来访者的能力都是非常重要的。但是，如果我们发现自己将过多的时间用在其中一种视角上，这就可能标志着我们没能做到共情式倾听。你可以问自己下面这些问题，来帮助你了解什么时候应该转换视角。

我有非常强烈的感受吗？

这说明你陷入一种观点太深了。

当 F 女士谈论她对女儿的愤怒时，治疗师也觉得很生气。这帮助治疗师认识到自己正在认同 F 女士对女儿的观点（联想到了自己和母亲的关系），并且需要转换视角。

我感到和来访者脱节了吗？

这是共情式倾听出现问题的另一个标志。厌烦，忘记来访者所讲的话，在面谈时想着其他的事情，都是这种情况发生的迹象。

为了做到共情式倾听而在听的时候转换视角，就好像在看近处和远处的目标之间转换焦点一样。经过练习，这将变成自动化的，你可以随意贴近来访者的经验。

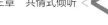

推荐练习

根据下面每种情境，举一个"主动倾听"的例子，或者澄清问题，或者做反思性陈述。你自己对每种情况的情绪反应是什么？

1. A 先生是一位上了年纪的鳏夫，你正在为他做第一次的门诊评估。他说：

> 自从去年我妻子去世以后，我就失去了生活的意义。从没发生过这样的事情。我经常想，这到底怎么了？

2. B 先生 28 岁，第一次来见你是一个月之前，他的主诉是焦虑和轻度抑郁。他刚刚说出自己每周多次服用可卡因，而且经常很晚打电话或带病工作。在第一次咨询中，他曾否认正在服用药物或摄入酒精。他说：

> 虽然我猜想我应该告诉你我吸食可卡因的事情，但是人们总是倾向于主观判断。我的父母认为，如果一个人晚餐喝一杯红酒就是酗酒。只要我愿意，我就能控制用量。

3. C 女士 40 岁，她来做心理治疗是因为她对于生完第二个孩子后要不要返回职场感到很矛盾。在早期面谈中，她说：

> 一想到要做决定，我的心就仿佛撕裂一般。我那么努力地工作，我的一生都想投入专业的工作中。我从未想过要放弃我的职业生涯，但是我也无法忍受离我的孩子那么远。对我丈夫来说就没这种烦恼了，他不必为此纠结。你认为我该怎么做？

4. D 女士 35 岁，被诊断为精神分裂症。她来诊所是为了常规医疗管理回访。她说：

> 我停止服药了。他们告诉我要吃药，但是又有人说不要吃，不要听他们的。药的颜色和原来不一样，你不能吃那种颜色的东西，它们是毒药。

5. E 先生 50 岁，最近被诊断出患有冠状动脉疾病。他因为焦虑和失眠而来咨询。他说：

> 我本来就容易紧张，我猜想。我的爸爸在他 55 岁的时候死于突发性心脏病，而现在我也得了一样的病。我只是需要遵循他们给我设计的这种新的低脂饮食，并且真的开始运动。我已经做好了全面的规划并且去看了压力管理方面的专业人士，因为压力对我的心脏可能不好。

点评

1. A 先生正在谈他深切的丧失感和绝望感。治疗师应该共情地对这些情感进行反应，并且查明他是否有自杀念头。例如：

> 失去妻子对你如灭顶之灾。听起来你感到人生完全无望了。你说"这到底怎么了"，能再说说你想表达什么意思吗？你有没有想过自己死去或者说自杀呢？

2. B 先生似乎把他吸食可卡因的问题看得太轻了，而且他还忽视治疗师所传达出的重要信息。大多数治疗师对这两个问题都会产生情绪反应。作为最原始的策略，以无指责的方式反馈你对 B 先生的感觉的理解可能是最有效的（尽管在第十章曾讨论过，如果来访者继续吸食可卡因，之后治疗师可能就需要站在不同的立场上）。例如：

> 听起来你很担心如果你告诉我你吸食可卡因我会批评你。现在说出来了，你有什么感觉呢？

3. C 女士的内心正在痛苦挣扎，并且请求治疗师用他的观点帮她权衡。治疗师可能是有某种意见的，并且也想要回答 C 女士的问题。共情式的反应应该针对来访者的矛盾感受以及对自己做决定的挣扎。例如：

> 我能明白你因为不知道该做什么快要抓狂了，选择任何一边都会感到痛苦——回去工作就不能照顾孩子，而待在家里就得放弃你的职

业生涯。我不知道对你来说正确的决定是什么，但是我可以帮你整理你的感受和选择。

4. D女士讲话很混乱，根据对她的诊断，治疗师应该怀疑其有精神错乱或幻听。治疗师的首要工作就是试着弄清来访者现在的想法和感受。例如：

> 听起来你对医生给你开的药感到很紧张、很害怕，这也是你停药的原因。你能详细地说说是谁告诉你关于药的情况吗？

5. E先生对于他的诊断和预后感到明显的焦虑。他可能在向治疗师寻求心理安慰，不仅为了他的焦虑，也为了他来治疗的事实。将这些反馈给他并且支持他寻求治疗的决定，可以令他安心。例如：

> 我能明白为什么拿到诊断对你来说压力非常大，任何人在你的处境下都是一样的。你为了帮助自己应对病情而做了这么多努力，包括来见我，真是很了不起。

参考文献

1. Fosshage, J.L. (1997) Listening/experiencing perspectives and the quest for a facilitating responsiveness. *Progress in Self Psychology,* 13, 33-55.
2. Schwaber, E.A. (1992) Countertransference: The analyst's retreat from the patient's vantage point. *Progress in Self-Psychology,* 1, 43-61.

第十四章

追寻含意

主要观点

　　以心理动力学角度思考意味着寻找来访者言语和行为的无意识含意。

　　来访者说话和做事原本的特点，以及我们对他们言行的反应，都有着无意识含意。

　　是否和来访者对潜在的无意识含意进行讨论，取决于我们认为它们是否会对来访者有所帮助。发现来访者言语或行为潜在的含意，不要求我们和来访者进行讨论。是否对来访者有帮助，全凭我们自己的思考和理解，并依此做出选择。

　　A先生，50岁，非常抑郁，之前从没看过心理健康专业人士，这是他第一次见治疗师。在会面中，治疗师询问起A先生的双亲。A先生满怀痛苦地告诉治疗师他父亲酗酒和虐待他的行为。在面谈结束时，他们约好下周一再见。到下次面谈的那天，A先生打电话给治疗师说他病了，所以不能来了。他们又约在了星期五。改期后的面谈A先生又迟到了20分钟，并解释说是火车晚点了。

为什么 A 先生缺席了第二次面谈？为什么改期后的面谈 A 先生迟到了？我们无法知道，也没有任何原因能解释一个已有的行为。也许 A 先生确实病了，而且火车确实晚点了。但是，也许 A 先生在令他心烦意乱的面谈之后对于回到治疗师这里感到很矛盾。缺席和迟到能说明存在这种矛盾心理吗？虽然我们无法知道，但是我们相信，所有的言语和行为都有多重含意，其中有些是无意识的。因此，A 先生的迟到和缺席可能与矛盾心理有关。也许 A 先生的矛盾心理使他在家拖延时间，直到乘坐所有的交通工具都免不了迟到——于是，两种解释都正确。

寻找含意是开始像心理动力学治疗师那样思考的关键

我们的来访者所说和所做的所有事情都有着多重含意。无意识的痛苦思想和情感经常会以行动表现出来。人们尤其不愿承认的攻击和性的欲望经常会昭示在行为中。来看下面这些例子。

- **缺席面谈和迟到**：虽然来访者为什么会缺席面谈或迟到总是有许多理由，但是来访者习惯于此的话就代表有什么事情，例如，对面谈的焦虑，对治疗的矛盾心理，或者希望破坏治疗。
- **把私人物品落在办公室**：任何人都会忘记事情，但是，如果来访者把东西落在你的办公室就意味着其他的事情，例如，希望被记住或者希望送你礼物。
- **面谈时吃喝**：来访者在面谈时总是吃吃喝喝可能在无意识地传达讯息，例如，想让治疗随意些而不是严肃些，或者希望跟你更亲近。
- **直呼你的名字**：如果你称呼你的来访者"先生"或"女士"并以同样的方式介绍自己，而来访者却直呼你的名字，这就值得注意了。例如，这可能是来访者想要抗拒你是治疗师的角色或者想要"挫挫你的锐气"。
- **送你礼物**：在治疗中，甚至连一杯咖啡都算是礼物。带给你礼物的来访者可能想要确保你不会批评他们，或者觉得要是不送礼物，你就不会尽心尽力。

- **服装选择**：身为心理动力学治疗师，当来访者穿着特意挑选过的服装来见我们时，我们就要思考其含意。穿着挑逗、暴露衣服的来访者可能无意识地想向你表达对你的性爱感觉；一个通常情况下穿戴整洁的人蓬头垢面地来见你，可能是想告诉你，他希望得到更好的照顾。

这个清单是无穷无尽的——任何行为都有无意识的含意。类似的，上面所说的可能的含意也只是可能性。同一类行为——如迟到——并不总是意味着同样的事情。相对的，每种行为的含意对每个来访者来说都是独一无二的。

开始为含意而听

我们如何开始思考无意识的含意呢？这里有三个重要的问题，扪心自问可以帮助你思考无意识的含意。

- **来访者说话或做事原本的特点是什么**？来访者说话或做事原本就带有攻击性吗？强权？充满爱意？就算一种行为似乎无伤大雅，若换一种方式去解释呢？来访者每次走进办公室时都会用力"砰"地关上门。用力关门本身是一种带有攻击性的行为。这种攻击性的方式会不会是他想向你传达什么讯息呢？审视行为本身有时可以给你无意识含意的线索。
- **你对这样的言行有什么感觉**？记录你对行为的感受也是非常重要的。当 A 女士缺席面谈时，你几乎没什么感觉，但是 B 先生缺席时你却觉得被忽视了。B 先生缺席的背后有什么无意识含意呢？你自己的感觉通常是无意识含意的最好线索。

- **来访者的言行有什么不一致吗？** 如果来访者的言行与其有意识的体验不一致，那么你就可以推测存在无意识的含意。例如，如果一位来访者说他"爱"心理治疗，但是他不是缺席面谈就是不按时付款，那么你就可以假设迟到和不付款中渗透了无意识含意。

我们应该和来访者谈论无意识的含意吗？

仅仅因为我们猜测既定的行为有无意识含意时，还没有必要和来访者进行讨论。通常我们会等到多次观察到这样的行为后才告诉来访者。对于比较脆弱的来访者来说，我们对无意识含意的预感可以指导我们的支持性干预，但是我们可能很少直白地和来访者讨论它们。这里有两个相反的例子。

> B女士42岁，是3个孩子的母亲，也是一位教三年级的老师，她和一位女性治疗师一起进行每周两次的心理动力学治疗已经两年了。在这次治疗中，B女士讨论了她和治疗师的关系帮她更好地理解了她和一般女性之间的关系。起初，B女士把治疗师看得很理想化，觉得自己永远无法达到她那样成功的水平，但是随着B女士自信心的不断增强，她开始探索自己的潜能并且觉得再积极一些也可以做得一样好。一天，B女士来面谈并告诉治疗师她感到非常抱歉，因为她把咖啡洒在了等候室的新地毯上了。治疗师怀疑除了理想化，B女士对她还怀有嫉妒、攻击性等情感，而这次的意外可能就与此有关。她问B女士对于弄洒咖啡有没有什么其他的想法。B女士说，虽然她感觉很不好，但是又有点暗自高兴，因为现在治疗师也有了一块带有污渍的地毯，就像她自己的起居室地毯有块污渍一样。随着她们讨论的不断深入，B女士能够开始探讨她对治疗师的嫉妒之情，以及她破坏治疗师漂亮的办公室的快感。

C先生是一名53岁的理疗师，他经常对给他惹麻烦的同事做出攻击行为。他因抑郁而寻求治疗，并且和一位男性治疗师进行每周一次的心理治疗已经持续6个月了。在治疗中，他的努力很有成效，当他在工作中发怒时可以用其他的方式控制自己。他曾对治疗师的办公室以及"他必须拥有所有的金钱"发表过看法，但是，当治疗师提起时他又无法深入谈下去。一天，B先生来面谈并告诉治疗师他感到非常抱歉，因为他把咖啡洒在了等候室的新地毯上了。治疗师自己注意到，这种行为可能与来访者对治疗师的嫉妒有关，并且带有攻击性的含意，但是他认为来访者此刻无法有效地应用这些情况，于是他选择安抚来访者弄洒咖啡的心情并继续询问他本周工作的事情。两周以后，来访者提起治疗师对于弄洒咖啡的事件太冷静了，并且说这和他父亲面对同样情境肯定会大发雷霆形成了鲜明的对比。

在两段短文中，治疗师都注意到了某些行为并且假设出可能的潜在含意。但是，在第一个案例中，治疗师觉得来访者可以从探索潜在的无意识含意中获益；而在第二个例子中，治疗师认为这样做并不能发挥作用。但是，有趣的是，选择不揭发潜在的含意并没有阻碍最终对无意识内容的探索——事实上，一段时间后还会更有利。

在本书有关技术的部分，我们将更多地讨论如何倾听这些行为和含意，以及如何利用它们，使之既能帮助来访者意识到这些无意识含意，又有助于支持其弱化的功能。

推荐练习

思考 A 女士言行中可能的无意识含意。

　　A 女士 50 岁，因为和家人相处不好而来做心理治疗。她解释说，自从 3 年前的感恩节她父亲去世后，她的母亲就在疏远她，并且只和她的两个姐妹以及她们的家庭在一起。她感到很困扰、很受伤，但是否认自己生气。她说她的丈夫"不以为然"，因为他"从没有喜欢过我的家人"。她的两个孩子现在都离开家了，她感到"很孤独"。一个月前她曾要求约见又取消了，随后又在 11 月 15 日打来电话，不过"不知道为什么"，她迟到了 15 分钟，她不停地道歉但是面谈临近结束时又沉默寡言了。她又更改了一次面谈的时间。在下次面谈前，她哭着打来电话并留言。在下次面谈中，她说，她很好，留言只是"哔哔声"。她说她不肯定自己是否需要治疗，并且觉得和其他来访者一起在等候室等待的感觉不太好。

点评

看起来 A 女士取消面谈和迟到可能有无意识的含意。她可能对于开始治疗或谈论这些令人痛苦的家庭状况感到很矛盾。她可能羞于在电话里表现出情绪。她可能担心会变得依赖治疗师，因为她觉得自己无法依赖她的母亲或丈夫。她也可能在无意识地疏远别人，而她有意识地感觉为是其他人（也就是她的母亲和丈夫）拒绝她。最后，在 11 月又打来电话可能表示，她想对父亲的去世表达怀念，却没有意识到，并且她无意识地希望那时能得到更多的支持。

第十五章

药物治疗

主要观点

在我们身为心理动力学治疗师的工作中，当评价和治疗来访者时我们会变换使用不同的病例模型和治疗行动。举例来说，我们需要思考在某一时刻是药物治疗还是心理治疗能更好地解决来访者的问题。

开处方和进行药物治疗对来访者和治疗师都具有心理学意义。

当进行心理动力学治疗的来访者同时也在接受治疗精神病的药物治疗时，治疗师有时会开处方，有时也会成为独立的药剂师。每种情况都有不同的临床含义。

来找我们治疗的来访者一般不会专门要求用药物治疗代替心理治疗。他们是来抱怨生活中的问题、症状和困境的。为了这些问题或症状，他们可能已经接受了药物治疗，或者过去曾接受过药物治疗。有的来访者对药物治疗有着强烈的看法，而有的来访者却没什么见解。

身为心理动力学治疗师，我们的倾听是共情式的、无指责的。我们会问一些开放性的问题，寻找隐藏的含意并且帮助来访者获得安全感。但是，我们同时必须以心理健康专业人士的身份去听，去了解内科、精神科的症状和综合征、副作用以及治疗效果。我们还必须能够在需要的时候随

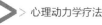

机应变，起带头作用，问特定的问题并提出药物治疗方面的意见和建议 [1]。

同时运用心理动力学和现象学模型

DSM 将一种描述性或现象学的方法引入了精神障碍，但不涉及病理学。身为心理动力学治疗师，我们必须同时学习病理学与治疗的心理动力学和现象学模型。这里有一个例子告诉我们心理动力学治疗师是如何做到的。

> A 女士是位 65 岁的寡妇，目前有复发性抑郁的病史，每周做一次心理治疗，主要针对其长久以来的自尊问题，以及新的恋爱关系中发生的争执。过去，她服用过很多不同的抗抑郁剂。6 周之前，因为她抱怨说感觉有轻度的抑郁和持续的焦虑一个多月了，所以她和她的治疗师决定在她服用的安非他酮里添加一种选择性五羟色胺再摄取抑制剂类的抗抑郁药。因为（她和治疗师）放假，治疗中断了 3 周，在此后的第一次面谈中，她形容说感觉情绪很"平淡"并且缺少精力和动力。她说两周前是她丈夫去世两周年的忌日，她大部分时间都与她的孩子和孙子孙女在一起，或者是在和她的新爱侣度假。她说她感觉自己并没有"全心投入"到假期中，而且也没那么享受和家人在一起的时光。她的睡眠问题也比以前严重了。但是她感觉比起服用选择性五羟色胺再摄取抑制剂之前，焦虑减轻了。

当我们在思考 A 女士的故事时，可以采用不同的视角。

从心理动力学去思考，突出的特征是：

- 她丈夫的忌日
- 和她的孩子、孙子孙女以及新的爱侣共度时光
- 治疗最近中断过

从现象学去思考，我们听到的症状包括：

- 轻度的快感缺乏和感情迟钝
- 精力和动力降低
- 失眠

这些症状的病理学原因是什么呢？有以下几种可能。

- 丈夫的忌日唤起了哀伤的感觉？这种哀伤现在还混杂着与新爱侣之间的矛盾吗？她的症状与想要将新爱侣引荐给她的孩子和孙子孙女有关吗？
- 尽管事实上她服用了抗抑郁药物，但这是严重抑郁的复发吗？
- 增加的新药引起了新的副作用吗？例如，失眠、感情迟钝、精力降低。

选择一种方法

虽然思考这些可能性很有意思，但是我们必须清醒地牢记，我们无法真的知道此刻是什么造成了 A 女士的问题。临床工作人员所面对的难题是，决定哪种方法或哪些方法组合在什么时候可以更好地为来访者服务。

这里有一些问题，当你在做这类决定时可以问问自己（改编自 Cabaniss[1]）。

- 我怎样从心理动力学角度看待临床症状？
- 我怎样从现象学角度看待临床症状？
- 现在我看待目前临床症状的方式以及选用的治疗干预手段有效吗？
- 如果我的干预手段不那么有效，那么有另外一种看待目前症状并选择更有效的干预手段的方式吗？
- 来访者表现出来的综合症状用药物治疗会更有效吗？
- 用心理动力学模型能更透彻地理解来访者的症状并进行更有效的治疗吗？

- 过去哪种治疗干预手段（心理动力学或现象学）对哪种症状更为有效？
- 现在我有在两种模型上转换并思考用哪种模型来指导我的治疗干预吗？
- 如果有进行转换，那么它会受到来访者和我之间发生的事情（例如，治疗的中断或者框架的改变）或者来访者对我及我对来访者的强烈情感影响吗？

在 A 女士的案例中，治疗师可以开始就目前的事件、她对丈夫去世几年的感觉以及治疗的中断问她一些开放式的问题。当来访者讲话时，治疗师要进行共情式倾听，同时对特殊点保持警觉，如症状、严重性和时机。为了获取更多的信息，治疗师可以在共情式倾听和积极提问之间进行转换。这里有一些问题可以用于获取细节方面的信息。

> 你说过感觉情绪"平淡"。你是从什么时候开始有这种感觉的？
>
> 这些感觉多久发生一次？你一直都有这样的感觉吗？
>
> 它们给你带来了多大的困扰？
>
> 这些感受和你过去抑郁时的感受一样吗？
>
> 你还有任何其他的症状吗？

接纳不确定性

在一些临床情境中，治疗师对于哪个模型为评价和治疗来访者的问题提供了最好的框架胸有成竹。而在另一些情况下，治疗师会遭遇的难题是接纳不确定性，并且能够和来访者对此进行讨论。例如，治疗师可以对 A 女士说：

> 在过去几周，你似乎体验到很多抑郁症的症状。其中有一些类似于你过去抑郁症发作时的症状。你最近有一些心理压力可能来源于你丈夫的忌日、和情人及家人一起共度一段时光，而没看到我。但是另一个可能是新的药物有副作用，产生了类似抑郁的

症状。让我们做个计划，看看我们是否能把这些问题整理清楚并且帮助你感觉更好。

即使你在治疗中选择了在某一个点使用一种模型，你也应该在另外一个点灵活转换成另外一种模型。

药物治疗的意义

开处方和进行精神科药物治疗对来访者与治疗师都有心理学上的意义[2,3]。根据来访者的功能水平和典型防御机制，他们可能对治疗师关于药物治疗的建议有不同的反应。下面列出了一些常见反应。

- **"这是生理上的问题"**：推荐药物治疗可能意味着来访者有一些生理上的东西在作祟。这可能像一种解脱或验证。来访者可能会如此解释：症状不是他们的"错"或者这是在他们控制之外的。一般的观点是，问题源于"化学物质失衡"或"不是我的错，是大脑的错"。
- **药物治疗对自我可能是一种打击**：有的来访者会觉得向他们推荐药物治疗会打击他们的自尊心。就好像被告知他们什么地方有缺陷，并且会令他们感到尴尬和羞耻。
- **药物治疗是赠品**：治疗师推荐的药物治疗就像是赠品或者是"特殊"形式的照顾。
- **药物治疗是对心灵的控制**：治疗师推荐的药物治疗可能被认为带有侵入和控制的意味，仿佛治疗师通过药物侵入或控制来访者的心灵和身体。
- **我猜治疗失败了**：对进行心理治疗的来访者来说，推荐药物治疗可能被感觉成治疗师、来访者或双方对治疗绝望了。这似乎是承认治疗无法对这个特殊的人起作用，或者治疗师无法帮助他。

类似的，对治疗师而言，决定跟来访者讨论或推荐药物治疗也有多种含意。这里有一些例子。

- **"我是个失败的治疗师"**：决定推荐药物治疗就好像治疗师失败了，或者他无法单纯通过心理治疗"治愈"来访者。
- **药物治疗是解脱**：相对的，治疗师可能觉得放心了，或者强大了，能够让来访者从症状或痛苦中解脱。
- **药物治疗重新设定了对来访者的感觉**：决定推荐药物治疗可能反映了治疗师看待来访者、治疗或者自己的能力及技术的变化。
- **药物治疗是对需要的满足**：开药可能让治疗师觉得，通过给来访者特殊的东西帮他们感觉更好来满足他们的需要。
- **药物治疗是转向医学模型**：将来访者从心理动力学模型向现象学模型转变可能会让治疗师感觉更为医学化，并且与来访者的关系也会因此发生微妙或少许的改变。

上述所列出的并不能穷尽；药物治疗的特殊意义对于每对治疗师和来访者都是复杂而独特的。目标是能够在医学上明察秋毫并提出建议，以及在对来访者和心理治疗师的思想和感受进行心理动力学探索之间来回转换。思考下面的例子。

B女士35岁，在和第一任丈夫离婚期间来做心理治疗。起初，她抱怨说自己有明显的焦虑症状以及睡眠困难，但是她拒绝了治疗师提出考虑抗焦虑药的建议。经过了第一个月的治疗，焦点集中在B女士亲密关系的个人史以及明显依赖他人却不信任对方的问题上。但是，当她感觉孤独而且四面八方的要求令她几欲崩溃时，她似乎还受到严重的焦虑折磨，趋向于恐慌。就像现在，她不但承受着全职工作的压力，还养育着两个年幼的孩子，而且还面临离婚。她的治疗师指出B女士有关依赖他人与全靠自己之间的冲突，以及她在两种情境下感受到的焦虑。虽然B女士说开始治疗以后感觉焦虑多少减轻了些，但是她仍然间歇性地抱怨这些症状。在一次面谈中，她形容自己感觉精疲力竭，因为担心而无法入眠。

治疗师：真抱歉你有着这样糟糕的夜晚。我们谈了很多关于你很难依赖他人或者寻求帮助的事情。在第一次咨询中，我曾建议考虑药物治疗，当时你说你不希望吃任何药。现在让我们再考虑考虑，在感觉依赖的这种痛苦背景下。如果服用抗抑郁药对你来说有什么含意，你能多告诉我一些吗？

来访者：我不想靠药丸来保持好心情。我应该能够管理我自己，或者在你的帮助下。我不可能是患上心理疾病，才需要吃这种东西。如果我吃了药，可想而知，我会感到有压力的。

治疗师：所以，如果你吃药，可能就意味着你在一些重要的事情上失败了，没能照顾好自己，没能掌控你生活中的压力。也可能意味着，我没能以你想要获得帮助的方式帮助你，也就是通过谈话治疗。或者意味着你的问题更严重了，是心理疾病。

来访者：是的，我想那就是我的感觉。一旦你这样做了，可能还意味着某种极端情况，短期内我无法想到有什么东西能帮我好起来了。但是不是有吃药上瘾的危险呢？

治疗师：嗯，"上瘾"这个词可以用于很多方面。你没有物质滥用的历史，我脑海中的药物也不可能让你产生身体上的依赖。但是告诉我"上瘾"这个词对你来说有什么意义呢？

来访者：我猜想，如果我通过药物好起来，恐怕我就不会想停掉它。或者如果停掉它，我就又会和原来一样痛苦？我不希望感觉如此依赖某些事物。

治疗师：听起来很像你在说依赖别的什么人。

在这个例子中，治疗师的焦点放在了揭露 B 女士对药物的态度背后的含意上。但是，在回到进一步的探讨之前，他也直接回答了 B 女士关于成瘾的问题，并且提供了关于药物的一些信息。

联合治疗与分开治疗

当进行心理动力学治疗的来访者同时也在服用精神药物时，有时治疗师本身就是处方医生（**联合治疗**，combined treatment），有时还需要单独的精神药理学家（**分开治疗**，split treatment）。单独的精神药理学家被牵扯进来可能是因为：

- 治疗师不是精神科医生
- 治疗师断定由单独的精神药理学家来开药更好。这可能发生在当需要一位专家时，或者后续的药物管理会占用过多治疗时间之时。

每种情况都有其自己的临床设定。

联合治疗

对治疗师或者药理学家来说，联合治疗的挑战是要平衡两种治疗模式在面谈中的讨论。有时，只要药物在治疗中不太重要，来访者和治疗师就会达成共识，避免讨论。相对的，从来访者对药物的反应中可以了解到很多。

C 先生 56 岁，因离婚而来。接待他的 X 医生是个 40 岁的女治疗师，同时也是精神科医生。在接诊时，C 先生有明显的严重抑郁症状，于是 X 医生开了抗抑郁药。6 周内症状消失了，X 医生就没再询问药物的情况。在几个月内，C 先生开始约会，尽管他表示对性关系没兴趣。X 医生问 C 先生，这是否与他对前妻的怨恨有关。当 C 先生提到曾去泌尿科检查新出现的勃起障碍时，X 医生发现，她忽视了询问关于 C 先生性功能的随访问题。而这可能与潜在的副作用有关。她想知道，她和来访者回避讨论这个话题是否是因为产生了性爱方面的移情（见第二十一章）。

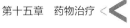

开药也可以影响治疗师实施面谈的方式。例如，治疗师或药理学家需要更直接、给出建议或者做出推荐。这里有一些例子。

1. 虽然你觉得在你目前的生活环境下，抑郁心情是可以理解的，但是你所经历的症状已经持续了好几周，并且为你增添了相当多的烦恼。服用药物可以帮助你尽快感觉好一点，现在正是好时机。

2. 现在我们认同了药物可能会有帮助，并且你也想要试一试，让我来解释一下不同的可选药物以及它们各自的利弊。

3. 刚才我给了你很多信息。你有什么问题吗？

开药还要求治疗师指导来访者注意特殊的细节，例如，症状、副作用、治疗效果、剂量调整以及继续按处方抓药。特别重要的要点有：

- 什么时候第一次引入药物的话题
- 什么时候写下第一个处方
- 开药后的第一次面谈
- 什么时候第一次注意到或报告治疗效果
- 无论剂量什么时候改变，都要重新开处方，或者改变给药方案

治疗师可能选择就一个关于症状或药物的问题开始面谈，或者等一等看来访者是否会提起。有时，如同下面的例子，治疗师或药理学家可以将对药物的讨论留待治疗临近结束时。

治疗师：今天我们的时间就要结束了。顺便说说，你的抗抑郁药还需要再开一些吗？

这样限制了对与药物有关的任何实际或心理动力学问题的扩大讨论；并且可以暗示来访者，治疗师对此并不特别感兴趣。相反，治疗师或药理学家应该持续关注药物问题及其影响治疗的方式，即便它不是面谈的重点。

分开治疗

分开治疗有自己的难处。来访者要把他的症状说给两个人听，这要求治疗师和精神药理学家亲密合作，共享信息。有时，来访者只把某些话题说给某位专家听——在这种情况下，就需要密切交流来使来访者得到最好的照顾。另外，来访者的这种反应也能让我们学到一些事情。

D女士25岁，为她治疗的W医生是位35岁的女性心理学家。与此同时，D女士也求医于一位55岁的男性精神药理学家，他为她开药。D女士开始有抑郁的症状时，她只对精神药理学家说了。他打电话给W医生并告知此事。在他们下次面谈中，W医生对来访者提起这件事。他们最后了解到，D女士的好胜心让她对W医生隐瞒了让她感觉自己"变弱"的事情。对这方面的讨论开启了新的探索之路。

无论你是否既是治疗师又是精神药理学家，学会使用现象学或药理学和心理动力学模型对你来说都非常重要，这样才能为你的每位来访者提供最理想的个性化治疗。

推荐练习

对下列来访者进行现象学和心理动力学描述。

A 先生，37 岁，商人，打电话给你想要尽快约见。他在本周早些时候已经去当地的急诊室看过，那时他表现为有强烈的焦虑、心悸和胸部不适。他没有心肌梗死，于是被诊断为惊恐发作。A 先生说自己从上个月开始越来越感到焦虑和抑郁，最近两周愈发强烈地感受到严重的惊恐发作。他也有失眠的问题，工作时不能集中精神，对工作的看法也很消极，但是没有自杀倾向，没有感到绝望和快感缺乏。他的精神病史显示，曾经有过两次轻度抑郁和焦虑发作，最近一次是在他 25 岁左右刚开始新工作时。

大概 6 周以前，A 先生的工作取得了重大进展，赚了更多的钱，同时肩上的担子也更重了。他虽然自己很享受工作的某些部分，包括所带来的经济保障，但是对于是否要继续这份工作一直感到深深的纠结。他说"在我更年轻的时候，我从来没想过自己会成为商人"，他以为自己会"从事更富创造性的工作"。他的父亲是个自主创业的成功的小生意人，快 40 岁的时候患上了冠心病，50 岁出头便死于突发的心脏病发作，那时候 A 先生还在读大学。

点评

从现象学上考虑，A 先生是一名 37 岁的男子，两周内出现焦虑症状加重的情况，伴随着惊恐发作和抑郁（包括失眠、难以集中精神和陷入消极沉思）。他有抑郁和焦虑的病史，以及冠心病的家族史。

从心理动力学上考虑，A 先生当前症状出现的背景是工作取得进展。随之增加的责任可能加重了他的焦虑，但是 A 先生对于自己的职业又感到很矛盾。现在这份工作越成功，赚得越多，他就越难以回头去创意领域闯荡。另外，我们可以想象他对父亲的认同感，他的父亲生意很成功，在 A 先生这个年纪时患上了心脏病。

结合对 A 先生两方面的考量有助于提出适当的治疗方案。

参考文献

1. Cabaniss, D.L. (1998) Shifting gears: The challenge to teach students to think psycho-dynamically and psychopharmalogically at the same time. *Psychoanalytic Inquiry,* 18,639-656.

2. Busch, F.N., and Auchincloss, E.L. (1995) The psychology of prescribing and taking medication, in *Psychodynamic Concepts in General Psychiatry* (eds. H.J. Schwartz, E. Bleiberg, and S.H. Weissman), American Psychiatric Press, Arlington, p. 401-416.

3. Busch, F.N., and Sandberg, L.S. (2007) The meaning of medication, in *Psychotherapy and Medication: The Challenge of Integration,* Analytic Press, New York, p. 41-61.

倾听、反思、干预

主要观点

心理动力学治疗的基本技术可以分为三个步骤：

- 倾听
- 反思
- 干预

虽然通常情况下我们不会那样去想，但是和另一个人谈话的确是一个三步骤的过程。我们倾听另一个人所说的话，我们加工我们所听到的话，并且做出反应。理想的情况是，在社交关系中，人们以相对均衡的方式倾听和回应。但和大多数的社交关系不一样的是，治疗关系是一边倒的。所以，心理动力学治疗的结构仅仅专注于来访者所带来的问题。虽然来访者也会听到治疗师讲话，但是治疗师所说的话通常是关于来访者的，而不是关于他自己。所以，治疗师必须训练自己以全新的方式倾听和回应。

在本书中，学会使用有三个基本步骤的心理动力学治疗基本技术：

- 倾听
- 反思
- 干预

倾听是我们获取信息的步骤，反思是我们加工信息和决定什么时候以及如何干预的步骤，而干预是我们在言语上与来访者互动以揭露无意识内容或支持弱化的功能的步骤。我们首先分别介绍每个步骤，然后将它们应用于心理动力学治疗中。

第十六章

学会倾听

主要观点

根据我们倾听的对象不同，倾听的方法也有所不同。

我们可以界定三种模式的倾听：

- 环绕式倾听
- 过滤式倾听
- 对焦式倾听

身为心理动力学治疗师，在倾听来访者时，要学会在倾听的这些模式之间变换自如。

在心理动力学治疗中，还有特殊类型的事情需要我们学会去听。

倾听来访者意味着倾听有声的以及无声的。

当我们倾听话语时，我们也要注意听一个人讲话的语调、音调、音量、音质及其改变的方式。这些能够帮助我们理解来访者的情感以及无意识内容。

倾听是心理动力学治疗三步法的第一步

虽然我们一生之中会听到很多事情，但是身为心理动力学治疗师，我们要以特殊的方式去倾听来访者。首先，我们要知道如何去听，然后要思考我们主要听什么。

我们怎样去听

倾听不是一种单一的活动。根据我们倾听对象的不同，倾听的方法也有所不同。想想你在听以下这些不同事物时的方法：

- 言辞
- 交响乐
- 街上的噪声
- 人们在自助餐厅里聊天
- 诗歌朗读
- 某人在说外语
- 你的朋友在电话里和你聊天
- 教你如何组装电脑的教育广播

举个例子，请登录www.wiley.com/go/cabaniss/psychotherapy点击"listening exercise"。

听完一遍后，再听一遍，只听背景噪声。听到的不一样了，是吗？

现在再听一遍，只听鸟鸣声。这次你听的时候发生了什么事？你发现在你等着听鸟叫的时候忽略了其他许多声音吗？

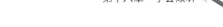

倾听的类型

你刚才所做的就是用不同的方法倾听。当你在心理动力学治疗中倾听来访者时，需要用以下方式去听。

1. **环绕式倾听**：环绕式倾听是你没有特别去听什么的时候的一种倾听方式。它使得声音全都涌向你——就好像在听森林里的所有声音，海浪拍打岸边或街上的杂音。想象你走在鸡尾酒晚宴上——许多人在聊天，但是你听到的只是喧闹而已。如果你没有特别聚焦任何事情，是很难听出什么来的。事实上，当我们面对来访者时，必须训练自己这样去听，因为我们必须对来访者所说的每一件事都保持开放的态度。如果我们对一件事或另一件事过于感兴趣，那么我们可能就会漏掉来访者所说的或者没说的重要的事情。身为受训者，我们要很努力才能做到这样。当我们试图很努力地了解一些事情（如移情）时，试着不去听它们是非常困难的。环绕式倾听在面谈的很多时候都是非常重要的，但是它一般用于开始阶段，那时你不知道什么才是面谈应该深入下去的重要话题。

2. **过滤式倾听**：继续以晚宴为例，一旦你走进宴会厅，你就开始过滤背景噪声，因为你开始挑拣特殊的声音。也许你听到你认识的人说话，或者你听到令你感兴趣的对话片段。当我们倾听来访者时也会发生同样的事情。当来访者讲话时，我们开始听到某些事情从背景材料中跳脱出来，如重复的话题或强烈的情感。虽然我们的注意力还没有集中在任何一件特殊的事情上，但是我们开始筛选掉一些背景内容，并琢磨什么似乎是最重要的。

3. **对焦式倾听**：当我们将注意力集中在特殊的事情上并且筛掉大部分背景噪声时，我们的倾听就对上焦了。在鸡尾酒晚宴上，你听到一个你知道的声音，于是你将注意力转向那个人并开始聊天。虽然房间仍然很嘈杂，但是渐渐的你只能听到和你聊天的这个人讲话。这就是对焦式倾听——只听特殊的一个对象并阻断绝大多数的背景噪声。当我们挑选出一个重要的话题或情感并开始排除其他内容而全神贯注于此时，我们就是在对来访者进行对焦式倾听。

虽然环绕式倾听在面谈的开始阶段特别重要，但是在整个心理治疗面谈中，能够从一种模式的倾听灵活自如地转换成另一种模式是至关重要的。即使聚焦于主要的话题或情感时，我们也必须能够让自己从焦点中抽身出来再次做环绕式倾听。从视觉的角度来讲，这种任务类似于电影导演坐在自己的椅子上，将镜头拉近拉远。这个比喻对于心理动力学治疗技术的许多方面都是适用的，因为我们既要取全景，又要对焦在特殊点上。

我们听什么

无声之处

当我们提到倾听时，一般都会想到倾听声音。但是，如果我们要缜密地听，就还要去听没有声音的地方——无声之处。我们要听声音什么时候停顿，什么时候开始，节奏什么时候停顿，什么时候开始，以及如何改变——从某一时刻到另一时刻，从某次面谈到另一次面谈，还有整个治疗中的变化轨迹。如果你真的去听无声之处，你就会发现，它听起来次次都是不同的。无声之处可以听出平和、鬼祟或者紧张——一旦你开始倾听无声之处，你就开始听到不同之声。

言辞之外

我们当然要听言辞，但是我们也要听一个人讲话的语速、音量、音调和音色——以及它们如何变化。在与来访者的交流中，这些方面通常能够告诉我们来访者在言辞本意之外更多的意图。它们通常是来访者的情感、防御机制和阻抗的最佳线索——漏掉它们会让我们失去关于其有意识和无意识思想与情感的宝贵信息。非言语交流也非常重要，例如，面部表情、眼神接触或者一个人坐姿的改变。

模式

我们通过听的模式和重复性元素来决定什么话题及情感是最重要的。如果我们在面谈中多次听到同一件事情，那么我们就可以假设这是很重要的。类似的，我们还要去听不一致和犯错的地方——刺耳的言辞、声音和情感。设想我们在听一段乐曲——我们对于接下来会听到什么有经验性的判断，如果与我们的期待大不相同，我们的耳朵就会因为听到刺耳的东西而"竖起来"。听到不一致以及模式中断也是一样的。例如，一位来访者在说一件听起来很恐怖的事情，然后他说这很搞笑；或者一位来访者在说一个人，然后突然好像他在谈论另一个人。我们想要听的正是这些变化或不一致。犯错的地方是指口误——也就是一个人想要说一件事却说成了其他事[1]。

昨晚我和我妈妈通了电话——哦！我想说的是我妻子。

这些是有东西藏在无意识中的很好的线索，所以去听它们非常重要。

否定和双重否定

倾听来访者说"不"的方式，也会让你得到非常多的信息。一位来访者可能会说："我认为我不会去参加聚会。"而另一位可能会说："我绝对不会让我自己去参加聚会的——休想。"第二句背后的情感力度强烈而清晰。类似的，还要注意倾听难以捉摸的"双重否定"。请思考下面的表述：

我要去法学院。

我不是不去法学院。

这两句话说的是同一件事——但是为什么第二个人用两个否定来表示肯定呢？使用似是而非的双重否定可能是有其原因的。

被动的话语

当人们无意识地拉开自己与自己的选择和行动的距离时，通常会使用被动的话语。听听这两句话的不同：

> 周五晚上，我们的关系走向被决定了。
>
> 周五晚上我和苏茜分手了。

信不信由你，这两句话表达的是同一件事。注意听来访者使用的被动话语可以帮助我们理解来访者对个人事务的感受。

节点

我们可以把无意识想成一张靠节点连接的巨大的网络。有些节点比另一些节点连接着更多的东西。想想美国加利福尼亚州的地图。可以看到圣地亚哥、洛杉矶和旧金山这些城市的名字用很大的黑体字写成，有许多条道路由它们发散出去，说明它们通过主交通动脉连接着许多其他的节点。相对的，小城镇都是用很小的字母写上去的，而且只有一条纤细的线经过它们，说明只有一条国道连接它们通向世界的其他地方。另一种地图能够展现得更好，那就是航线地图——想象达美航空公司的航线图以及从亚特兰大出发的航线，再比较一下从法戈出发的航线。当我们倾听时，会听到所有事情，但是随着我们开始过滤和对焦，我们要听的只是无意识的核心，我们可以称之为**节点**（nodal point）[2]。以这些四通八达的节点为目标是非常有意义的，因为它们能引导我们走上通往未标示出的无意识领地的小路。这些节点也可能离意识表面很近，因为我们听到的很多都是关于它们的。倾听节点的方法是倾听以下这些方面：

- 重复的言辞
- 重复的象征
- 澄清点

要听的重要内容

这里有一些事情是我们在心理动力学治疗中特别要去听的。这些在本书的第五部分将会深入探讨：

- 情感
- 自由联想或阻抗
- 移情
- 防御机制
- 无意识幻想和冲突
- 梦

我们都以不同的方式在听

我们中的有些人被训练成生活中其他领域的倾听者，例如，学习音乐、语言或鸟鸣声。有人非常擅长听出重音，有人则精通音调；有人更多地意识到背景噪声，有人则聚焦于特殊声音。学习倾听来访者意味着学会理解我们倾听的风格。你可以开始思考如何倾听以及倾向于听什么。这有助于你理解身为来访者的倾听者的自己，也有助于你思考你可能需要的倾听技术。

一旦我们认真倾听来访者，我们就必须决定如何利用我们听到的东西来更好地帮助来访者。这一过程称为反思，是下一章的主题。

推荐练习

读下面的短文。当你做环绕式倾听时，你会听到什么？

今天来这儿我真的很兴奋。我早就期盼着开始治疗了。我把它写在我的日历上——我甚至还圈起来了。我知道听起来很傻——就好像是我生日或其他什么似的。我还读了一本关于开始治疗的书。我以前从来没做过治疗。我要做什么？我想知道该做什么——你看电影里的人都在聊一些真的很重要的事情——我估计我可以聊聊我的母亲，但是我又觉得可聊的事情很傻——就像生我妻子的气——我的意思是，我爱她，而她总是让我发疯。但是这也不是什么特别大的事——人们都有这样糟糕的问题。也许我的问题还不够重要——我不是说不重要，只是不严重——差不多那样。但是它们令我有些心烦意乱——我们今天有多少时间？不管怎样——我在说什么？哦，说我的家庭——他们总是认为治疗是在浪费时间。我不这么认为，但是我也真的不是很清楚。我希望它能有些帮助。你觉得能吗？

现在再读一遍。你开始聚焦在什么地方了？

点评

1. 环绕式倾听：来访者滔滔不绝地在说，没有停顿。他似乎有些焦虑。有许多问题，并且话题在结尾处有所转换。

2. 过滤式或对焦式倾听：来访者在对治疗师的问题与对家庭的看法间摇摆。他似乎把妻子和母亲联系在了一起。他似乎有不安全感并且渴望做一个好的来访者。他担心治疗师觉得他傻，并且他的问题不重要。他的一些言辞非常像孩子——比如"傻"，他重复过很多次。提到他的生日，也是孩子气的行为。听起来他在许多事情上都很纠结，包括他对妻子、家人的感觉，以及治疗是否会有帮助。

参考文献

1. Auchincloss, E.L., and Samberg, E. (1990) *Psychoanalytic Terms and Concepts,* Yale University Press, New Haven, p. 188.
2. Freud, S. (1900) The interpretation of dreams, in *The Standard Edition of the Complete Psychological Works of Sigmund Freud, The Interpretation of Dreams (First Part), Vol. IV,* Hogarth Press, London, p. ix-627.

第十七章

学会反思

主要观点

　　不管听到的是来访者的声音还是沉默，我们都要加工这些信息以理解其含意。我们称这种多层次加工为"反思"。

　　反思帮助我们：

- 理解我们所听到的含意
- 决定如何将倾听对焦
- 决定治疗策略（什么时候以及怎样进行干预）

　　无论我们用揭露技术还是支持技术，我们都想对最接近来访者意识层面的内容说点什么，那可能是他当时最能够听进去的，并且可能也最有用。

　　为了理解什么是最接近来访者意识层面的内容，我们可以利用"三选择原则"：

1. 由表及里
2. 跟着感觉走
3. 注意反移情

　　为了理解来访者当下听从或利用我们所说的话的能力，以及选择揭露还是支持，我们可以利用"三准备原则"：

　　1. 评价治疗同盟的状态

　　2. 评价治疗的阶段

　　3. 评价来访者功能的状态

　　为了整理归纳出来访者所说的话的主旨，我们需要利用以下"三种组织资源"：

　　1. 我们正在使用的心理动力学个案概念化

　　2. 我们的理论知识和技术

　　3. 我们自己个人的和临床的经验

　　当我们初学心理治疗时，反思可能是有意识的、小心翼翼的，但是很快就会变成自然而然的了。

反思

　　当我们倾听来访者时，各种信息从耳边飘过。下一步就是加工这些信息，以求：

- 理解其中的含意
- 决定如何将倾听对焦
- 决定治疗策略（什么时候以及怎样进行干预）

　　我们可以把这个过程称为"反思"。反思是心理动力学治疗三步法技术的第二步。

　　让我们想想反思（reflect）这个词。用作名词（reflection）的时候，听起来就很被动（像镜子里的映像），但是用作动词（reflect，reflecting）的时候，就感觉充满了活力。它来源于拉丁文 reflectere，是由 re 和

flectere 组成的复合词，re 意为返回，而 flectere 意为弯曲；所以反射（反思）的意思是弯曲或折返，如光、热量或声音。

当信息进来时，我们要积极地对它做些什么。我们所做的事情有赖于我们的治疗目标。在心理动力学治疗中，我们总是认为无意识中存在着一些东西，所以我们要对所听到的东西如何帮助我们理解表层下的东西进行反思。然后，我们可以思考如何利用所听到的东西开始揭露无意识内容或支持弱化的功能。

现在，让我们回到治疗目标上。因为心理动力学的首要原理是有无意识的元素在影响着有意识的思想、情感和行为，所以我们首要的技术目标一定是获取无意识内容，包括情感、思想、防御机制、幻想以及对自我和他人的表征——所有这些都是无意识的。我们听到的内容——言辞、沉默、音调——都可以帮助我们走近表层之下的内容。这些都是我们用来"寻宝"的线索。如果我们将每次的倾听、反思和干预看作一个单元，那么每个单元的目标都可以被认为是向着未知领域的无意识靠近了一步。

反思的确切过程对每个人来说都是不同的。它不可能成为一种线性的、菜单式的过程。但是，我们可以认为，这些资料进入了一个信息矩阵中进行加工，或者根据能帮助我们最好地运用这些资料的原则进行筛选或分类，以达成我们的治疗目标。实质上，当我们在倾听每一件事时，就在挑选最可能带我们走向那个地方的内容。这关系到我们如何做选择——我们如何将倾听对焦，并最终干预最突出的、有意义的、有用且可用的内容。我们的干预将与这些因素相关。

我们经过反思所做出的选择反映在我们的**治疗策略**（therapeutic strategy）上。也就是说，我们合理选择聚焦于什么，以及决定如何进行干预。我们基于两套基本原则来做出选择，分别被称为"三选择原则"和"三准备原则"，此外，还有"三种组织资源"。

三选择原则

三选择原则分别是：

1. 由表及里

2. 跟着感觉走

3. 注意反移情

我们可利用三选择原则来决定在什么地方进行干预，以及从哪些内容入手是最有效的。

由表及里

无意识不是均匀同质的。有的思想和情感比其他的埋藏得更深[1]。我们的假设是思想或情感越能引发焦虑，那么为了减少它被觉察的可能性，就会被埋藏得越深。你可以把无意识想象成分层的古生物地带，不同的地质层中都有骨骼化石。如果你对底层的骨头感兴趣，你不能用铲土机直接去挖它们；古生物学家们用牙刷小心翼翼地拂去化石上的灰尘，逐层剥离。通过这样的方法，所有的骨头都会被暴露出来，且破坏程度最小。他们最终会到达底层——只是要花费一些时间。

心理动力学治疗师也是同样的。如果你关注于深藏在意识之外的某事，那么一个人可能会拒绝对此进行的评论，更有甚者会激发出更多的防御机制来阻止它们浮上意识层面。有时，我们明白一个人心灵中的某事是深深埋藏的。我们对它感兴趣并且它可以帮助我们进行案例解析，同时，除非它接近意识层面，否则很难追究——甚至会起反效果。对于心理治疗的很多刻板印象就是：治疗师听，发现来访者童年深藏的某事，告知来访者，来访者说"啊哈"，然后治愈了。实质上，我们想要发现的思想或行为只是潜伏在表层之下的——只需要轻轻地触碰就能翻到意识层面上[2]。所以，当我们在筛选来访者所说的话时，我们多少要知道他的思想和情感距离表层有多深。反思就像在操纵一辆上上下下的铲车，选择从哪个深度挖上岸。

　　一位45岁的未婚女性已经做了6个月的心理治疗。总体上讲，她比较害羞和孤独。她最近刚刚能够告诉她的女治疗师她很重视治疗，并且感觉和治疗师很亲近。在治疗师搬到一间更大的办公室后的第二次面谈时，她带来了一个小袋子。"送你一个礼物，祝贺你搬家，"说着她拿出了精美的纸巾礼盒，"上次我注意到你这里没有。"

给治疗师带纸巾并且注意到在之前的面谈中缺少它们，可能是对治疗师的批评。也许治疗师搬进更大的新办公室让来访者感觉被忽视，或者让她感觉治疗师在想着其他的事情。但是，面纸是当作礼物送来的，送礼的女士最近才开始表达她对治疗师的积极情感。所以，积极的情感比消极的情感更接近表面。根据由表及里的原则，治疗师此刻最好聚焦于积极的情感，同时记住更深层的消极情感，并在未来留心倾听。

跟着感觉走

有一种儿童游戏叫作"忽冷忽热"。一个人藏起某个东西，另一个人找，同时团队的其他人喊"热了热了"或"冷了冷了"为寻找者提供线索。在心理动力学治疗的游戏中，抓住情感要素无疑是告诉我们是否接近重要内容的最好方法。如果来访者的自由联想范围从一个话题跳到另一个话题，但是其中只有一个是怀有真实情感的，那么它对来访者来说可能就是最接近重要的事情的。在我们反思的过程中，关键就是认清这些。

　　一位21岁的男士第一次来面谈，他告诉你3个月以来他都在想着前来治疗的事情，并且难以置信这一天终于来了。他说他整个周末都在期待，他因为出门时找不到钱包而差点迟到，为此他非常恼火。他利用周末的时间读了关于治疗的书；所以他敢肯定他说的是正确的事情，并且关注到了最突出的问题。在他的独白中间，他抬起头问："我现在做得对吗？"

来访者在焦虑！虽然他也很兴奋，但是他很怕自己表现得不像个好的来访者或者令治疗师失望。在我们反思他所说的话时，我们可以以这份焦虑为切入点，因为这是最接近表层的情感。

注意反移情

术语"反移情"是指我们身为治疗师对来访者所怀有的感情（见第十二章和第二十二章）。我们从来访者那里接收来的信息肯定要经过我们对来访者以及信息的反应的过滤。就像追踪来访者的情感一样，注意我们的反移情是加工我们从来访者那里听来的信息的宝贵工具。如果我们对来访者所说的某事有特别强烈的反应，那就必须要引起注意了——虽然有些事情可能的确与我们自身的内部经验有着特殊的关联，但是它也可能只是要告诉我们来访者所说的某事非常重要，或者有情感上的价值。

在一次面谈中，一位已接受心理动力学治疗 4 年的来访者提到想要结束治疗。她说她做了一个梦，梦见自己身处一座现代化的火车站，要出发去一个新的城市，正要上车时，她一个踉跄摔倒了，但还是能够自己爬起来向前走。当来访者讲述这个梦时，治疗师发现她觉得很伤心。经过分析，治疗师认为，这意味着来访者实际上已经准备好结束了。

如果你在面谈中听取表层的内容，追踪情感并注意自己的感受，那么你就有可能找到面谈最重要的主题。

三准备原则

一旦我们了解了什么浮于表层，什么关联着来访者最强烈的情感，我们就必须评估来访者能够听到什么以及怎样工作。我们将使用所谓的"三准备原则"来做到这些：

1. 评价治疗同盟的状态

2.评价治疗的阶段

3.评价来访者功能的状态

评价治疗同盟的状态

我们在第九章曾讨论过，治疗同盟是对来访者和治疗师之间信任水平的考量。它的建立表示，经过时间证明，治疗师理解来访者，真心关怀他们，并能够帮助他们。一旦同盟很牢固，治疗师就可以说些对来访者来说很痛苦而且在治疗初期无法承受的事情。时间并不是令同盟牢固的唯一条件——它部分取决于治疗师的努力，部分取决于来访者的信任。偏执狂的来访者或许无法拥有稳固的同盟，而过去就能够信任他人的来访者或许很早就能发展出稳固的同盟关系。同盟的状态也可能起伏不定，这有赖于治疗中发生的事情。

A 女士做心理动力学治疗进入第二个年头了，她觉得治疗师 Z 先生给了她非常大的帮助。有一次，Z 先生直到休假前一周才想起来告诉 A 女士这件事。A 女士坚信，这意味着他不在乎她，并且此后几个星期她都无法听进他的话，而这之前几个月，她是能做得很好的。

评价治疗的阶段

治疗有三个基本阶段：引入阶段（开始）、中间阶段和结束阶段。当来访者和治疗师在一起工作一段时间后，某些类型的评语对来访者来说会更容易接受。

在 B 女士接受治疗的早期几个月中，她坚持一收到账单就给 Y 医生签支票。当 Y 医生向 B 女士问起这件事时，她显得有些生气，并且说她不觉得按时支付账单有什么错。到了治疗的中间阶段时，Y 医生又提起这件事。而这时 B 女士就能够探讨自己害怕陷入欠任何人任何东西的境地，并深化了她对他们之间关系的理解。

评价来访者当下功能的状态

我们在第四章中曾讨论过，持续关注来访者当下的功能水平是非常重要的。即使你在治疗开始时对功能做过评估，功能也会随时改变。例如，来访者处于压力之下、患病或者因其他一些原因而功能倒退。在治疗的大部分时间里能够接受某些类型干预的来访者，可能在功能倒退的时候就无法接受了。

> 在一起工作时，X 医生经常半开玩笑地帮助 A 女士注意她什么时候逃避了某些话题。例如，他可能会这样说："看看，你又来了。"通过这种无威胁的方式，他帮助 C 女士发现她的逃避问题。但是，当 C 女士的丈夫患上了癌症时，X 医生仍用诙谐的方式指出她把商务洽谈统统安排在她丈夫接受放疗的时间里，这次 C 女士朝他大吼起来。

利用这些准备原则，可以帮助你了解来访者什么时候准备好了倾听，什么时候能够有效利用你必须告诉他们的事情。

三种组织资源

有三种来源的信息可以帮助我们组织和聚焦我们从来访者那里听到的东西：

1. 我们正在使用的心理动力学个案概念化
2. 我们的理论知识和技术
3. 我们自己个人的和临床的经验

我们正在使用的心理动力学个案概念化

在第五章中，我们建构了心理动力学个案概念化，即通过描述问题和个人情况、回顾来访者的成长史、联系描述与回顾的内容，提出关于来访者问题的根源以及我们能够提供什么帮助的假设。

当我们提出心理动力学个案概念化时，我们确认了主导来访者内在生命的主题词。对一个人来说可能是自尊问题，而对另一个人来说可能是依恋和人际关系问题。当我们进行反思时，我们会思考我们所听到的与那些主题有什么关系。例如，如果一个人的母亲离家出走了，而他一直都不信任他人，这个人告诉你他的老板准备"将他 20 年的心血弃之不顾"，我们在反思时会联想到他被抛弃的主题词，于是我们做出了将他最近的情况与他过去的经验联系起来的治疗决策。

我们对来访者个人经历的了解也可以帮助我们对他们所说的话进行反思。这既包括来访者此前的生活情况，也包括治疗师对来访者的经验。例如，如果一位单身女性来访者说她对一个已婚男人感兴趣，那么针对以下不同的情况，我们应做出不同的处理。

- 我们知道她以前也曾这样
- 我们知道她以前从没这样
- 我们知道她的父母因为父亲有外遇而离婚了

我们对于来访者过去应对方式的了解，无论是在治疗中还是在治疗外，都将影响我们对来访者所说事情的加工以及决定如何进行干预。

我们的理论知识和技术

不必多说，我们的理论知识和技术必然影响我们加工来访者信息的方式。例如，如果我们注意到来访者在描述他的同事时倾向于使用基于分裂的防御机制，那么我们也要留心治疗关系中的分裂。虽然我们在和来访者见面的时候免不了会想着理论知识，但是不要想太多，因为那样会阻碍我们环绕式倾听和流畅加工的能力。

我们自己的临床经验

虽然每位来访者的反应都是独一无二的，但是从我们一见到来访者，就开始辨认能帮助我们加工信息的模式。例如，如果我们曾有一些来访者起初把我们看得很理想化，随后又突然逃离了治疗，那么我们在倾听和应对来访者早期的理想化言论时，就会在心里有所警惕。类似的，当我们经历过一些结束阶段后，在和下一位来访者进入结束阶段时就会开始期待某些反应，并且与来访者之间更加和谐。注意，你最初的临床经验可能是从督导的临床经验或者书本上学来的。

你也可以利用你在治疗室之外的个人经验来帮助你理解来访者告诉你的事情。例如，如果你曾担任过青少年夏令营辅导员，那么这将影响你倾听青少年来访者的方式。

我们要小心使用信息矩阵中的资源，因为我们最好的线索是即时的信息——来访者的情感、我们的反移情、模式（节点）以及模式的中断（口误、不一致）。

提出治疗策略

我们可以根据下列示意图来认识反思过程。

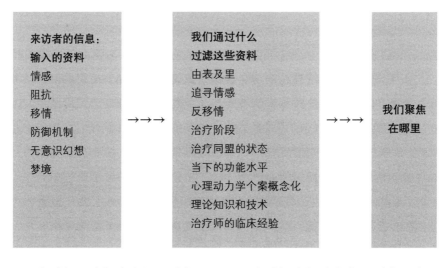

来访者的信息： 输入的资料		我们通过什么 过滤这些资料		我们聚焦 在哪里
情感		由表及里		
阻抗		追寻情感		
移情	→→→	反移情	→→→	
防御机制		治疗阶段		
无意识幻想		治疗同盟的状态		
梦境		当下的功能水平		
		心理动力学个案概念化		
		理论知识和技术		
		治疗师的临床经验		

有时候，我们有意识地进行反思，而有时候我们没有意识到自己在反

思。但是，当我们回想面谈中都发生了什么时，我们应该能够弄清楚我们提出治疗策略的过程，也就是说：

- 我们利用了哪种选择原则来决定聚焦的对象
- 我们利用了哪种准备原则来决定何时干预
- 如何以及为什么决定进行揭露还是支持
- 在这个过程中我们利用了哪种组织资源

在面谈过后，概括出你提出治疗策略所运用的原则是一种很好的练习，不论是写下来还是说给督导听。

一旦我们经过了反思，就准备好干预了，这是第十八章的主题。

推荐练习

练习 1：由表及里

针对下列每段文字，列出你所听到的 4 件事。然后将它们按照由表及里的顺序进行排序。

1. A 女士 55 岁，和年迈的母亲住在一起。下面这些话来自她和治疗师的一次面谈。

我母亲昨天又走丢了。我花了好几个小时才找到她——她是趁我睡觉的时候出去的。我拖着疲惫的身躯，穿着睡衣在左邻右舍间游荡。多可怜啊。我姐姐竟然对我打电话给她感到很生气——可是我需要帮助啊。没有人帮我——我在这儿——没有自己的生活——一星期全天 24 小时照顾妈妈——我打电话给我姐姐寻求帮助，而她只关心她来不及去看她儿子的足球比赛。很搞笑吧，因为我们小时候受宠的是她。妈妈现在几乎都不认识我了——但是我不得不做这些事。我怎么才能不做呢？我正在暴饮暴食——我必须想办法停下来。

点评

倾听：　同情她的母亲，症状越来越严重了
　　　　生她姐姐的气，因为没能更多地帮她照顾母亲
　　　　生她母亲的气，因为宠爱姐姐
　　　　对她的处境无可奈何
　　　　糟蹋自己的身体

反思：
　　表层　生姐姐的气
　　　　　同情母亲
　　　　　糟蹋她的身体
　　　　　对她的处境无可奈何
　　里层　生母亲的气

2. B 女士是一位 39 岁的单身律师。

　　我非常担心我的朋友珍妮——她昨天刚刚流产了。她可真惨。我去看她，还给她煲了汤。她的男朋友正好去工作了——不过，我可以在那儿照顾她。她的男朋友是个混蛋——男人都那样。她担心自己再也不能怀孕了。你觉得会那样吗？流产就会让你很难再怀上宝宝吗？我——晚上都在网上研究——我没看到那样的事情。我希望这件事不会让她抑郁。我流产的时候是 25 岁，我从没想过这些。真高兴我没被孩子困住——就算我想要孩子，也没有愿意和我在一起的男人。也许我今晚应该待在她家，我只是想知道她很好。

点评

倾听：　　关心她的朋友

　　　　　希望得到专业解答

　　　　　对自己没有孩子感到失望

　　　　　希望拥有自己的孩子

反思：

　　表层　　关心她的朋友

　　　　　　希望得到专业解答

　　里层　　对自己没有孩子感到失望

　　　　　　希望拥有自己的孩子

练习 2：提出治疗策略

"倾听"本次心理治疗面谈开始的几分钟。写下你"听到"的主要内容。然后，利用本章介绍的反思原则写出：

- 你的治疗策略
- 为什么

C 先生，35 岁，已婚，银行家，主诉是人际关系问题。在他还是婴儿的时候，母亲就去世了，他由父亲抚养长大。现在，他有个两岁的儿子——贾马尔。他说：

> 昨天晚上我和泰丽大吵一架。我想，这场争吵始于我们谈论送贾马尔去幼儿园。我不知道她是怎么了，她坚决拒绝在贾马尔 2 岁的时候送他去幼儿园。贾马尔已经可以了——他会走路，会说话，上厕所也训练过了——而且他真的很聪明。就在昨天，他还拿着我的手机假装看信息——就像我那样。我知道，我知道——他是我的孩子，所以我觉得他聪明，但是他确实是聪明，他已经准备好去那儿融入新世界了。他不能总待在家里和她在一起吧。也许她还不打算开始工作——说实话，这没什么，我们有足够的钱，她不需要靠留他在家里来当借口。我一直去日托班——我的意思是，我以前——那给了我很好的环境。我能够适应任何情境并且感觉舒适——包括和任何人谈话。我相信那都是日托班带给我的。是，贾马尔有妈妈，所以我们不需要日托班，但是我不希望他整天绕着他妈妈的围裙转。那样怎么能让他长成男子汉呢。

点评

● 我听到什么：

情感——对他妻子的愤怒

阻抗——外化问题（"这全是我妻子的问题"），潜在的心理化困难

主要主题——"过度依赖你的妈妈是有问题的。那会让你弱爆了。"

● 我如何反思：

对他妻子的愤怒似乎是停留在表面上的，是主要情感。然而，他无法从妻子的角度去考虑，基于我的个案概念化，很可能是因为要他去想象儿子不得不受到和他一样的待遇太痛苦了。这种哀伤的感觉与他母亲的离世有很深的联系——于是，他坚信从小独立给他带来了好处。我的目标是让他更多地考虑到他妻子的心情，并且开始体验到他对于母亲的一些深层

的情感。这将有助于他为人父母——他对那些情感的否定可能影响了他与儿子以及妻子的关系。所以，我的治疗策略主要是揭露性的，但是会慢慢来。我会对他的感受进行共情，看看他是否能够想象到他妻子的感受，然后慢慢开始揭露他对于自己母亲的情感。

参考文献

1. Freud, S. (1923) The ego and the id, in *The Standard Edition of the Complete Psychological Works of Sigmund Freud (1923-1925), The Ego and the Id and Other Works, Vol. XIX,* Hogarth Press, London, p. 1-66.
2. Fenichel, O. (1941) *Problems of Psychoanalytic Technique,* Psychoanalytic Quarterly Press, New York.

第十八章

学会干预

主要观点

干预是指我们和来访者之间的交流，既包括言语上的，也包括非言语的。

在心理动力学治疗中，有三种类型的干预方法：

- 基础性
- 支持性
- 揭露性

在所有心理动力学治疗中，我们都会使用基础性干预来收集成长史、教会来访者利用治疗以及表达理解。

如果我们的目标是支持来访者的功能，我们就要用到支持性干预。

如果我们的目标是提升来访者对无意识思想和情感的意识，我们就要用到揭露性干预。

支持性和揭露性干预应用于所有的心理动力学治疗中。

干预也包括非言语的交流，如面部表情及声音语调。

干预之后，我们要倾听来访者接下来所说的话以评估干预的效果。焦虑减轻或功能提升表示支持性干预成功了；进一步联想和深化的情感表示揭露性干预成功了。

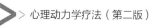

干预是心理动力学治疗三步法技术的第三步。简单来说，干预就是我们和来访者之间所做的交流。在心理动力学治疗中，有三种类型的干预：

- 基础性
- 支持性
- 揭露性

虽然有些心理动力学治疗师会以支持性干预为主或以揭露性干预为主，但是所有的心理动力学治疗在治疗的不同时间点都要用到这三种类型的干预。另外，没有一种单独的技术专门是支持性或揭露性的。在将技术用于治疗中任何给定的时刻时，治疗师的首要目标是明确要进行支持性干预还是揭露性干预。你可以通过问自己是否希望做到以下事情来明确你的目标：

- 直接提升功能并改变行为（支持性目标）
- 增强一个人对无意识过程的理解（揭露性目标）

干预可以是非言语的

重要的是，记住我们也可以和来访者进行非言语的交流。微笑、眼神接触、用平和的语调讲话，都是干预。我们讲话的声音和语调可以是充满鼓励与包容的，并且这对于支持性和揭露性干预都是至关重要的。记住，其中绝不包含身体接触——面部表情和声音语调足够用了。

判断干预是否成功

当我们做出干预时，最重要的事情是倾听来访者接下来说什么[1]。新唤起的记忆、进一步的联想和深化的情感表示揭露性干预是成功的；而焦虑的减轻或行为的直接改变标志着支持性干预的成功。任何类型的防御行为的增加通常都表示我们的干预：

- 介入太深
- 时机不对
- 不正确或不相关

这也是有用的信息——帮助我们重新反思，从而下次能更有效地进行干预。

第一类：基础性干预

主要观点

基础性干预的使用无关乎目标。它们用于所有的心理动力学治疗。包括：

- 指导和心理教育
- 问题
- 信息
- 共情的话语
- 要求联想
- 反思性陈述
- 沉默

有时，实习医师认为，在心理动力学治疗中，自己所做的唯一干预就是解释。他们认为，提问或给出指导不应该是技术的一部分；他们也经常在向督导报告他们的工作时，为做出这样的干预而道歉。事实远非如此。在心理动力学治疗中，我们有各种类型的干预，而**基础性干预**（basic interventions），像问题和信息，都是重要的过程。它们帮助我们获取成长史、了解细节、教会我们的来访者如何更好地利用治疗，以及表达我们的理解。

基础性干预

指导和心理教育

实习医师通常会凭直觉认为，问题越严重的来访者，就越需要治疗师提供结构、指导和信息。但是，心理教育并不是只为功能低的来访者准备的——在治疗开始和整个过程中，帮助相对健康的来访者了解心理动力学治疗如何运作是非常关键且重要的。我们要求他们想到什么说什么，鼓励并引导他们说出梦境，将他们对治疗师的想法和感受说出来也是特别重要的。例如，一位来访者在治疗早期说出她的一个梦，通常也会试着告诉我们她认为这有什么含意——我们必须知道，她在这种类型的治疗中利用梦境的最好方法就是简单地去联想各种东西。来访者经常会觉得说出那些平淡无奇的想法是浪费时间——我们必须告诉他们，每一件事我们都想要听到，这样我们才能了解他们的心灵是怎样运转的。在我们强调很多遍以后，我们可能会开始认为他们联想的困难和不情愿是阻抗——但是，如果之前没经过指导就这样下结论是不公平的！

问题

了解另一个人的心灵如何工作，以及为什么会以那样的方式工作，是一项相当大的工程。有时，一个人自然而然就会透露出大量的信息；但是有时我们想要知道的事情，来访者就是无法随心所欲地说出来。每个心理动力学治疗都必须开始于认真的评估和诊断，包括个人、家庭、社会和性爱史。如果这些事项没有自发地说出来，我们就必须主动询问。实施心理动力学治疗时，不能忘记，我们也是接受过良好训练的心理健康专家。提问是贯穿整个治疗过程的核心技术之一。如果来访者说了什么我们不明白的事情——如他们领域的术语、用外语表达，或者他们以为我们知道但我们不知道的病史——我们必须要问。这不是打扰——我们对来访者感兴趣并且想对整个事情一探究竟，对此，他们很高兴。最后，重要的是记住，无意识的许多秘密都藏身于细节之中。当来访者说："我对我母亲道歉了，但是她仍然在生气。"我们必须问："你都说了什么？"如果你发现，你需要对一个特殊的来访者问更多的问题，那么你可能正在了解这个人的防御风格，并且这可能最终是需要说明的事情。

提问也表现出我们的关心。追随来访者所说的话并提出相关的问题是我们和来访者交流的更好方式之一。这表现出我们关注他们，并且对他们告诉我们的事情感兴趣。

封闭式和开放式问题

我们所问的问题可分为两种基本类型——封闭式问题和开放式问题。当我们想得到特定的答案时会问封闭式问题，如数量、时间或数字。封闭式问题的答案通常是"是"或"否"，并且可以帮助我们知道一些事情是否发生。以下有几个封闭式问题的例子。

你第一次想要自杀是什么时候？

你希望母亲对你毕业说些什么？

在你开始大吃大喝之前多少次走过冰箱？

相对的，开放式问题没有特定的答案。它们邀请来访者开放且深入地倾诉。开放式问题通常以"怎么样"而不是"为什么"开始。例如，"你是怎么产生那样的感觉的"与"为什么你会有那样的感觉"是截然不同的问题。问"为什么"是假设来访者能够告诉你——如果他们能告诉你，那他们可能就不需要你的帮助了。作为心理动力学治疗师，每当想问"为什么"的时候就试着问问"什么"或"怎么样"。我们想要来访者进行描述而不是解释。

学会问开放式问题是心理动力学治疗师的核心技术。许多语句可以帮我们构造开放式问题，例如：

你能多告诉我一些关于（你感觉如何、梦境、伤害自己……）的事吗？

你是怎么产生那样的感觉的？

对于（晚餐、这次面谈、咨询）你有什么体会？

你可以想出更多的问题来。对比以下封闭式和开放式问题：

封闭式：所以和你老板的对话真的让你很生气？

开放式：你能告诉我更多和老板谈话时的感受吗？

封闭式：你为什么哭？

开放式：你能告诉我更多你现在的感觉吗？

提开放式问题可以帮助我们的来访者深化对他们的感受和内在生命的重视。在治疗的开始阶段，治疗师最主要的干预任务是提出精心设计的开放式问题，扩大探查和讨论的范围，而非解决问题。简单的开放式问题（如"对×××你能再多说说吗"），在治疗的所有阶段都是治疗师的指令表中的重要一项。

信息

在治疗的过程中，我们要向来访者灌输各种类型的信息。我们要告诉他们，我们什么时候有时间，我们什么时候要休假，还有我们如何收费。有时也可以告诉来访者其他类型的信息，例如，向亲友推荐。如果我们觉得来访者的症状在恶化，需要服药，我们必须为他们提供关于诊断、治疗选择、会诊、剂量以及副作用的信息。另外，我们还必须考虑来访者向我们询问信息以及从我们这里接收信息的意义。例如，一位频繁要求推荐别人前来就诊的来访者可能希望整个家庭都受到治疗师的关照。类似的，当得到身兼药理学家的治疗师所提供的药物治疗信息时，来访者会心生很多感想。这种情况不应该阻止我们提供信息，相反，我们应该留心这些事情。这可能会帮助我们理解来访者的防御风格，并且可能是我们最终需要探究的问题。

共情的话语

当我们想要来访者知道，我们在认真倾听或我们认为自己理解了来访者的感受时，我们要使用共情的话语。这些可能是非常有力的干预。例如，一位女性感觉快要崩溃了，但是又羞于谈及她对忧郁症的恐惧，此时如果治疗师能观察到"每天的那些想法耗费了那么多的精力"，那么她就会感到备受理解；或者只要治疗师简单地说一句："你一定很辛苦"，那么拥有脆弱的自尊心、不得不在家庭和工作中假装自信的人可能就会卸下心防。很多时候，来访者多年以后仍会记得我们对他们说过的这些话。

当我们的首要目标是揭露时，我们需要对来访者说出共情的话语，同时我们也要探索来访者对此有什么感受。例如，一个看起来需要无尽的共情关怀的男人可能无意识地想要治疗师像温暖贴心的父母一样。我们也许还会顺理成章地发现，他在生活中也需要其他人给予这种共情的关怀，并且正是这种需求造成了他人际关系的紧张。最后，我们会向他解释这一切，以求他理解这种愿望及他的生活受到影响的方式。

当我们的首要目标是支持时，共情话语的作用对来访者来说似乎没那么重要。要记住，无论我们是以揭露为主还是以支持为主，我们的来访者都经受着巨大的情绪痛苦，并且需要知道我们能够理解他们。有时，实习生在实施心理动力学治疗时，会感觉羞于讲出过多的共情话语，就好像他们这样的干预是做错了似的。

要求联想

鼓励联想经常会出现在关于治疗的漫画里，例如，"你在想什么"这一类的话之所以如此频繁地被恶搞，是因为它真的会让人们去思考——并且通常都很难。这种干预是心理动力学治疗师的宝贵工具。当人们倾向于将"自由联想"看作一种专用于揭露型治疗中的方法时，要求联想（"对此有什么想法吗"）是鼓励来访者精进和增加对其内在体验的觉察的另一种简单方法。要求联想在支持型治疗中可以以提升来访者的自我觉察为目标，在不需要挖掘更深层的无意识内容的条件下帮助他们明白心灵如何工作。

反思性陈述

正如我们在第十三章讨论过的，反思性陈述有助于共情式倾听，使来访者听到我们是如何理解他们的。

> 来访者：我真是受够我的老板了。我准备好辞职了。
>
> 治疗师：所以，看来你非常恼火。
>
> 来访者：不，那种感觉更接近挫败感。

听反思性陈述，让来访者细化他们的想法和感受，加深治疗师对他们的理解。

沉默

在心理动力学治疗中，沉默也是一种干预。在很多情境下，我们都有意识地选择沉默。如果来访者能够承受，保持沉默能帮助他们继续独自联想，以达到逼近无意识内容的目的。沉默也能帮助来访者慢下来，有时在来访者说出非常困难的事情后也可以起到平复的作用。沉默是一种非常有效的干预，我们必须根据来访者的心理舒适程度小心地施加。

基础性干预

- 指导和心理教育
- 问题
- 信息
- 共情的话语
- 要求联想
- 反思性陈述
- 沉默

第二类 支持性干预

主要观点

支持性干预是为了支持有缺陷或薄弱的功能而设计的。

我们有两种基本方式来支持功能：

- 给来访者提供在当下他无法给予自己的东西
- 帮助来访者试着利用他们自己薄弱的功能

什么是支持？

许多人认为，心理治疗中的"支持"就是对来访者"好"。在所有的心理动力学治疗中，提供一种支持性的关系的确是重中之重。无论治疗的首要目标是什么，我们总是用我们持有的接纳、同情、尊重的态度暗中支持着来访者，并且在与来访者的共同努力中理解他们的困境。

但是我们怎样才能提供真正的支持呢？

为了回答这个问题，我们开始思考**支持**（support）这个词的各种含义。这个词来源于拉丁文"supportare"，意为传递、搬运或养育。现在，让我们看看，从下面的例子中你能体会出多少附加的含义。

> 飞拱壁支持着威斯敏斯特宫的墙壁。
>
> 妻子的爱支持着他通过了漫长的考验。
>
> 她希望找一份工作来支持她的家人。
>
> 权威医生们支持他的证词。
>
> 300人聚集在塞尼卡福尔斯，投票支持妇女权利。
>
> 主演得到了有才干的新进人员的支持。
>
> 技术支持使医院的计算机系统持续运转。

支撑、坚持、增援、维持、补给、提供、赞同、帮衬、协助——这些词都表示我们希望在心理动力学治疗中使用支持技术所要达成的治疗效果。当来访者缺少或者无法激发足够的内在资源去应对世界时，就需要得到支持。在这种情况下，我们不是只对他们的问题进行评说，而是或为他们缺乏的功能提供支持，或帮助他们利用自己薄弱的能力。我们为那些至少在当前时刻无法为自己提供支持的人提供支持。思考以下两个例子，首先看 A 女士：

> A 女士：我无法决定选哪个会计师——我太笨了，不知道该怎么办。
>
> 治疗师 A：你觉得你好像无法选择一个会计师是因为你受到离婚的打击，并且你觉得只有你丈夫才能做决定。

治疗师的评语是揭露性的干预（"你觉得你好像无法选择一个会计师是因为你受到离婚的打击"）——它假设来访者有能力去做决定并且只是

感觉她好像不行。其策略是让来访者意识到这种假设，从而能够去探究、理解并克服她的局限。现在来思考一下 B 女士的处境：

> B 女士：我无法决定选哪个会计师——我太笨了，不知道该怎么办。

> 治疗师 B：但是实际上昨天你为儿子的择校问题做了很大的决定，所以我知道你能做到。让我们一起从正反两方面考虑一下吧。

这是支持性干预——或者更准确地说，是多种支持相结合的干预。在这里，治疗师 B 假设来访者此刻没有能力自己做决定，并且需要治疗师的帮助来支持她缺失或薄弱的功能。让我们再仔细看一看治疗师所说的话以及他的干预目标：

> 但是实际上昨天你为儿子的择校问题做了很大的决定，所以我知道你能做到。让我们一起从正反两方面考虑一下吧。

在这两句话中，治疗师结合使用了表扬、鼓励和问题解决技术来帮助来访者做出决定。但是到底支持了什么呢？听到来访者对自己的贬低，治疗师表扬（"做了很大的决定"）和鼓励她（"我知道你能做到"）以支撑她的自尊。他通过提醒来访者她有能力来帮助自己检验现实，支持了她有些弱势的问题解决（认知）能力（"让我们从正反两方面考虑一下"），并增强她的团队合作能力（"让我们一起……考虑一下"）。此刻，治疗师通过支持这些功能来帮助来访者，但是将来她就能够自己应对。

总之，我们利用支持性干预来支持缺失或薄弱的功能。

提供与辅助

我们有两种基本方式来支持功能：

● **提供**（supplying）给来访者在当下无法给予自己的事情
● **辅助**（assisting）来访者试着利用他们自己薄弱的功能

中国有句古语，形象地比喻出了支持的这两种方式：

授人以鱼不如授人以渔。

当提供支持时，我们是直接给来访者一些东西，我们认为他们当时无法给予自己这些东西（"鱼"）。辅助来访者则是在利用他们自己的功能，更多的是一种"授人以渔"的方法。当我们认为来访者在一些助力之下能够调动他们自己的资源时，就可以进行辅助。在心理动力学治疗中——就像在父母的养育中——我们始终在来访者被支持的需要和他们自主性的需要之间寻求平衡。我们尽可能为他们提供所需，同时也在寻找每一个能让他们自力更生的机会。

提供型干预

提供型干预（supplying intervention）以直接且即刻的方式为缺损的功能提供支持。当我们认为一个人需要紧急修复时，可使用提供型干预。它就像止血带一样——如果有人流血了，我们不会说："哦，看你在流血"或者"现在，让我们想一想停止流血的方法"——我们只会先去找寻任意什么东西来将之绑紧。这里有一些主要的干预都是用于为缺失或受损的功能提供补给的。记住，其中的许多干预（像鼓励和安抚），也可以包含非言语的成分，如面部表情和声音语调。提供型干预根据其目标的相似性进行了划分，并且每一种都给出了特定的例子。

鼓励类

为了拥有能量并完成事情，我们必须感觉到我们能有成功的机会。这类干预用于为人们提供他们自己无法会聚的勇气。其中包括：

鼓励

再试一次——通常第二次事情就会简单得多。

你以前做到过。我有信心你能再次做到。

鼓舞与激励

当我为微积分这门课头疼不已的时候，获得一些辅导真的很有帮助。

上次报告你真的做得很好——我期待你下一次的表现。

乐观与希望

当药效开始发挥以后，在接下来的几个星期里，你的焦虑感会减轻。

虽然你已是癌症晚期了，但是一些和你情况相同的来访者通过治疗仍活了很多年。

表扬

你选择打电话给急诊室是一个非常好的决定。

离争吵远一点，是应该做的唯一正确的事情。

承认自己需要帮助真的需要很大的勇气。

提醒来访者他们的能力

上次你想要划伤自己的时候，你通过写日记和打电话给朋友坚持住了。我想下次你还能做到。

你觉得没办法照顾你的小宝宝，但是看看你已经照顾好了两个大孩子，这多么了不起啊。

命名类

把事情说出来可以帮助来访者理解他们的感受和体验，也能增强其自我觉察，还能帮助他们管理强烈的情感和焦虑的情绪。当人们无法把事情诉诸言语时，我们就必须替他们做到。下面有一些干预的例子涉及命名。

命名情绪

你说你真的不在乎他说的话，但是当时你看起来又好像就要哭出来了。我猜想这种感觉是羞愧。

将感受转化为言语

听起来真崩溃——虽然你没直接说，但是你告诉我说你一个人照顾着所有那些孩子。

重新定向类

有时，我们能为自己所做的最好的事情就是远离不好的想法或行为。但是，通常人们自己无法做到这点。这可能会损害刺激管理和情绪管的理能力。我们的许多干预都有助于提供这种功能，以减轻焦虑。

解释

通过为来访者提供备选方案以及对他们感觉的更为积极的解释，来支持其薄弱的功能。

你为自己无法做决定而忧心忡忡，但是在我听来，你只是在谨慎地权衡你的选择。

重新定向

治疗师会有意识地改变谈话方向，从而帮助来访者组织思路或减轻他的焦虑。

我能看出，你很担心会遭遇车祸，这让你非常困扰，但是让我们开始想一想你和你的女儿上周相处得怎么样好吗？

支持性规避

在这里，治疗师留意到来访者所说的话，但是也不直接深究，因为这可能令来访者感到崩溃或混乱。

来访者：我真的觉得治疗对我很有帮助，并且我也觉得你的裙子很漂亮。

治疗师：很高兴你对于我们的努力有非常好的感觉。

强化和阻止

利用这些干预，治疗师可有意识且谨慎地强化来访者更具适应性的行为，阻止不适宜的行为。以下是在支持模式下应对防御机制的主要干预手段。

上次你去看望你母亲的时候，你交朋友的天赋发挥得非常好——你也许想再有这样的表现。

听起来在工作面试中强行推销并不太顺利——但是，当你准备好很多问题时确实成功过。

所以，当装卸码头上的那些家伙污蔑你的种族时，和他们对骂似乎让事情更糟。无论何时，避过那片厂区更好一点。

你曾说上完瑜伽课你总会感觉很平静。你有没有考虑过经常去呢？

安抚类

很多人都很难安抚自己的情绪。这与自尊管理、情绪管理、刺激管理、冲动控制和娱乐能力的问题有关。许多安抚类干预，包括减少内疚和放宽心，对于过度严苛的自我评价都很有帮助。注意，安抚有时也可以通过非言语手段完成，像面部表情或者冷静的声音、语调。当然，还有许多言语上的干预也可以提供这种重要的功能。

安慰

在你继续之前，为什么不先放松几分钟——听起来你今天心情非常糟糕。

给自己一点时间——你能告诉我发生了什么，真的是做了一件很了不起的事。

关怀

我知道星期五是你丈夫的忌日……你想要在那天见面吗？如果你愿意，我可以在那天下午和你见面。

放宽心

我知道你担心你的女儿，但是听医生说，她真的越来越好了。你没问题的。

减少内疚

你想要承担责任的事情实际上是你根本无力控制的。

在这么困难的环境下，你已经为你的孩子尽力了。

保持冷静

有时，单纯地对某事很淡定就会非常有疗效了。

　　来访者：我只是感觉实在是太恐怖了——就像我要离开这里的时候，我并不知道你将要做什么。

　　治疗师：我肯定我们会一起解决这件事的。现在让我们想一想你所面临的选择。

共情

　　听起来它深深地伤害了你。

　　我取消了面谈让你觉得我抛下你，让你一个人。

表示关心和理解

　　我想要听到更多关于你在这个国家第一年的感受。

　　我想我明白你失去家园时内心有多么绝望。

明确地参与

　　别担心——我们会一起解决的。

　　你不是一个人——我们将保证你接受最好的治疗。

保护类

　　当来访者的判断力和冲动控制有问题时，他们可能会置自己或他人于危险之中。如果发生这样的事情，我们可能要主动保护他们。下面是一些我们可以使用的方法。

保护

　　第一次约会在公共场所见面可能比较好。除了个人简介，你真的不太了解这个男人。

　　我听说天黑以后独自在公园跑步真的很不安全。

　　如果你不用安全套，你就是在拿你的生命做赌注。

设定限制

如果你的体重降到 34 千克以下，就标志着你需要就医，同意吗？

你不能喝过酒以后来面谈。

劝告类

虽然我们相当放任我们的来访者顺从他们自己的想法，但是有时候不可以。通常这种情况与判断力、认知功能和冲动控制的问题有关。如果发生这种情况，我们可通过有针对性的劝告、建议、引导和提供备选方案来提供这种功能。

你为什么不试试在看医生之前把你的问题写下来？

有时，找个朋友看看你的简历，给你指点一下如何展现最佳的自己是很有帮助的。

你可以试试让你感觉不同的行动，1 分钟就好——你可以学会在没有安全感时保持自信。

把自己的所有想法都告诉妻子并不总是最好的办法——有时稍微变通一下，能帮你不伤害她的感情。

建构类

当来访者无法组织他们的生活或思想时，我们可以帮他们做到。

减速

我知道你的老板所说的话令你想马上辞掉工作，但是让我们花些时间想一想你应该怎么处理这件事。

规划

我们可以帮助来访者规划他们面谈及面谈之外的时间。

通常，如果人们每天早上起床、沐浴、打扮，那么他们对自己的感觉会更好。我们也应该想一想一天里你还能做些什么，这样你就不会那么无所事事。

你在转换话题。你觉得关于你的问题我们已经聊得足够多了，还是应该再聊一聊？

组织

根据一个人的功能水平，这种干预既可以是提供型的，也可以是辅助型的。当我们提供时，我们可以帮助来访者组织他们生活的很多方面。

因为你如此受困扰，所以很难知道首先要做什么——但是听起来，在你父亲的葬礼之后，你需要载你母亲回家，保证你婶婶有地方待，而且要为孩子们安排一个临时保姆。

将事情分解成可控的部分

人们常会被工作或任务压垮，因为他们不知道如何将其分解成可控的部分。我们可以通过提供或辅助来帮助他们（如下）：

出院以后如何规律地生活似乎让你很烦恼，但是今天你必须要做的真的只有三件事——按药方抓药，买些食物放进冰箱和洗衣服。

提供视角类

人们可能会在短期或长期内失去变换视角的能力。这与现实检验力和自我觉察能力缺乏有关。当他们不能重新定位视角时，我们可以帮助他们：

修正错误知觉

你觉得办公室里没有一个人喜欢你，但是很明显，珍妮和吉尔真的为你竭尽全力了。我不认为那里没有人真心为你着想。

转换思路

所以，看待恢复单身的另一种角度是你现在有机会花更多的时间陪伴你的孩子们了。

泛化

当最小的孩子也上大学时，大多数人都会有失落的感觉。

在这种经济环境下，很多人都担心他们的退休金。

验证

横跨全国搬家当然会让你筋疲力尽。

那种经历会让任何人都毛骨悚然的。

根据你告诉我的每一件事来看，似乎你的母亲不总是对你全心全意。

提供治疗关系之外的实践支持

当来访者需要我们提供更多的支持时，我们的工作是帮助他们以其他的方式获得其需要的支持。这可以包括送来访者去医院就医，建议进行会诊，或者请他们的内科医生谈一谈。这些干预可以补充所需的判断力、刺激管理和冲动控制能力。

现在，我认为你家里的混乱会让你抑郁症的恢复变得更加困难。另外，如果一直待在那里，很明显，你很难远离大麻。住院对治疗你的病症是有好处的，可以为你提供安静的康复环境，并且有助于你思考应对焦虑的新方法。

支持性干预——提供型

鼓励类

　鼓励

　鼓舞与激励

　乐观与希望

　表扬

　提醒来访者他们的能力

命名类

　命名情绪

　将感受转化成言语

重新定向类

　解释

　重新定向

　支持性规避

强化与阻止

建构类

　减速

　规划

　组织

　将事情分解成可控的部分

安抚类

　安慰

关怀

放宽心

减少内疚

保持冷静

共情

表示关心和理解

明确地参与

保护类

保护

设定限制

劝告类

劝告

建议

引导

提供备选方案

提供视角类

修正错误知觉

转换思路

泛化

验证

提供治疗关系之外的实践支持

辅助型干预

辅助型干预帮助人们利用他们自己薄弱或衰退的功能。这是非常重要的"功能重建"。我们可以根据辅助的方式将这些干预方法进行分类。

示范

示范是向一个人展示做某事的新方法的一种内隐方法。我们有意识地做出示范性行为，并且其方法是我们希望来访者能够进行复制、修改和吸收的。

当 A 先生想要停止治疗时，治疗师并没有发火；相反，他让 A 先生思考一下放弃治疗的利弊。这样做，为 A 先生示范做决定时该如何权衡。

指导

我们可以明确地教导来访者怎样做才能帮助他们自己，例如，放松训练、整理自我的方法以及问题解决的技巧。

因为你这么焦虑，所以我要教你一些实用的放松训练。你可以在家练习，我们也可以在这儿练习。准备好了吗？当我从 5 开始倒数时，轻轻闭上你的眼睛，只注意你的呼吸。现在试着想象一个舒心的场景——你爱这片海岸，你仿佛坐在小船上漂浮。试着想象你自己身处其中。想象你闻到了什么味道，你的肌肤感觉到了什么，你看到了什么。

合作

我们经常在来访者旁边工作，当我们要合作时，我们会明确地告诉来访者我们要一起工作。想想人们是怎样学习的——和老师一起积极地做些什么一般比被动听讲更有效。当我们合作时，重要的是对来访者说："所以，现在你需要执行新的功能。让我们一起努力完成。然后，你还会看到一个如何靠自己完成的示范。"合作的方式有很多种——例如，谈话，一起制作列表或画图，或者布置家庭作业。我们和来访者的合作有益于几乎所有功能。如果你在想要辅助来访者的事情上加上了"共同"的字眼，那么这就是合作干预。这种干预基本上表述如下：

　　　让我们一起努力……（考虑选择、解决问题、设定目标等）

下面列举了一些重要的例子。

共同设定目标

　　　让我们想一想你想要在……上下功夫

这种干预帮助人们学习设定目标、聚焦以及整理他们的思绪。如果来访者界定他们自己的目标有困难，那么试试问他们这样的问题："我们在这儿试图完成什么事呢？"提供关于可能特定且现实的目标的建议并做出反馈也会有所帮助。

　　　来访者：现在我觉得好多了，你觉得我还应该着眼于什么事呢？

　　　治疗师：这是个很好的问题——或许你可以想想你平常在这里谈论的事情，帮你找到答案。

　　　来访者：哦，我总是说我生气——修理修理或许比较好。

　　　治疗师：是的，的确时常发生——听起来是个好目标——你想说的其实是学会新的方法来处理你的怒火比较好，而不是说你需要"修理"它，对吗？

共同调查

"让我们一起想一想……"

这种干预帮助人们学习如何检查问题。其中包括学习放慢脚步深思熟虑，以及思考如何分析事情。它有利于判断力、自我觉察和冲动控制这样的功能。如果调查是关于感受的，还能帮助管理情感。

来访者：昨天晚上茉莉亚和我分手了——她们全都这样。为什么呢？

治疗师：这是个有趣的问题——让我们一起想一想吧。你能想想你在最近几次和别人相处的过程中，什么事情是相似的，又有什么事情是不同的吗？这或许能帮助我们开始了解到底怎么了。

共同探索思考或行动的可选方式

让我们想想看待它的其他方式或你能做的其他事情……

当我们认为来访者的刻板思维阻碍了思考可选性的能力时，我们就是在用这种干预。它有助于现实检验力、判断力、认知、人际关系和冲动控制。

我知道你觉得除了坚持这份你痛恨的工作外别无选择，但是让我们一起想想是否还可能有其他的选择。去年在华盛顿聘用你的那份工作怎么样？

共同检验现实

有其他的角度去思考……吗？

与修正错误知觉（提供一种功能）相反，这涉及让来访者思考是否有其他方式来知觉给定的情境。当试图评估一个人是否有精神病时，这种做法会有所帮助；当试图帮助一个人评估他看待现实的能力时，这种做法也会有所帮助。你可以把它看作共同探索可选项的一种特殊类型；但是它非常重要，所以值得单独对待。

> 你说过你认为你的老板总是找你谈话——但是，你能想想他今天找你的同事到办公室谈话的其他原因吗？

共同思考后果

> 让我们想想如果……会发生什么？

有时，来访者之所以会陷入麻烦是因为他们不能预期他们行动的后果。如果我们看出这是个问题，就可以帮助他们提升这种能力。通常，我们可以一起计划和预测事情的可能性。这能帮助来访者提升判断力、冲动控制力和其他认知功能。

> 我知道你对你的妻子很生气，这让你很想立刻离开，但是你能去哪里呢？让我们一起想想吧。

共同解决问题

> 让我们试着一起解决……

我们自然而然地这样做了，却忘记了来访者缺少解决问题的有效方法。合作解决问题需要同时权衡与考虑选项及其利弊。这对于认知功能是非常有帮助的，也有助于改善人际关系、判断力、刺激管理、情绪管理和执行功能。

> 来访者：应该选择哪项实习令我莫名紧张，学校的作业我一点都做不下去。我不知道该如何做决定。

> 治疗师：我们试试一起解决这件事……为什么不跟我具体说

说这两种选择，然后我们可以一起分析每种的利弊。

共同组织或规划

让我们想想你可以如何整理……

一起努力帮助来访者组织他们的思想或行为对他们是非常有用的。前面说过，我们既可以提供组织功能，也可以辅助来访者提出自己的设想。

我想你正在为写这篇论文而苦恼，因为它就像一个巨大又无形的拦路虎。我们为什么不一起计划一下从何开始呢？你可以开始思考论文的组成部分，然后我们就可以一起想想它们的先后顺序。

共同做某事

让我们一起努力……

这包括共同做事情，例如，制订日程表、组织活动或者做预算。这些事项可以在面谈中完成，或者也可以在家完成后带到面谈中来检视。这类干预假设人们没有协助的话，做这样的事情能力是有限的。根据事情的不同，这种干预可以帮助几乎所有功能。

听起来你很难做出预算。你必须要这样做，因为你要计算出每个月有多少钱花在公寓上。你把每个月所有的花费列在一张表上，下次面谈的时候带给我，好吗？然后，我们可以一起努力，为你做出预算。

鼓励心理觉察

你能想象我有什么感受吗？

第四章曾讨论过，了解自己的心理和想象他人的心理的能力被称为心

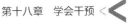

理觉察。心理觉察困难的来访者通常假设其他人和自己的感受相同。我们可以要求来访者描述自己的感受以及他人的感受——特别是治疗师的——来支持有问题的心理觉察能力。

　　上周我取消面谈时，你说是因为我厌倦了听你对你妈妈的抱怨。你想一想我取消面谈还有其他原因吗？

　　你觉得你的妻子昨天晚上对你那么生气可能有其他原因吗？

提供性干预——辅助型

　　示范

　　指导

　　合作

　　　　共同设定目标

　　　　共同调查

　　　　共同探索思考的可选方式

　　　　共同检验现实

　　　　共同思考后果

　　　　共同解决问题

　　　　共同组织或规划

　　　　共同做某事

　　　　鼓励心理觉察

提供与辅助的比较

　　提供型和辅助型干预指向许多相同的功能——区别在于支持的方式。例如，修正错误知觉是提供型干预，而共同检验现实是辅助型干预——但是它们都针对一个人衰退的现实检验能力。下面举例说明两者之间的差异。

修正错误知觉

　　来访者：我认为你把我的面谈安排在星期一是因为那样你就可以少见我几次——有好多假日都在星期一。

　　治疗师：我能明白你的不开心，但是说真的，如果我没记错的话，因为你之前的工作安排，所以你要求定在星期一。如果你的安排有变化了，我们可以再另找一个不会错过面谈的时间。

共同检验现实

　　来访者：我认为你把我的面谈安排在星期一是因为那样你就可以少见我几次——有好多假日都在星期一。

　　治疗师：我能明白你的不开心，但是你能肯定事实是这样吗？你觉得还可能有其他的任何原因吗？

　　记住，许多提供型干预暗中辅助功能，因为支持了一个功能也会同时支持其他的，这也是很重要的。例如，鼓励一个人并为其提供了自尊，同时也可帮助一个人融入人际交往、做决定或解决问题。

第三类　揭露性干预

> **主要观点**
>
> 　　揭露性干预将无意识内容转化到有意识的心灵中。它们包括：
> - 对质
> - 澄清
> - 解释

揭露性干预

"解释"这个词有两种含义：

- 说明其意义，使理解
- 翻译

这两种含义都与我们在心理动力学治疗中对这个词的使用方式有关。当我们解释时，我们是在说明某件无意识之事的意义——为了做到这点，我们必须将其从无意识的语言（首要加工）翻译成有意识的语言（次要加工，见第二章）。这是个了不起的任务，最好是把它看成一个过程，而不是单独的干预。本章讨论过的许多基础性干预必须在正式的解释过程开始前出现。我们需要指导自由联想、就行为提问以及要求来访者联想，这样才能得到我们需要的信息，并开始理解无意识的含意。一旦我们认为正在处理无意识的某事时，我们就可以开始解释的过程，这通常由三个步骤组成：

- 对质
- 澄清
- 解释 2

和环绕式倾听—过滤式倾听—对焦式倾听的过程很像，解释的过程也像是电影导演在从全景拉到近景。记住，如果我们认为准备原则的三重考量显示，来访者准备好了或有能力应对我们想要揭露的无意识内容，那么我们就应该从这一过程开始。

对质

在日常的对话中，我们一般使用"对质"这个词来描述含有某种程度的攻击性或张力的情境或互动。例如，一个人可能会说："我就我女儿的不良行为和她对质，然后'撂倒'她了。"但是，在心理动力学治疗中，我们对这个词的理解和使用是有些许不同的。在这里，对质是我们对即将发生在来访者脑海中的事情感兴趣的过程。当我们认为我们可能正在接近无意识的某事时，我们第一步就是对质。例如，如果 A 先生正在侃侃而谈，突然他停了下来，我们就假设这可能是无意识思想或情感造成的。我们不知道这是什么，但是我们很感兴趣并且希望来访者也能对此感兴趣。这种情境下的对质可能是：

> 我注意到你刚刚不讲话了。

我们观察一个现象并希望来访者对它产生好奇，谈论它，并且通过这种方式帮助我们走近打断联想的无意识的思想或情感。然后，来访者可能会说："我觉得语塞了——好像我没什么可说的了。"现在，我们知道来访者停止讲话是因为他的思想在那一刻短路了。然后，我们可以开始思考为什么会发生这样的事情。如果来访者出现口误、突然转换话题或者明显不再谈论感情，我们也可以利用对质将这些现象引入来访者的视线。虽然我们所使用的"对质"这个词并不意味着"提醒某人注意"他的行为，但是我们也会为来访者指出一些他没有注意到的事情。

澄清

通过联系相似的现象，澄清有助于将无意识引入视线。例如，如果我们注意到 A 先生似乎总是刚好在进入星期一的面谈之后停止讲话，我们可以就此发表看法——这不再是仅对单一事件的对质。当我们进行澄清时，不仅要评论语塞的感受（对质），还要联系来访者每次觉得语塞的时间，并提示说这种情况总是发生在星期一的事实是很重要的。好的澄清可以是：

> 你似乎总是在星期一上午讲不出话来。

澄清的目标是帮助你和你的来访者解释模式。这样做的一个好办法是询问："这种感觉你熟悉吗？"看下面的例子。

> 来访者：我以为为老板做额外的工作能给他留下深刻的印象，但是刚刚我才发现他只是在占我的便宜。我也太挫了吧！

> 治疗师：听起来确实很受打击——这种感觉你熟悉吗？以前对其他人你有过类似的感觉吗，或许对你的家人？

> 来访者：现在你问我的感觉，也会发生在我父亲身上。他只想要我们帮家里的忙——总是抱怨我们什么都不做——所以我过去常常很早起来干活，像做早餐，或倒垃圾，而他只会抱怨我还没做其他的事情。我总是赢不了。

> 治疗师：所以，这就是你感觉熟悉的一种模式。

解释

解释是说明一种有意识的情感或行为，是由某些无意识的事情所引发的。因此，它一般可以归纳为所谓的"因果图式"（becauseschematic）：

行为或情感	—— 因为 ——	无意识因素

还以 A 先生为例，在星期四的面谈中，他谈到了一个梦，这时他的泪水夺眶而出，并且说：

> 我无法忍受等到星期一我必须再回这里来。那感觉就像永远。我现在多么坦白啊——再次敞开心扉是多么痛苦啊。

现在，我们获得了一些用来解释他的语塞行为的信息。我们假设，他想要逃避痛苦感觉的愿望阻止他自由地谈话。解释可以像这样：

> 也许那就是为什么你会发现在星期一面谈开始的时候你很难开口——你在保护自己避免遭受再次敞开心扉的痛苦。

下面是其"因果图式"：

你在星期一 很难开口	—— 因为 ——	你想要逃避周末之后 再次敞开心扉的痛苦

这不只是观察——它是通过联系无意识来解释现象的尝试。

你听到的解释可能像下面这样：

也许你之所以总是选择像安那样的女人，是因为你不太害怕她们会拒绝你。

你选择安那样的女人	—— 因为 ——	你不太害怕 她们会拒绝你

我想知道，令你感到如此焦虑不安的冲动怀孕是否是你为了阻止你丈夫离开你而做的尝试。

你对怀孕的冲动 决定非常不安	—— 因为 ——	你怀孕是为了阻止 你丈夫离开你

也许你很不情愿按时付费是因为你觉得如果我真的在乎你，就应该免费为你治疗。

你很不情愿按时付费	—— 因为 ——	你觉得如果我真的在乎 你就应该免费为你治疗

注意，所有这些解释都以"也许"这个词开头。这是故意的：解释都是推测——全是假设。我们请来访者和我们一起推测，而不是给他们下

"圣旨"。我们总是要热衷于让被试对他的行为感到好奇，并且我们的干预向来访者传达出的这种感觉越多，效果越好。

遗传解释

遗传解释不仅要说明无意识内容，并且要联系到一个人早期的过去[3]。遗传解释的"因果图式"如下：

| 行为或情感 | —— 因为 —— | 无意识因素 | ⟶ 联系到遗传因素 |

例如，A 先生告诉我们他的父母离婚了，他们对他拥有共同监护权，于是他每周或者在母亲家里度过，或者在父亲家里度过。只是他刚感觉适应了，就不得不去另一个家，在那里花时间让自己适应下来。通过这些，我们可以推测防御性的语塞可能缘于童年的事情，甚至可能起源于父母的分开。如果来访者在情感上被这些过往所牵绊，我们就可以大胆地做出这样的遗传解释。

> 我认为你在星期一讲不出话来是保护自己远离痛苦的一种方式，就好像你从父母的一方到另一方家里时，很难马上热络起来。

图式如下：

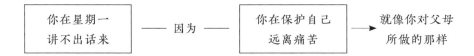

遗传解释拼上了最后一块拼图——联系到来访者早期的成长史。遗传解释应该谨慎使用，并且只用于来访者的情感很明显与早期经验有关之时。另外，遗传解释可能会使来访者远离治疗中"此时此地"的热点情境并培养理智化。

构造新的故事

在心理动力学治疗的早期，治疗师所说的**再构造**（reconstruction）从字面上理解是指将来访者早期发生的事情进行再造[4]。这过去常常是精神分析和心理动力学治疗的主要治疗目标。但是，最近大多数人认为不能再这样做了——即使有照片、影像、书信和故事为证，我们也无法真的知道一个人的童年到底发生了什么事。现在，一般认为我们最好试着为过去构造一个意义丰富的故事，来帮助来访者理解他们对早期人际关系和经历的想法与感受[5]。我们的干预经常会帮助来访者构造此类个人故事，并且这也经常涉及无意识内容。例如，当 A 先生说起他每周在两个家之间往返时，我们不仅明白了这对他是多么痛苦，还明白了他不愿去想他必须一直奔波是因为他的母亲想要有更多的时间去见新男友。所以，我们可以对他说：

看来，你现在认为你必须忍受在两个家之间往返的理由是，你母亲希望有更多的时间约会。

在这里，我们不说我们知道事情是这样的，而是说来访者对他的童年以及经历为什么会有这样的新想法。其中涉及的内容不是有意识的，或不是与意识相连的，但都不涉及当下的行为。帮助来访者构造个人故事非常有助于他们理解自己，理解他们的生活，理解他们心灵的运作。

现在，我们已经介绍了倾听、反思或干预模式的基本要素，我们可以开始应用它们去处理从来访者那里听到的大多数内容了：

- 情感
- 阻抗
- 移情
- 反移情

- 无意识的幻想、冲突和防御机制

- 梦

- 修通（见第七部分）

- 结束（见第七部分）

揭露性干预

- 对质

- 澄清

- 解释

- 遗传解释

- 构造新的故事

推荐练习

练习1

思考下面的治疗师和来访者的互动，看看你是否能：

- 列出治疗师所使用的不同的支持性干预
- 确定干预是提供性的还是辅助性的
- 判断哪种功能得到了支持

　　来访者是24岁的大四学生，几周前，他"出乎意料地"惊恐发作。他3岁的时候，父母就离婚了，母亲抚养他到10岁，之后就把他送到了寄养中心，因为"她不能再带着我了。我总是乱发脾气。另外，她需要继续她的歌唱生涯"。他告诉你他非常幸运地遇到了照顾他的养父母，并且他们认识到自己很聪明，这帮助他申请到了大学奖学金。来访者的当务之急就是，他和交往一年的女朋友关系日益紧张。这是他一系列混乱关系中最近发生的，也是持续时间最长的。来访者现在表现得很冷静，但是当这些关系悲惨地结束时——它们总是那样——他就会陷入酗酒和服用可卡因中。他不得不两次退学来"让自己清醒"。

　　来访者：我无法决定买什么给我女朋友。这是我们第一个纪念日，一周年了，对吧？你觉得买什么礼物适合这个日子呢？

　　治疗师：我认为这取决于这件事情对你的女朋友来说有多重要。也许我们探讨一下她是什么样的人可能会有点帮助。

　　来访者：那正是问题所在！她很难被取悦。

　　治疗师：你问过她想要什么吗？

　　来访者：如果我不是自觉地知道她想要什么，她就会很生气，（讽刺地）就好像我应该能读懂她的心似的。

　　治疗师：（微笑）这确实会使事情变得更简单。（略微严肃）我猜令人沮丧的是不知道什么肯定能取悦她，特别是告诉你对她来说明明是件很简单的事情。

　　来访者：对的！

　　治疗师：最糟糕的是，如果她讨厌这份礼物会怎么样？

　　来访者：有时我觉得我必须把每件事都做对，否则她立马就会转身离去。

　　治疗师：你认为真的是这样吗？

　　来访者：嗯，不，不完全是。但是她，可能，什么都不满意。

　　治疗师：那样可能会令人失望，但是并不是世界末日，我猜想。如果发生这种情况，或许你可以带她去她可能比较喜欢的卖东西的地方逛一逛。

　　来访者：（怀疑地）我不知道。我想是吧。

　　治疗师：（默默地注意到，来访者似乎觉得自己也没有从她那里得到过自己需要的东西。）为什么你不多告诉我一些关于她的事情，这样我们或许可以一起想想办法。

点评

来访者一开始提出了一个似乎无伤大雅的请求，希望治疗师能提供信息帮他决定买什么礼物。然后，治疗师问了一系列问题，努力让来访者参与到共同解决问题中来。治疗师（默默地）注意到，来访者似乎认为自己是一个善良体贴的男朋友，想尽最大努力取悦难搞的女朋友，而她不会给他需要的答案；在他被母亲遗弃的童年经验中，治疗师看到了类似的模式，并且想知道同样类型的模式是否已经出现在治疗关系中了。但是，他决定支持性规避对这些关系模式的提及，至少此刻是这样，因为：

- 这是在治疗的早期
- 治疗同盟还很脆弱
- 来访者提到了重要功能薄弱的成长史，包括冲动控制能力差、焦虑承受力差、人际关系糟糕。

通过观察到"不知道"令他"很紧张"，治疗师命名了情绪，并验证了他的感受（没有指出他的愤怒可能是他抗拒觉察到对失去重要关系的焦虑的方式）。他们一起思考后果，来访者卸下心防，并自愿透露出对被遗弃的深层恐惧。治疗师结束时提出了具体的建议，可选的行为可以减轻他自身的焦虑，并且还使用了共同做某事的合作型干预。

练习2

你如何描述下面例子中治疗师的策略？

因为照料孩子的事情，来访者已经连续几周迟到了。今天，她请的保姆告诉她周二不能来了，而这一天她下午4点约好了治疗。她问治疗师是否可以把她的面谈改在其他时间。治疗师建议将下午4点的面谈改在周一。来访者开始哭起来，说她知道自己应该为迟到以及提出这样的要求而受到惩罚。下面是他们之间的对话。

治疗师：看来你对于把面谈时间改在周一有很强烈的反应。你能再多说一些你的感想吗？

来访者：我想你一定是不想每周都见到我，因为星期一经常是节假日，那样我们就不用见面了。我觉得你厌烦了我的迟到，我总是要求更改时间也让你不开心。调到星期一的话，只要碰上节假日，你就可以休息了。

治疗师：看来你对此确实有很大反应。事实上，我建议星期一的时候并没有想那么多。只是因为我只有星期一下午4点的面谈时间还空着，而你这个时间也比较方便。我可以再找找其他可能的时间，但是首先，我们也要试着分析你的反应。当你不知道我为什么把时间改在星期一的时候，你假设我生气了并且在惩罚你。

点评

治疗师探索了来访者对于更改时间的反应。通过纠正来访者对为什么她被安排在星期一的错误认识，治疗师鼓励来访者进行心理觉察。这样帮助来访者想象到治疗师更改这个时间，除了有来访者所害怕的原因外，还有其他的可能。此时，还可以让来访者考虑在治疗之外对其他人是否有过类似的反应。

练习3

对以下干预，你会如何加以定义？

1. 来访者：每当我刚游完泳来这里，我就觉得晕头转向。

治疗师：上周你说过同样的话。

2. 来访者：所以我昨晚梦见我在监狱里，并且不知道这究竟是为什么，那里还有两匹黑马和我在一起。你认为这有什么含意呢？

治疗师：有时在我们知道一个梦的含意之前，我们可以看看这个梦的不同部分，关于它们都能想到什么。例如，我想知道关于黑马，你能想到什么。

3. 来访者：离婚将是永远的。一旦我开始行动，我估计要花上一年时间。我实在无法想象该怎么面对孩子。

治疗师：今年你真要大费心力了。

4. 来访者：其他来访者离开后，办公室的味道总是很难闻。我喜欢星期一，没有人在我前面来这儿。那样就没有味道。

治疗师：也许你喜欢的是我没有任何其他来访者。

5. 来访者：你休假的时候我过得很好。事实上，不用为了来这儿那么早起床感觉好极了。有趣的是，我无法睡懒觉——我会在同样的时间醒来，就好像我要来面谈一样。

治疗师：虽然听起来你过得很好，但是也许你对不能来这儿有些情绪。

6. 来访者：关于我母亲的所有事情像个黑洞笼罩在我眼前。我实在不知道该从何处下手——我只想蒙头睡上几天。

治疗师：让我们一起看一看——为什么我们不从她忘记你的生日时你的感受开始入手呢？

7. 来访者：我的儿子恨我。那就是为什么他从不打电话。我觉得他曾经很多次打过来又挂断。我的妻子认为我疯了，但是我肯定事情还会继续。

治疗师：你觉得还有任何其他的方式来看待发生的事情吗？

点评

1. 澄清：将两个相关的现象放在一起。

2. 心理教育和要求联想：首先治疗师指导对梦的探索，然后她直接要求联想。

3. 共情的话语：治疗师简单地对来访者的难处产生共情。

4. 解释：将无意识内容带到表层。它也可以重新写成："你讨厌非星期一的味道，因为你想要觉得我没有任何其他来访者。"

5. 对质：治疗师让来访者注意一些潜在的矛盾情绪。

6. 合作干预：把事情分解成部分，提问——治疗师先建议他们一起努力，然后从问特定的问题开始，从而帮助来访者应对看似一团迷雾的事情。

7. 共同检验现实：治疗师探索来访者以另一种方式看待他的信念的能力。

练习 4

以下这些是解释吗？

1. 上一次我不在之后，你也取消了几次面谈。

2. 你感觉很焦虑，但是我认为你实际上很生气。

3. 或许是你母亲的自私让你待在西海岸那么多年。

4. 你觉得是你对结婚的焦虑让你推迟挑选婚纱吗？

5. 是什么原因使得你不停地换话题？

点评

记住，所有的解释都可以放入因果图式：

1. 澄清：这只是指出了行为的联系。

2. 解释："你感到焦虑，是因为感到生气让人太不舒服了。"

3. 解释："你待在西海岸，是因为你在躲避你母亲的自私。"

4. 解释："你推迟挑选婚纱，是因为你对结婚感到焦虑。"

5. 对质：这只是引起来访者注意的行为。

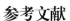

参考文献

1. Schlesinger, H.J. (2003) *The Texture of Treatment: On the Matter of Psychoanalytic Technique,* Analytic Press, Hillsdale, NJ.

2. Greenson, R. (1967) *The Technique and Practice of Psychoanalysis,* International University Press, New York. For an alternate conceptualization of confrontation and clarification, see Caligor, E., Kemberg, O.F., and Clarkin J.F. (2007) *Handbook of Dynamic Psychotherapy for Higher Level Personality Pathology,* American Psychiatric Publishing, Washington, DC.

3. Auchincloss, E.L., and Samberg, E. (2012) *Psychoanalytic Terms and Concepts,* Yale University Press, New Haven, p. 121.

4. Auchincloss, E.L., and Samberg E. (2012) *Psychoanalytic Terms and Concepts,* Yale University Press, New Haven, p. 219-221.

5. Schafer, R. (1992) *Retelling a Life: Narration and Dialogue in Psychoanalysis,* Basic Books, New York.

第/五/部/分

实施心理动力学治疗：技术

主要观点

在心理动力学治疗中，当我们的来访者讲话时，我们会听到很多事情。

倾听某些重要的元素能帮助我们理解来访者，进而：
- 揭露无意识的内容
- 支持薄弱的功能

这些重要的元素有：
- 情感
- 阻抗
- 移情
- 反移情
- 无意识的幻想、冲突、防御机制
- 梦境

所有的心理动力学治疗都会用到揭露性和支持性技术。不管主导模式是什么，治疗师都应该根据来访者的需要准备好在两者之间灵活转换。

在治疗中，来访者为了获得安全感和理解需要某些支持。

倾听重要的元素

在任何既定的心理治疗面谈中，会出现许多话题。第十六章曾经讨论过，在面谈的开始部分，我们用的是环绕式倾听，我们会随着来访者的联想将注意力从一个话题转向另一个话题。但是，当我们开始过滤和对焦时，有些元素就需要我们进行导向目标追踪。这包括来访者的情感、他们反抗治疗的方式（阻抗）、他们对我们的感觉（移情），以及他们的幻想、冲突和梦境。我们还要认真倾听我们自己对来访者的感觉（反移情）。这些元素非常有助于拉近来访者与无意识内容之间的距离，并可以为我们指出其自我的薄弱点。本书这个部分的每一章将讨论一个元素。当你在实施心理治疗面谈时，你应该能够说出那次面谈中主导的情感、阻抗、移情、反移情及无意识的幻想、冲突和防御机制。这部分结尾的推荐练习可以帮你巩固学习成果。

使用混合技术

根据你对来访者的优势、问题和需要的初始评估，现在你可以判断出能给你的来访者最好的帮助的基本主导方法是：

- 揭露无意识内容
- 提供支持

虽然在治疗开始时这能帮助你理解你的主导治疗策略，但现实是，在所有治疗中，心理动力学治疗师一般都会使用支持性和揭露性技术。特定的"混合程度"根据来访者不同而有所不同，有时对同一个来访者也会因时间不同而有所不同。你的抉择受制于你对来访者的情绪和心理功能的哪些方面需要"支持"的理解，以及来访者能够承受无意识内容的程度。如

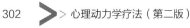

果你选择以揭露为主导的方法，那么你仍然可以采用支持性干预；而如果你选择以支持为主导的方法，那么你仍然可以选用揭露性干预。

所有的来访者都需要支持

但是，要记住，所有来访者都需要某些支持。在所有心理动力学治疗中，稍微健康一点的来访者通常需要的只不过是些背后的支持——感觉被倾听以及在无指责的氛围中被理解。有的来访者可能需要在治疗开始时获得更多的支持来帮助他们在治疗关系中找到安全感。有的来访者则可能需要在治疗后期有危机发生时获得更多的支持。另外，还有的来访者可能在整个治疗过程中一直被支持着。

基于这些框架，我们在心理动力学治疗面谈中继续对主要话题进行倾听、反思和干预。

第十九章

情感

主要观点

通常，来访者的首要情感主导着我们面谈的主要话题。这称为情感主导原则。

理解来访者的主导情感是选择在哪里聚焦和怎样干预的最好方法。

情感可以：

- 是有意识的和无意识的
- 通过言语和行为表达出来

支持性技术帮助来访者更具适应性地管理他们的情绪。

揭露性干预帮助来访者觉察无意识的情感，改善消极情感，并利用这些情感理解其他的无意识内容。

帮助来访者澄清和表达情感有利于心理动力学治疗产生更为积极的效果[1]。

为什么情感在心理动力学治疗中如此重要？

在生活中，我们最能记得什么事情？我们悲伤、高兴、恐惧的时刻；

打动我们以及感情充溢的时刻。不顾情感的洞察就像没有色彩的日落。情感是首要的——它自然而然地将我们与早期的无意识经验维系起来，仅靠思想是做不到的。身为心理动力学治疗师，情感是你的指南针，是你的风向标。如果你始终接近来访者的情感，那么即使你迷失了，你也能知道下一步往哪里走。

但是，情感可能也会为我们的来访者带来巨大的麻烦。我们治疗的许多障碍都与情感问题有关，如焦虑、抑郁、狂躁、易怒和惊恐。确认这些情感和来访者如何管理它们是诊断、评价功能和选择治疗方法的核心。在心理动力学治疗中，我们专注于来访者的情感，不仅是为了对来访者进行诊断或描述，还要阐明来访者的无意识经验并改善他们管理情感的能力。

情感可以是有意识的，也可以是无意识的；可以是言语的，也可以是非言语的；可以是公开表露的，也可以是被严防死守的——身为心理动力学治疗师，我们必须学会倾听所有这些并以下面的方式利用它们。

在给定的时间理解对来访者来说什么是最重要的

在心理动力学治疗的面谈中，来访者会谈到很多事情。判断对来访者来说什么最重要的最好方法，就是倾听与情感联系最紧密的元素。例如，来访者 20 分钟都在用平淡的语调讲述他的工作，但是随后在提到他研究助理的告别派对时突然哽咽。跟随情感——关于这场分离肯定有什么是对来访者格外重要的。

帮助来访者更好地了解他们的情绪

为了理解我们自己，我们需要了解我们的情感。来访者在了解他们的感受方面可能会有各种不同的问题，对此，我们都可以提供帮助。

- **体验情绪的困难**：察觉不到他们的情绪的来访者在生活的许多方面也会出现问题。不知道我们有什么感觉会影响我们做选择的能力，

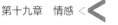

阻碍我们与他人交往的能力，并且会降低我们享受生活的能力。

- **辨认情绪的困难**：有些前来治疗的来访者无法辨认和表达他们的感受。只能体验到情感，却不能识别它们是相当可怕的。另外，有些情绪，如生气、恐惧、嫉妒、好胜和羞愧，本来就特别难以辨认和承认。识别我们情感的能力给我们一种控制感，并且最终为我们对感受进行反思、与他人交流和理解我们的反应指明了方向。
- **连接情绪和体验的困难**：对有的人来说，情绪可能无处不在。与学习辨认和识别一个人的情绪一样，在情感和体验之间建立连接也是一种巨大的解脱，可以代替控制感的缺失。连接情绪及其沉淀下来的体验能使来访者与他人更明白地交流，从世界中获得其所需，并最终明白他们令他人有什么样的感觉。

帮助来访者管理情感

有的来访者完全被他们的感受所淹没或颠覆。虽然几乎所有的来访者都需要一些这方面的帮助，但是对有的来访者来说，这可能是治疗的焦点。身为治疗师，你承受来访者情感的强度、保持冷静和帮助将感受转化为言语的能力为管理情感做出了健康的示范，并且可以为一种"包罗万象"的功能服务[1-4]。让来访者学会用于管理或对抗情感的行为也是有帮助的。

帮助来访者改善消极情感

有的来访者身上充斥着消极的情感，例如，总是对亲密的人发脾气、对未来绝望或羞愧难当。身为心理动力学治疗师的我们，要从他们早期的成长史中发现导致这些消极情感的因素，并开展我们的揭露工作，将他们的心境与成长史联系起来。移情中的消极情感也是工作的焦点（见第二十一章）。

帮助来访者表达情感

　　说出感受可以产生巨大的治疗效果。压抑情感足以引起心境和焦虑的不良症状。人们无法说出感受的原因有很多，包括羞于启齿以及没有足够安全的人可以倾诉。身为心理动力学治疗师的我们所能做的很多都是想方设法帮助来访者说出他们的感受。在治疗中帮助人们表达情感与疗效有正相关——所以，说出感受是另一种一般因素。

> 一般因素——能够说出感受

　　现在，把我们的技术应用到情感上吧。

技术

倾听

　　如果你把自己比作穿越森林小路的徒步旅行者，那么情感就是小路的起点。如果你从情感开始，那么在一般情况下，你都会在面谈中直奔主题。有时候，这还被称为**情感主导原则**（principle of affective dominance）[2,3]。所以，当我们在面谈中开始倾听来访者时，我们要做的第一件事就是判断主导的情感。这并不总是那么简单，因为主导的情感可能是无意识的。所以，我们该怎么做呢？这里有一些问题可以帮你辨别主导的情感，当你在倾听来访者时，可以问问自己。

来访者的感受是什么？

　　当你在倾听来访者谈话时，应问自己这个问题。通常，来访者会直接表露出和所讲述内容有关的情绪，情感也是显而易见的。例如，35 岁且有两个孩子的单身妈妈在面谈中哭泣是因为她申请绿卡又失败了。她的情感是显而易见的，她很伤心、很挫败，她的言语和行为都可以表现出来。

有感受的缺失吗？

还有的时候，来访者在讲的事情貌似很重要，却丝毫不带任何情绪。例如，如果一个来访者毫无情绪地告诉你他的女朋友刚刚和他分手，你就会体会到情感的缺失。一般来说，情感缺失可能是被抑制的痛苦情感的线索。根据来访者及其特定环境，你可以选择深入询问或尊重来访者的抑制机制，并对此刻做出支持性规避。另外，记住，情感缺失可能是心境障碍的症状，如抑郁。

情感和来访者描述的匹配吗？

问问自己，来访者表现出来的情感和他所说的内容相符吗？我们在第十六章讨论过，倾听不一致是倾听情感的关键一环。例如：

> 65 岁的退休理发师嬉笑着告诉你他刚刚在股票上赔钱了。

来访者的情感与他所描述的经历不匹配，说明还有深层的东西需要挖掘。

在面谈的进程中情感有变化吗？为什么？

有时候，来访者在面谈开始时会感到迟疑和焦虑，随着谈话不断深入会逐渐放松。还有的时候，来访者似乎对你说的话很恼火，产生的想法改变了他们的感受，或者随着时间临近结束又封闭起来。例如，一位年轻的来访者开始的时候很兴奋地给你讲她的人际关系，随后当她想起你要休假时她就平静了许多。来访者表现情绪的能力降低缘于她对你将要离开的感受。

来访者在面谈中的行为暗示了一种情感吗？

如果来访者不能直接用言语表达他们的情感，那么他们还可以用行为来表达他们的情感。行为可以是隐晦的，也可以是明显的，例如，僵硬地坐着、坐立不安、小声讲话、敲打座椅、哈哈大笑或者哭泣。问自己这些负载情感的行为与讲话的内容是否一致。想想来访者在等候区和走进房间的时候看起来是什么样子，也可以帮你找到来访者主导情感的好线索。例如，来访者用手捂着头坐在等候区或者蹦跳着进入办公室都很明显地表现出了情感状态。

来访者在治疗之外的行为表达了一种情感吗？

来访者在治疗之外的行为可能会表现出没有直接说出的情感。例如，一位 32 岁新婚的法律系女学生说她和她母亲针对周末的计划进行了交谈，并且说这次交谈"没什么大不了的"，但是随后她回到家吃掉了一整盒奥利奥饼干。在这个案例中，来访者在治疗室外的行为为你提供了有关其感受的良好线索。

情感的质量如何？来访者的情感过剩或是缺乏吗？

有时候，来访者对于给定的事件似乎表现出了比我们预期更多的情绪。例如，当论文被评为差等时，一个人哭到什么程度是合适的？虽然这些问题并没有正确答案，但是随着你的临床经验不断积累，对于何为反应过度、何为反应缺乏你就会心里有数了。举一个情感冷淡的例子，有一位 40 岁的男性来访者，他的妻子刚刚第三次流产了，他们又做了第四次人工受精，他平静地说："我想我们必须从头开始。"在这个案例中，你或许想知道他对于生孩子有什么样的感觉，以及为什么对于这么令人失望的事情他没什么情绪反应。

来访者如何管理他的情感？来访者看起来被他的感受吞没了吗？

有的来访者可能会被剧烈的情感所压垮，或者以自残行为作为安慰自己、逃避或管理自己不适感的方法。有的人用无节制的购物、过量饮酒、性行为甚至动了自杀念头来管理剧烈的情感。这些行为都是来访者无法管理他们情感的线索。

反思

接下来，我们该利用选择和准备原则来思考如何干预了。问问自己，主导的情感是否接近表层，并检查一下你的反移情。想一想治疗的阶段、治疗同盟和来访者的功能。一个指导原则是情感几乎总是最好的切入点。对表现出的情绪进行共情或识别出未成形的情绪一般是有用且安全的方法，能够提供安慰、支持并指向更深层内容。

我该选择哪种情感？

人是复杂的，他们不会只表现出单一的情绪。我们怎么知道哪种情绪是应该关注的呢？当我们开始反思时，我们要想想，哪种情绪似乎离来访者心灵的表层更近？哪种情绪被提起的最多？哪种情绪能解释来访者的行为？主导情感可能是、也可能不是来访者口中最重要的情感。我们的工作是利用提问和"倾听"那部分所罗列的线索来判断它是否是有意识的。

选择表层情感

有时候最好的选择是最令来访者有压迫感的情感。例如，一位 30 岁的女性来访者在告诉你她和她的丈夫正在努力怀孕的时候表现得特别焦虑。她说她知道自己刚过了排卵期，现在还不知道是否能怀上。除了焦虑外，她还说要是她知道她没怀上，那至少能在今晚的派对上喝酒。在这个案例中，表层情感是来访者对于是否能怀孕的焦虑。但是，她关于喝酒的话语暗示你，她存在着其他更深层的情感——例如，对想做母亲和不想放弃某些快乐的矛盾心理。但是考虑到来访者的焦虑，更好的做法是坚持表现出的情感，对来访者的焦虑共情，并说这样的话，"这种悬而未决的状态真是很难熬。你能再多说说你的感受吗？"这种方法特别有助于新的来访者、被焦虑压倒的来访者或者靠自己无法辨认他们情感的来访者[2]。

选择无意识情感或被防范的情感

然而，有时候埋藏更深的情感是更好的选择。对于经过评估与你拥有良好同盟关系的来访者，聚焦于被防御抵抗的情感可能会特别有用。你的反移情通常也是辨认隐藏的情感的最佳指引。例如，有一位来访者已经在你这儿治疗多年了，你们之间有良好的同盟关系，他在给你讲他刚刚被他真正想要的工作拒绝了时，显得很活跃。当听完这份工作应聘和面试过程的所有细节后，你认识到自己一直在支持他，并且当他告诉你自己已被拒绝时，你感到有些泄气。你反思出你体验到他正在防御、抵抗的情感，于是你说：

> 我知道你多想得到这份工作，但是你在谈这件事时又显得很高兴。也许因为太失望了，所以实在不愿意去想。

这样可以帮助来访者更多地了解自己，并利用他的情感更有效地处理这个打击。

干预

基础性干预

心理教育、指导、提问和共情是帮助来访者关注情感的核心。在面谈中，它们通常是解释性或支持性工作的垫脚石。让我们回头看和母亲讨论周末计划后吃掉一盒奥利奥饼干的来访者。首先，你可以用一些心理教育和提问题进行干预，让她知道理解她的暴饮暴食的一种方法是想想在事情发生之前她有什么感受。可以这样安排措辞：

> 对有的人来说，暴饮暴食通常是应对不舒服情感的一种方
式。在你开始吃奥利奥饼干之前，你有什么感受？

或者：

> 你和你母亲谈完话以后你有什么感受？

如果来访者说她觉得内疚，因为她必须告诉母亲她要在母亲节去继母那里，那么你可以共情地说："那一定很痛苦。"表现你的共情，传达出你的关心和对来访者的理解，帮助他们讨论痛苦、羞于言表的情感。

支持性干预

我们在选择支持性干预时，目标是：

- 化解（或接纳）威胁来访者或治疗关系、令人难以承受的情感
- 提高来访者管理和控制情感的能力

我们不时会有被情绪所吞没的时候。通过向其他人寻求适当的帮助和安慰，或者寻找其他的方法自我安抚或自我冷静，比较健康的人能够管理这些情绪并继续有效地工作。但是，有的人无法自己管理剧烈的情感。他们的情绪压垮了他们，损伤了他们的日常功能，减弱了他们的其他功能。另外，他们经常更依赖于自我伤害行为（如饮酒、服用药物、暴饮暴食、划伤自己、不安全的性行为），以此来管理强烈的情感。情感管理的损伤可以是短期的，也可以是长期的。其引起的后果从精神障碍（如心境障碍、人格障碍和物质滥用障碍）到各种充满压力的生活情境（如创伤和身体症状）。例如，一位情感管理良好的女性可能会在激素变化、睡眠剥夺和刚刚升级做妈妈的联合影响下出现严重的产后抑郁情绪。

当来访者被强烈的情绪所压垮时，试着探索他们的感受对他们来说是非常困难的，当然也并非不可能[4,5]。控制情感、包容焦虑和自我安慰的能

力是自我观察和反思的必要基础。在这些能力充分发展之前，关注令人痛苦的情感可能会扩大焦虑并继续损害功能[6]。在这种情况下，我们就要使用各种支持性干预来化解和接纳难以承受的情感，并提高承受和管理情感的能力。

化解或接纳情感

婴儿出生时是无法自己管理情绪压力的。他们要依靠情绪和谐、支持性的养育者帮助其调解令人痛苦的情感。养育者用言语和非言语传达他们共情的理解和承受及忍耐婴儿压力的能力做到这一点[7]。类似的，当我们的来访者非常烦恼无法管理他们自己的情感时，我们也要帮助他们缓解和接纳他们的情感。

- 化解情感涉及提供性干预的使用，如命名情绪、关怀、安抚、消除疑虑、共情或验证，以直接和即时的方式化解来访者强烈或难以抵御的情感。

- 接纳情感涉及治疗师帮助他们的来访者不被情感所颠覆[8]。就像在扶持性环境（见第三章）中，治疗师容忍和接受来访者的强烈情绪一样，这种接纳有些可以是非言语的。接纳情感也可以通过各种提供性干预来完成。其中包括面对来访者强烈的情绪时要保持冷静，将他们未成形并具有威胁性的体验诉诸言语，展现关心和理解，解释，以及支持性规避极端情绪。

下面是关于我们使用支持性干预化解或接纳情感的例子：

　　来访者：当他离开家的那一刹那，我简直要疯了。我找出他最好的西装，用剪刀剪碎（开始禁不住地啜泣）。我真的发疯了吗？

　　治疗师：不，我并不认为你发疯了。我所听到的是他真的伤害了你。我猜想，剪碎他西装的那一刻是你能够想到回击他的唯一办法——尽管失控让你感到害怕。（消除疑虑、共情、再构造、

命名情绪）

来访者：只是想想就令我发抖——我还想要砸他的电视，但是最后1秒钟，我忍住了。

治疗师：考虑到你有多么困扰，你能够把这些都说出来，真是很了不起。也许你要是知道如何在盛怒之下运用一些自我控制就会感觉舒服一些。我在想里克上个月真正令你失望的时候，你想要暴饮暴食，但是你忍耐住了，并且在这儿讲了出来，那样很好啊。（表扬、安抚、减轻内疚、强化、提醒来访者其所拥有的能力）

来访者：（擦干眼泪）今天我做了很多对的事情。

治疗师：看到自己还在做同样的事情令人有些泄气。但是你知道，罗马不是一天建成的。改变我们对事情做出的自动反应是需要时间的。下次当你再有那样的感觉时，或许你可以试试……（验证、乐观和希望）

来访者：……一杯烈酒？（傻笑）

治疗师：（微笑）我想那对有些人可能有用，但是对许多人来说，酒精只能打开潘多拉魔盒的盖子，让他们更具攻击性。但是，我可以推荐一本关于愤怒管理的好书给你。其中介绍了很多控制愤怒的有用的小贴士。（安抚、信息、建议）

来访者：说出来就已经让我好过多了——能冷静一些了。也许这会越来越容易。

在这个例子中，治疗师帮助来访者冷静下来是通过容忍她强烈的情绪、无指责的倾听，以及用各种提供性干预化解或接纳情感。

提升承受和管理情感的能力

有时候，化解和接纳来访者的情感对我们来说是必要的，同时我们还想要帮助他们发展自己管理强烈情感的能力。回顾第十八章的辅助型干预，其目标就是加强来访者已有但是衰退了的功能。在这里，我们要辅助

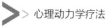

薄弱的情感管理，并以来访者能够独立管理烦恼情绪为最终目标。

　　思考下面这个我们用支持性干预辅助来访者承受和管理强烈情感的例子。

　　　　来访者：我睡不着觉。我的大脑飞速地运转着，我感到绝望，我刚刚不得不割伤自己才能镇定下来。当我看见鲜血时，感觉好极了。这样我才能彻底放松。

　　　　治疗师：我明白这样的行为是你的应对方法……但是我希望我们能一起找到其他对自我伤害更小的方法来管理你的情绪。（表示关心和理解、明确参与、共同设定目标）

　　　　来访者：我试试吧——我有点能看到自己正在走上错误的道路——但是我还是动刀了。

　　　　治疗师：你能明白一些真是太好了——并且靠你自己去做的确很难。为什么不试试和我一起努力呢？即使你没能立刻改变行为也别太泄气。打破旧的习惯是很难的，但它是可以被打破的。你有发现什么事情可以阻止你伤害自己的冲动吗？（表扬、明确参与、鼓励、乐观、共同探索行动的替代方案）

　　　　来访者：有个团体里的女孩教我如何做意象引导——我喜欢那个——过去我做过——试着在脑海中漫无目的地想一些场景——但是有时冲动太猛烈了。

　　　　治疗师：这是一个很好的开始，就让我们在面谈中练习练习吧。（表扬、共同做某事）

　　支持性干预也可以促进揭露工作。例如，帮助我们的来访者更具适应性地管理他们的情绪经常涉及揭开情感的触发点。

　　　　当你感觉生气或劳累以及想要给自己奖励时，通常都倾向于喝酒。

　　　　当你的爱人离开城镇而你感觉孤独和被抛弃时，你倾向于给老朋友打电话。

这些随后都可以成为探讨的话题。

揭露性干预

当我们在使用揭露性干预时，我们的目标是：

- 帮助来访者意识到无意识情感
- 利用情感来理解其他的无意识内容
- 了解导致消极情感的无意识因素

对质

进行解释干预的第一步是对质，即要求来访者注意他们的情感。我们直面主导情感是为了：

- 让来访者关注他们的感受
- 刺激来访者谈论他们的情感

例子：

一位 38 岁刚刚结婚的律师前来做心理治疗，因为他的妻子说他情绪上很冷淡。他刚刚说起他的父母，感恩节的时候他没能回家，因为他和他妻子决定今年假期和她的家人一起度过。他告诉你，他通过电话告知父母这一艰难的决定。打完电话以后，他早早就离开公司，忘记了和一个重要客户的会面。

当你在倾听时，你对"艰难"这个词感觉很模糊。在你的反思中，你想知道对父母的内疚感是否导致了他在工作中"开天窗"。因为你的目标是更多地了解他心里发生了什么事，所以你决定通过要求你的来访者注意缺失的情感来对质。你说：

你说打电话很艰难，但是我还是不太清楚你到底有什么样的

感觉。那一定是很强烈的感受，才能让你"翘班"并错失重要的
会面。

来访者回答说，他很享受和岳父之间的融洽关系，他岳父也是一名
律师，并且他觉得这份新的关系有助于他的职业生涯。他继续说道，他对
有了这个"新父亲"感到很内疚，因为他总是希望他的父母能更专业。所
以，你对缺失情感的对质是成功的，因为它揭露了他内疚的感受并帮助他
把情感说出口。

澄清

澄清强调联系两个相关例子的模式。我们用澄清来推进解释的工作，
并强调事件是由某些无意识因素所操纵的。这种技术能帮助我们进入来访
者经验的更深层次，开放解释的可能性。继续以那位律师为例，让我们想
象一下他说感恩节和岳父在一起"不错"。你再次反思到，他选择了一个
非常模糊的词来形容一个充满情绪和情感的情境。对此，你可以澄清说：

你知道，你用了一个词"不错"，同时你说打电话给你的父
母是"艰难的"。我的理解是当你在形容实际上充满许多情绪的
情境时，你经常使用这样的词。

这样可以邀请来访者思考他对这些语义模糊的词的使用，以及这是否
意味着他在逃避情感。

解释

在你认为你已经理解了为什么来访者会逃避强烈的情感后，你就敢于
进行干预了。也许，针对你的澄清，来访者会说：

嗯，用这些词总好过像我母亲那样一直大呼小叫。我真是无
法忍受那些。

然后，你可以这样解释：

所以我猜想你为了与你母亲区别开，你选择用这些模棱两可

的词将自己和自己的感受分离开了。

解释的过程有助于揭露来访者与情绪失联的无意识动机。随着治疗的继续进行，这个过程会重复很多次，直至他修通了他为了与其家庭区分开而将自己与自己的情绪分开的方式。

揭露消极情感

对于愤怒、羞愧、嫉妒、绝望或其他消极情感持续存在并且可能与无意识因素有关的患者来说，以揭露为主的方法是非常有帮助的。

A女士26岁，研究生，对自己长期持有消极情感。毕业于公立学校的她，觉得来自私立学校的同学功底更好。她在班上总是感觉信心不足，并且绝望地认为自己无法拿到学位了。她的治疗面谈充满了对同学的美慕之情。纠正她的观点的支持性干预并没有什么用。随着冬天的来临，她说在研究生课程上感觉自己"太寒酸"了。经过询问，她说其他同学穿得和她完全一样，运动衫、牛仔裤和运动鞋。她的治疗师注意到，A女士看起来年轻漂亮，于是想知道她对在治疗室穿着的感想。面谈是这样进行的。

来访者：我的同学或许不那么在意他们的穿着，但是我真的像个邋遢鬼。我喜欢穿更时尚的靴子和针织衫，但是我的补助太少了。

治疗师（正穿着靴子和针织衫）：你提到了靴子和针织衫，这让我联想到了我的穿着。我想知道你喜欢的穿着是像我这样的吗？（对质移情）

来访者：也不是。你是医生，当然应该这样穿。

治疗师：是的，但是似乎你总是在寻找可以美慕的东西。和你的同学比，就是学业。和我比可能就是穿着，即使你知道这样的穿着对你来说毫无意义。你似乎总在美慕别人，就算不需要——你在班上能做得很好而且你也并不想穿得像我这样。（澄

清移情，解释无意识的情感，羡慕）

来访者：真有意思，我妈妈以前也总是谈论别人有而自己没有的东西。更好的车，更好的工作，甚至更年轻。

治疗师：哦，很可能你是从她身上继承了羡慕不同之处的做法。（解释对母亲的认同）

在上述例子中，对质移情、澄清和解释等揭露策略帮助阐明了来访者长期嫉妒感的来源。

现在我们要准备把目光转向阻抗了，这是心理动力学治疗的另一个重要方面。

推荐练习

阅读下列临床方面的短文，然后思考后面的研究问题。

1.来访者走进来，跌坐在椅子上。她的头发蓬乱不堪，也没有擦口红，凸显出她的疲惫。短暂的沉默后，她开始说：

> 我实在不想总说同样的事情。我觉得我们没有任何实质性的进展。我觉得我的生活停滞了。而且，可能我对治疗能让事情发生改变已经失去希望了。我只是觉得工作很烦闷，不能肯定我的目标是什么。我真的在乎过谈成生意吗？我实在不确信我胜任这份工作。我曾许诺自己要找一个婚恋交友网站注册一下，但是我还没有做到而且其实也并不想去做。我的朋友那样做了，6年来，她没喜欢过任何一个相亲的男人。我参加了公园里的一个赏鸟徒步旅行团，里面除了我以外，唯一一个单身的还是个令人讨厌的宅男，背着个帆布包。我就这样了。到目前为止，所有的好男人都结婚了。

- 表面上最重要的情感是什么？你是如何判断出来的？
- 在这段话结束之后，你会对来访者说什么？
- 如果这是一位新来访者，而你不太确定她的功能水平，哪种干预比较合适？
- 如果你与来访者之间有稳固的同盟关系并且她各方面的功能良好，哪种干预比较合适？

点评

表面情感是失望和绝望。她的想法和行为都明显地表现出来。她似乎也很生气（间接对治疗师表达了，并且说出了自我挫败和自我惩罚的话语），但是因为她没有直接表达，所以我们假设这是较为深层的。你可以说"听起来你很绝望"或者"所以很多事情都令你感到挫败"。在支持模式下，你可以标识出这些情感或提出她可以帮助自己、对事情进行再构造的方法。在解释模式下，你可以聚焦在生气上，这是被防御、抵抗的情绪，并且可能标志着存在无意识冲突，包括她和你的关系。

2. 来访者迟到了 15 分钟，这对她来说并不常见，而且她还气喘吁吁的。

太对不起了，我迟到了！你肯定不会相信发生了什么！我竟然得了尖锐湿疣！可能是我回乡的那个周末最后和我睡觉的足球员传染给我的。现在，我肯定事情不会这样结束。没有人会想跟我在一起了。去年我室友也遇到过这样的事情，从那时起，她再也没有约会过了。我该怎么办——简直就像戴上了"红字"（Scarlet Letter）！

- 表面上最重要的情感是什么？你是如何判断出来的？
- 在这段话结束之后，你会对来访者说什么？
- 如果这是一位新来访者，而你不太确定她的功能水平，哪种干预比较合适？
- 如果你与来访者之间有稳固的同盟关系，并且她各方面的功能良好，哪种干预比较合适？

点评

表面情感是惊恐，其他情感还有羞耻和感觉到性方面被毁了。要想进行支持性干预，你可以说："虽然你刚刚发现并且明显受到惊吓了，但是让我们花点时间想一想。你告诉你的妇科医生并询问如何治疗了吗？"要想在表示对她的惊恐和害怕共情后进行解释性干预，你可以说"红字……关于这个多告诉我一些吧"，从而深层探索她的羞耻感和被毁的感觉。

参考文献

1. Diener, M.J., Hilsenroth, M.J., and Weinberger, J. (2007). Therapist affect focus and patient outcomes in psychodynamic psychotherapy: A meta-analysis. *American Journal of Psychiatry*, 164, 936-941.

2. Fenichel, O. (1941) *Problems of Psychoanalytic Technique*, Psychoanalytic Quarterly, New York, p. 17-22, 44-49.

3. Caligor, E., Kemberg, O.F., and Clarkin, J.F. (2007) *Handbook of Dynamic Psychotherapy for Higher Level Personality Pathology*, American Psychiatric Publishing, Washington, DC, p. 150-152.

4. Mayes, L.C. (2000) A developmental perspective on the regulation of arousal states. *Seminars in Perinatology*, 24 (4), 267-279.

第二十章

自由联想和阻抗

主要观点

自由联想是指来访者尝试将脑海中想到的任何事情脱口而出。

联想流由相互关联的思想、情感和记忆组成,引导我们通向先前处于意识之外的内容。

阻抗是反对治疗工作和联想流的任何事情。

在心理治疗背景下,阻抗也可以看作一种防御机制。它是治疗中可预期的部分,能够帮助我们:

- 理解来访者的个性化行为模式
- 接近来访者特别难以通达的无意识内容

支持技术利用我们对阻抗的理解帮助来访者做出更具适应性的选择。

揭露技术的目标在于理解阻抗的无意识含意,并使来访者觉察到新的无意识内容。

我们如何从有意识走进无意识呢?我们没有地图,也不知道走向何方。但是,我们可以依靠一样东西,那就是我们的思想连接着一条非随机的路。我们称之为**心理决定论**(psychic determinism)[1]。当我们的思路被打断、跟随联想找回我们刚刚所想的事情时，就要一直利用心理决定论的原则。假设每个想法之间都是以有意义的方式相互连接的，那么如果我们跟着思想走，最终能达到无意识就说得通了。所以，如果我们帮助来访者自由徜徉在思想中，我们就很可能游历到与意识经验有意义地联系在一起的未知领域。例如，有一个来访者说她觉得很伤心，但是又不知道为什么。随后她在面谈刚开始时随意聊起来，她说：

> 我在想坐公交车来的路上，我临窗而坐。今天天可真阴，我讨厌这样阴天的日子，这样的日子会让我想起露营时的那些雨天，这样的日子多么寂寞。

通过自由联想，来访者断断续续地说出了早期的记忆，我们可以肯定，这段记忆或感受中的某些东西被与她今天的感受相关的记忆勾引出来了。

自由联想

这种言语的漫游就是我们所说的**自由联想**（free association）。自由联想是指来访者不假思索地说出脑海中的任何事情[2,3]。这种交流方式与大多数人在社会情境下的交流大不相同。例如，在非治疗环境中，你可以选择不告诉你的朋友你讨厌她那条裙子，或者你可以对一个正在办理离婚的同事隐瞒你筹备婚礼的细节。我们一直在思考（编辑思想）——有意识和无意识地——为了保护我们自己和我们谈话的对象。如果你试图未经编辑地谈话或思考，那么你会发现这几乎是不可能的。所以，当我们要求来访者自由联想时，其实是在要求他们做非常困难的事情。然而，我们之所以命令他们这样做，是因为这是我们必须接近的无意识的未知领域，也是理解他们的思想和感受如何相连的最好方法。

回顾第十八章提到的，帮助来访者学会自由联想（或畅所欲言）在治疗早期非常重要。当评估阶段完成后，你和你的来访者决定开始心理动力学治疗。这时，你需要帮助来访者理解他们怎样才能更好地参与到治疗中。这涉及解释：

- 自由联想的重要性
- 尝试如何尽可能畅所欲言

这里有一些例子可以教你在这种情况下该如何措辞。

　　当我们开始治疗时，试着不假思索地说出你脑海中的任何事情。完全不进行思考是不可能的，但是，如果你注意到了你在思考，也可以告诉我。

　　试着让自己说出脑海中出现的任何事情，特别要注意，你有什么感受、你做过的任何梦或者你对治疗的任何想法。

你可以试试其他的说法，找出感觉最适合你的。

我们总是希望来访者自由联想吗？

　　有时候，临床医生担心鼓励功能较弱的来访者畅所欲言可能会打击或吓到他们，因为这好像在邀请他们"打开潘多拉魔盒"。事实是，除了一些严重人格障碍或精神错乱的人，极少有来访者会处于极度脆弱的状态，以至请他们畅所欲言都会导致快速的代偿失调。对于治疗师要求的自由联想引发焦虑和混乱的小概率事件，治疗师可以进一步用支持性干预来减轻焦虑。

　　一位强迫症来访者正在说他周末做了什么：

　　来访者：我和珍妮一起度过了愉快的周末。我们看了场电影——哦，真不敢相信我刚才想起了电影是因为它让我害怕。电影真的很暴力，整个周末我脑海中都一直浮现出暴力的场面。我怕现在又开始了。

　　治疗师：嗯，让我们回到周末其他的部分。听起来你很愉快——你还做了其他的什么事？

在这里，治疗师将来访者重新定向，使他远离强迫思维，从而接纳情感并阻止他感到崩溃。

自由联想的中断标志着难以进入意识的内容出现了

除了跟随来访者的自由联想，观察来访者是怎样以及何时不能自由联想的，是倾听无意识内容的另一个重要方面。自由联想的中断标志着存在难以进入意识的内容和防御机制。例如，我们说有一位来访者走进面谈室，向你问候。她在讲话时，发现你穿了一件和她刚刚在商店买的一样的衣服。随后，她就变得安静了。她言语交流的中断让你知道有些事令她不舒服了。当你问她此刻的想法时，她说，告诉你她有一件和你一样的衣服感觉有点像在"套近乎"。她的不舒服阻止了她自由联想——我们称之为阻抗。

什么是阻抗？

阻抗是来访者所做的与治疗进程对立的任何事情[4,5]。早期的精神分析师将自由联想比喻成电路中的电流——所以，无论来访者做什么阻碍了电流，那就是阻抗。任何事情都可能成为阻抗——沉默、隐藏的感受、一味点头称是、漏掉面谈、不付账单——任何事情。阻抗可以是有意识的，也可以是无意识的；可以通过言语表现，也可以通过行动表现。看待阻抗的一种方式是将之视为治疗中显现的防御机制。请看下面的例子。

A 先生已经治疗两年了，并且取得了非常好的疗效。每周两次的面谈，他总是按时到场。最近，A 先生开始谈及他和妻子的关系，因为她威胁说要离开他。他的治疗师提示说，可能他做了

什么事情导致婚姻出现问题。在随后的几周里，A 先生竟然很多
次面谈都迟到。他和他的治疗师同时认识到，迟到与 A 先生不想
谈论这个话题有关。

A 先生在对正视自己的行为进行防御抵抗。当行为对治疗起延误作用
时，我们就称它为阻抗。

我们为什么要寻找阻抗？

有人可能会认为，因为阻抗是来访者反抗治疗工作的方式，所以它也
是我们应该消灭的问题。这是早期分析师对阻抗的看法。然而，随着我们
对阻抗了解得越来越多，就越深地认识到，理解阻抗是理解来访者以及明
确特别难以去想和去说的是什么的好方法。例如，不支付账单或面谈迟到
的来访者向我们非常清晰地展示了他们对治疗的矛盾心理。阻抗之于治疗
师就像病痛之于医生——它帮助我们知道"哪里受伤了"[6]。

从这个角度，我们再看一看告诉你她刚买了和你同样衣服的来访者。
也许她害怕承认她拥有同样的衣服会感觉和你更亲近，也许她担心这样说
你的衣服会让你感觉不高兴。无论她的理由是什么，她的沉默都帮助我们
看到，这样的情况令她不舒服。所以，她的阻抗指出了她对你的无意识感
受的方向；理解这些感受，毫无疑问将帮助你更好地理解她。

技术

倾听

听从联想的思路

除了情感，自由联想和阻抗也是我们在治疗面谈期间倾听的核心。向

来访者解释完畅所欲言的重要性后，我们的工作是跟随他们的思想旅程到达无意识领域。有人曾将这种倾听的状态称为"均衡停靠式注意"[7]。无论我们的工作模式以揭露为主还是以支持为主，这种倾听方式都很适合。

听从联想思路的打断

一旦你解释清楚自由联想的重要性，随后你就可以把阻碍自由联想过程的每一件事都看成可能的阻抗了。线索是发生了中断，包括沉默、犹豫、快速转换话题，以及失去自由联想的思路。这里有一个常见的例子。

圣诞节休假之后，A 女士说起见过的每一位家庭成员，直到说起她的姐姐——然后，她忘记了她们曾聊过什么并转换了话题。

A 女士自由联想的中断标志着她对姐姐的感觉是特别难以进入意识之中的。

听从阻抗的其他例子

阻抗可以以许多形式出现，包括想法的遗漏、保有秘密、忘记付账或者总是以梦境为话题开始面谈。有的阻抗表现出来的行动会在面谈期间发生，抑或在面谈之外发生。如果它们令来访者带有情绪而无法在面谈中讨论它们，那就可以被看作阻抗。**外在行动**（acting out）是发生在面谈之外的行为，例如，在互联网上搜索治疗师的情况或从治疗一开始就和一个心理学家约会。**内在行动**（acting in）是发生在面谈期间的行为，例如，起身浏览治疗师的书或睡着了。如果来访者并没有以有意义的方式和治疗师互动，只是一味地说个没完，那么自由联想本身也可能变成阻抗。如果来访者专门谈论治疗师而不提及发生在他生活中的问题，那么我们将在下一章（第二十一章）讨论的移情也可能变成阻抗。阻抗存在的最佳线索是治疗师的厌烦和治疗的停滞[8]。

反思

当你识别出阻抗后，下一步就是反思是否要引起来访者的注意——以及如果要这样做，怎样以及何时去做。如果我们主要想揭露无意识内容，那么帮助来访者注意阻抗可能会取得丰硕的成果；如果我们主要想提供支持，那么我们一般会留心阻抗但不对来访者强调。因为阻抗是来访者逃避令其痛苦、羞愧或恐惧的事情的方式，所以我们必须认真判断以免看起来像是在打击或苛责来访者。记住，当来访者发生阻抗时，他们只是在向我们展示"哪里受伤了"。

了解阻抗，接受它，与它共存

当你认为有阻抗作祟时，你的任务是去了解它[9]。理解来访者个性化的阻抗方法是了解来访者的好方法。另外，在和来访者讨论阻抗之前，你也希望能对它有全面透彻的了解。你的目标不是消灭阻抗——你的目标是利用它来理解来访者。例如，如果一位来访者面谈迟到了，你的目标不是让来访者准时前来，而是理解来访者为什么会迟到。为了做到这点，你可能要一直等到经过了很多次面谈的观察或者来访者自己提起。另外，你要给自己一些时间去监控你的反移情。例如，当来访者迟到时，很自然的反应是生气——但是这通常不是评论迟到的最佳时机。

思考来访者为什么会有阻抗

当你注意到有阻抗时，请思考来访者为什么会这样。这可以帮助你对来访者进行共情，并且决定是否以及什么时候谈论阻抗。来访者发生阻抗可能涉及如下原因。

恐惧感

来访者害怕改变，觉得未知充满危险，并且不情愿让他们生活中已经适应的东西走掉。熟悉总是令人舒服的，通常，熟悉的东西之所以能得到发展也因其有好的方面。放弃过去适应的东西，即使它们现在不再被需要，也非常困难。例如，有一位来访者，她的母亲有抑郁症，她对父母有不安全感。在治疗中，你注意到你的来访者赞同你所说的每一件事，总是提前付账单，准时来面谈，并且兴高采烈地只说关于治疗的事情。在反思中，你想知道她永远积极愉悦的风格是否是一种阻抗。你想象她可能害怕表现出她担心惹别人生气的消极感受。虽然这种行为在她和她母亲的关系中可能具有适应性，而现在是不具有适应性的，但是让她不这样做可能非常困难。

丧失感

对改变的阻抗也缘于希望维持思想和行为的习惯方式所带来的满足感。

> C 先生是 35 岁的商务人士，他来寻求心理治疗是想要理解为什么他总是做出威胁家庭稳定性的错误财政选择。在治疗中，C 先生学会了认识他的错误选择，但后来还是坚持这样选择。你认为这是一种阻抗，并且随后了解到，当来访者每次出现财物损失时，都会收到富有的父母送来的"救急"支票。你意识到，他（无意识地）继续做出错误的选择是因为他不愿放弃这些支票所带来的满足感。为了成熟起来，他必须为失去父母的支持而"哀痛"。

有时丧失感是真实的，有时却是想象出来的，但是不论何种情况，都有丧失感。

有时候，效果好的治疗可以预期真实的丧失感。例如，在一段不愉快的婚姻中，探索先前逃避的感觉有时会导致分居和离婚。在这种情况下，阻抗可能就成为逃避这种潜在结果的方式。

内疚感

阻抗也是逃避潜意识的内疚感的一种方式。例如，有的来访者会利用自己的问题去异想天开地弥补幻想中的罪过，他们无意识地觉得如果症状好起来，他们就必须背负内疚感。

> D 先生 40 岁，因为总是在工作中蓄意怠工而寻求治疗。通

过成长史,你了解到他家里住着两个残障的兄弟,并且永远不能自理。你想知道他是否无意识地觉得需要阻止自己成功,这样就不必面对胜过兄弟们的内疚感。

这样的来访者可能会因为内疚感而阻止自己从治疗中获益。

羞耻感

在心理动力学治疗中,来访者经常会对觉察到他们无意识的恐惧和幻想而感到羞耻和惭愧。回避这种感觉是阻抗的另一个常见的来源。

E先生28岁,在和未婚妻出现性关系问题后前来治疗。在治疗开始后的几个月中,他袒露从青少年早期,他就有同性恋的幻想。这令他非常恐惧,因为他的家人都是异性恋的。在治疗中,他抗拒全部说出他的性幻想,因为他害怕公开自己是同性恋的羞耻感。

治疗师的错误

阻抗也可能是对治疗师错误的反应。如果我们误会了我们的来访者、共情失败或者表现得漠不关心,来访者可能就会有意识或无意识地抗拒我们的帮助。例如,如果来访者在你迟到的面谈中沉默,那么你可以考虑阻抗的原因是你的迟到。

阻抗的原因

- 恐惧感
- 丧失感
- 内疚感
- 羞耻感
- 治疗师的错误

改编自 Sandler 等 [10]。

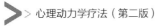

思考来访者是否准备好面对阻抗

我们识别出了阻抗并不意味着来访者能够以深化加工的方式去看待它。为了弄清这一点，我们要求助于选择和准备原则。你应该问问自己：阻抗是否接近表层，是否与主导情感相关，是否涉及你的反移情。还应想想治疗的阶段，以及治疗同盟和来访者当下的功能水平。

许多来访者会对自己的阻抗心存好奇，并且当他们准备好时会让你知道。例如，他们可能会说："我又忘了你的账单了，我猜我应该想想这是怎么了。"有一个办法是以问题的形式试着进行解释，以检验来访者是否准备好了面对他们的阻抗。"我想知道你的迟到是否和你今天来这儿的感受有关"或者"你今天转换了好多话题，我想知道这是否反映出了你对我们一起工作的感受"。这样说为来访者提供了出路，并且不必启动防御机制。让我们看看下面的例子。

> F女士是新来的来访者，她来治疗是希望治疗师帮助她解决与工作相关的烦恼。在她讲述工作中的问题时，你开始担心她可能被解雇。她的面谈总是迟到15分钟，并且说这是因为出发太早会令她焦虑。

虽然你反思出她的迟到是一种阻抗，但是表层内容、她的情感以及你的反移情都引导你不要在此刻将她的迟到当作阻抗来关注。从另一方面来说，如果F女士是一个建立了稳固同盟的来访者，在生活中的其他方面也常常迟到，并且工作状况一直比较良好，那么就可以选择将迟到作为阻抗来关注。

长期功能薄弱的来访者可能无法有效地和阻抗对质。

> G先生38岁，童年有未确诊的学习障碍史，他因工作中的长期问题而来。他面谈总是迟到15分钟，并且对于和治疗相关的任何建议都做出自暴自弃和自我批评的反应。

这时治疗师可以认为迟到是一种阻抗，G先生可能无法利用对此进行讨论来更多地了解他自己和他的问题。

这是阻抗吗？

最后，思考你认为的阻抗行为是否真的是阻抗也很重要。例如，对于存在执行功能问题的 G 先生来说，他的迟到可以看作时间管理的问题。如果是这样的话，讨论如何管理并执行他的日程表，比讨论阻抗更有效。或者，想一想在任何情境下都很少说话的气质上害羞的人的沉默。另外，一种行为对人们来说可能既是长期存在的问题又是阻抗。仅仅因为一种行为阻碍了来访者的治疗并不能断定这就是一种阻抗——你必须思考每位来访者和每种情境来做出决定。也有可能你和来访者在治疗的前期和后期要对同一种行为采取不同的对待方式。

H 女士 45 岁，总是连电话都不打就不来面谈。在治疗的前期，她的治疗师认为这是一种阻抗并进行对质，导致 H 女士感到愤怒和防御。在督导的帮助下，治疗师针对这一问题进行了追问，并发现 H 女士在生活各个方面的组织上都存在问题。治疗师和 H 女士开始将更多的精力花在这些问题上，于是提升了执行功能和自尊。在治疗的后期，他们也确认了 H 女士假借自己的组织能力问题来逃避生活中的其他事情。

干预

基础性干预

在我们对情感的工作中，心理教育、提问、指导和共情都可以推进工作。因为你的首要目标是了解阻抗，所以设计出获取细节的问题是关键。

来访者：我昨天晚上和妻子吵架了。这没什么好说的。

治疗师：嗯，也许你可以多告诉我一些关于吵架的事情。是怎么吵起来的？

提醒来访者需要不假思索地畅所欲言也是有帮助的。这可以鼓励来访者，特别是在治疗的开始阶段。以温和提示的形式做出的指导也很有用，例如，要求来访者谈谈沉默期间他们在想什么或有什么感受。

I 先生是一位 40 岁的经理，他刚刚失业并且表现出对就业的焦虑、失眠和职业缺失感。在完成了评估和设置框架后，I 先生还是难以开口。

I 先生：我不能肯定该从哪里开始，医生。我喜欢你问我问题。

治疗师：只要说出你脑海中关于你生活的事情就好，或者你有什么感受。你想从哪里开始都可以。

I 先生：我觉得随意说些什么有点滑稽。

治疗师：有时候对人们来说，第一次可能会比较尴尬，但是你喜欢从什么地方开始说都可以。

在这个案例中，治疗师对 I 先生成为新来访者的体验进行了共情，并提供了一些指导来帮助他更有效地开始工作。

要求对阻抗进行联想也有助于对其更好地理解。

1 号来访者：很抱歉我今天忘记付费给你了。

治疗师：没有付费给我有没有让你想到什么事情呢？

2 号来访者：我知道我做了一个梦，但是我记不起内容了。我很难记住任何梦。

治疗师：对此，你有什么想法吗？

这样，要求来访者联想可以帮助来访者关注阻抗，从而开始深层的加工。

支持性干预

当我们选择把阻抗留在原位时会选择支持性干预，因为至少在那个时刻，驱逐它可能会破坏来访者的功能。支持性干预可以帮助来访者：

- 利用更具适应性的阻抗
- 降低阻抗妨碍治疗目标的能力

对于基本功能较弱的来访者来说，我们依旧倾听着其联想的流淌。虽然我们的即时目标通常不是将无意识内容引入意识，但是来访者的自由联想能够帮助我们理解无意识的加工过程，这可以指导我们判断哪里需要支持。

一位 20 岁的女性来访者小时候遭受过性侵犯，现在她开始交男朋友了。当她在面谈中谈起约会的事情时，你注意到她宁可改变话题，也不承认性有任何吸引力。当你认识到这是一种阻抗的同时，你也理解很显然她完全不能谈论这件事。所以，你决定不让关注阻抗来打扰她刚寻找到的自在。相对的，你决定接受阻抗，并将其看作她在投入新的恋爱关系时应对创伤的一种方式。

某些来访者的阻抗可能令工作难以开展，例如，用行动来发泄，漏掉面谈，不付账单，或者在一定程度上隐瞒他们思想和行为的某些方面。有的阻抗可能会损害治疗或限制潜在的有效性。在这种情况下，指导和建议可能是有用的。例如，为了回应漏掉很多面谈的来访者，你可以说：

我觉得准时前来对你来说似乎很困难，但是迟到让我们的工作时间变得很少。如果你能准时到的话，我们真的能做得更多。

实际的建议在这种情况下也会有些帮助，例如：

我想知道，如果你在我们约好见面的时间前 15 分钟才能离开公司，那么打车过来是否更好些。

此刻，你的目标不是为未来探索阻抗"铺路"，而是简单地强化功能，帮助一个人找到代价更小、伤害更小的保护自己的方式。然而，对有些来访者来说，在这些支持性的话语之后，在另一个时间点或者在本次面谈的稍后时刻做出解释性干预也可以很有效果。

揭露性干预

当我们的目标是理解阻抗的含意，辨明产生影响的无意识元素，并最终减轻阻抗对未来治疗的影响时，我们选用揭露性干预。

对质

和情感一样，我们从对质开始解释的过程。在这种情况下，对质要求来访者注意的是阻抗。你的工作是让来访者对阻抗产生和你一样的好奇。例如，对于走进房间不说话的来访者，你可以等一会儿，然后说："你今天不太讲话哦。"这是一种简单的对质——你只是让来访者注意他的沉默，然后等着看他对此是否能多说一些。

当阻抗以转换话题的形式出现时，对质也可以帮助来访者注意它们之间的潜在联系。

> J先生：吉姆和我在外面吃了一顿很好的晚餐——我们一直在聊天，包括坐出租车回家的路上。我们相处得非常愉快。当我们到家时，中午的碗碟还在洗碗池里。我们为谁去倒垃圾争吵起来，没有做爱就睡觉了。（停顿）不管怎么说，那是昨天晚上发生的事情。我告诉过你，我母亲过去常常让我罚站很长时间吗？有时候我甚至错过了晚饭。
>
> 治疗师：挺有意思的——你告诉我你们的争吵以及没有做爱就睡觉了，然后又回想起罚站的事情。你认为这两者之间有关联吗？

在这个例子中，你的话语是对来访者联想思路的脱节的对质。

澄清

澄清通过将相似的现象联系在一起来使无意识内容得到注意。有一种澄清技术是将多种示例放在一起。当你在审视两种看似不相关的阻抗之间的联系时，这种技术尤其有用。例如，如果来访者：

- 忘记了星期二的面谈，并且说他"在工作，因此忘记了时间"
- 忘记把支票簿带来支付上个月的账单
- 忘记昨天晚上做梦的细节

你可以说：

> 似乎有很多事情没有按照你的计划执行。你缺席了上次的面谈，忘记了你的支票簿，也记不得你做的梦。我想知道，这些事情之间是否可能有关联呢？

把这些行为联系在一起鼓励来访者去思考其行为的背后是否存在无意识的动机。记住，你的语气应该是好奇的，而不是责备的。

K 先生是一位 50 岁的教师，他来治疗是因为觉得生活很令人失望，他详细讲述了工作的烦闷以及他关注的《今日儿童》各个年级的趣味性都强于学习性。面谈似乎很有效，这时，你注意到他从没说过他的妻子，于是，你想知道谈论工作是否是对探索更有问题的领域的一种阻抗。你要针对潜在的阻抗与来访者进行对质，你说："我们在你关心的工作问题上取得了一定的进展，然而，我很疑惑的是，我们好像很少说到你的妻子。"这样的话语令他很惊讶，他开始对这种无意识的遗漏产生了好奇。在接下来的面谈中，当 K 先生谈起他的父亲时，你发现你对他的母亲知之甚少。这种感觉很像他对妻子的忽略，于是你将两者联系起来进行了澄清："今天，我注意到你忽略了关于你母亲的事情，就好像有一天你忘记提及你的妻子一样。"

这是一种澄清，将相似的阻抗联系起来，并指出它们可能来自共同的无意识来源。再次强调，这并不是一种批评——忽视话题的阻抗恰好为你指出了正确的方向。一点难成一线——当来访者将看似独立的阻抗联系在一起时，对无意识驱动的追溯就更无法抗拒了。

解释

当我们认为已经发现了阻抗的无意识动机时，我们就可以进行解释了。让我们再想想忘记面谈、付账和梦的那个来访者。下面是他忘记梦的部分面谈内容。

> 来访者：我知道我昨晚做了个梦，但是我的人生中从来记不住任何梦的内容。多么令人无语啊。

> 治疗师：对于总是忘记梦到什么，你有任何想法吗？（对质）

> 来访者：没有——但是它可能是重要的——可能会透露出我有什么感受。

> 治疗师：很有趣——你忘记了前几周的一些事情——就像你周二的面谈和上次的支票簿。我也发生过这样的事情，我没说下周我要去过暑假——我也像你一样"忘记"说了。我想知道这些事情之间是否以某种方式相互关联。（澄清）

> 来访者：也许吧——但是你要离开很好啊——你工作很辛苦，需要休息一下。（停顿）我刚刚有个不可思议的幻想，觉得你会给我寄明信片。我并不想要你这样做，所以我不知道为什么我会这样想。

> 治疗师：关于明信片，你还想到什么了？（要求联想）

> 来访者：嗯，以前我去参加夏令营的时候，所有的孩子都收到了父母寄来的明信片——甚至信——好像每周都有。只有我没有。我一直想收到一张。

> 治疗师：你认为他们把你忘记了。（共情的话语）

> 来访者：我的意思是，我知道他们不会，但还是会有那种感觉。

> 治疗师：也许你上几周忘记事情与担心我在休假时忘记你有关，就好像你觉得你父母做的那样。（解释，带有遗传成分）

来访者：我的意思是我知道你不会，但是你会和你的家人
度过美好的时光。好几周不用面对我和我的问题了，你可能很
高兴。

在这个例子中，阻抗逃避了强烈的情感（对暑假的焦虑）、痛苦的记
忆（夏令营时没有收到父母的信）和令人恐惧的幻想（被治疗师遗忘）。
对质和澄清阻抗使得来访者步入更深的领域去揭露影响他的情感和幻想。
这揭示了心理动力学治疗工作是如何开展的。在这个例子中，我们还窥探
到了来访者的防御风格。来访者宁可忘记他对治疗过程和治疗师所负有的
义务，也不愿"放下"被遗忘的可能。

因为阻抗是有保护意味的，所以解释可能让人感到有威胁。记住这一
点是在解释过程中保持同理心的关键。下面有两个例子是治疗师对于迟到
阻抗的解释。

1号治疗师：这是本月你第三次迟到了。很明显，你在逃避
更深层的治疗工作。

2号治疗师：我注意到这个月你已经迟到3次了。我们刚刚
开始谈你对你女朋友的矛盾心理，我有一种感觉，你的迟到可能
是为了逃避谈论这个。对此，你有什么想法吗？

在第一个解释中，1号治疗师听起来在指责和处罚。解释是"高高在
上的"——听起来治疗师在说："这是唯一的办法"。在第二个解释中，2
号治疗师对来访者难于谈论痛苦的话题进行了共情。其语气是和谐且充满
关心的。同样的阻抗——不同的语气——可能会得到不同的反应。

在本章中，我们探索了理解阻抗，进而理解来访者的无意识内容的方
法。这是治疗过程中令人期待和受到欢迎的部分，可以帮助我们了解来访
者的防御风格。在下一章中，我们将介绍移情的概念，它会以很多相同的
方式帮助我们。

推荐练习

这里有两段关于阻抗的短文，读一读，然后思考一下研究问题。

　　你的来访者 A 女士 34 岁，是一对双胞胎的妈妈，最近一边照顾他们，一边在社区做全职志愿服务。她对她的婚姻感到非常困扰，因为她的丈夫从来不帮她料理家事。她说他的观念非常传统，认为她应该做好所有的家事并照顾好孩子，因为他在工作并且不希望工作之余还要受累。你发现 A 女士在抚养孩子方面有很强的能力，就好像这是一个经理的职位。类似的，她在照顾家庭时也有着严格、精确的标准。你建议过一些方法，她可以要求她丈夫在周末都帮忙，但是每次她的回答都是他无法做好她委派给他的工作。你开始觉得，她在否定你的每一个建议。

1. 在治疗过程中有证据表明存在阻抗吗？举例说明。

2. 对于 A 女士，用揭露、解释模式如何开展工作？设想对阻抗可能的对质、澄清和解释。

点评

　　A 女士通过全盘否定你的建议来表现阻抗。她依靠绝不尝试任何新事物来逃避治疗所取得的进步。可能的对质为："我想知道你是否注意到，对于我建议的每一件事，你都能找出一个理由不去尝试。"澄清可以是："似乎你对我的建议的反应并不是独一无二的，这和你倾向于批评你丈夫一无是处一样。"解释可以是："我想知道你是否在逃避要求你的丈夫帮助你，因为这可能会让你感觉自己在家里不再起核心作用。"

　　继续上面 A 女士的例子。为了尽力指出她的阻抗，你说："我觉得你不是真的对我的建议感兴趣。"在你有机会补充说她对她的丈夫也做了同样的事情之前，她就生气了，争辩说："你有过孩子吗？你知道那都意味着什么吗？"她的防御非常尖锐，你觉得很受打击，所以你收回了对她的阻抗的对质。

1. A 女士对于你对阻抗的对质的反应说明了什么？
2. 你可以使用什么技术继续推进？

点评

　　A 女士的防御性非常强，说明她还没有准备好探索她对待治疗师和她丈夫的行为。要想继续推进，你可以转换到支持性的方法来构筑她的自尊。一段时间后，自尊的增加可能会降低她的防御性，改善她的人际关系能力，并使解释工作更加可行。

参考文献

1. Auchincloss, E.L., and Samberg, E. (2012) *Psychoanalytic Terms and Concepts,* Yale University Press, New Haven, p. 205-206.

2. Auchincloss, E.L., and Samberg, E. (2012) *Psychoanalytic Terms and Concepts,* Yale University Press, New Haven, p. 89-90.

3. Greenson, R. (1967) *The Technique and Practice of Psychoanalysis,* vol. 1, International Universities Press, New York, p. 32-33.

4. Auchincloss, E.L., and Samberg, E. (2012) *Psychoanalytic Terms and Concepts,* Yale University Press, New Haven, p. 228-230.

5. Greenson, R. (1967) *The Technique and Practice of Psychoanalysis,* vol. 1, International Universities Press, New York, p. 59-60.

6. Schlesinger, H.J. (1982) Resistance as process, in *Resistance: Psychodynamic and Behavioral Approaches* (ed. P.L. Wachtel), Plenum Press, New York, p. 27.

7. Freud, A. (1949) Bulletin of the International Psycho-Analytical Association, *Bulletin of the International Psycho-Analytic Association*, 20, 178-208.

8. Greenson, R. (1967) *The Technique and Practice of Psychoanalysis*, vol. 1, International Universities Press, New York, p. 59-71.

9. Schlesinger, H.J. (2003) *The Texture of Treatment*, Analytic Press, Hillsdale, NJ, p. 83.

10. Sandler, J., Dare, C., and Holder, A. (1973) Resistance, in *The Patient and the Analyst*, International University Press, Madison, p. 71-83.

第二十一章

移情

主要观点

移情涉及来访者对治疗师的所有情感。

在心理动力学治疗中，理解移情可以帮助我们理解来访者如何看待自己以及如何与他人关联。

在支持模式下，我们不需要引起来访者的注意就可以利用从移情得来的信息来理解来访者。当我们进行支持时，也可以限制和包容移情。

在揭露模式下，我们对移情加以解释是为了帮助来访者更多地了解自己及他们与别人的关系。

来访者可能会一遍遍地告诉我们其对老板、爱人和父母有什么感受，但是当他们告诉我们其对我们有什么感受时，我们就有了独特的机会去看看他们是如何真正与他人发生关系的。来访者对治疗师的感受不可避免地与对他们生活中其他人的感受是相同的。我们称这些感受为**移情**（transference）。

什么是移情？

移情是来访者对治疗师的所有情感的总和。在那些情感中，有的是针对治疗师的真实特征；有的则是一个人把对他过去遇到的人的感受嫁接到了治疗师身上。我们在第一章中讨论过，思考所有这些情感通常是心理动力学治疗的焦点。

为什么我们如此在意移情？

在心理动力学治疗中，移情是了解来访者生活中重要人际关系的入口。如果来访者以某种方式对我们做出反应，那么我们可以肯定，他在生活中也以同样的方式回应其他人。将这些反应有意识化并追溯到正确的来源，就可以让来访者得到解脱并选择在日常生活中如何对待他人的新方法。另外，一旦观察到了移情反应，那么就可以把它看作探索记忆的途径。

从 A 先生谈及辞掉了高薪工作准备尝试自己写小说的那次面谈以后，他缺席了两次面谈。当治疗师问起这件事时，A 先生说他以为治疗师会劝他放弃这个想法。在讨论过程中，很明显，A 先生这样认为是因为他的父母非常看不起他的艺术追求，并且曾经劝说他找一份商务工作，而不要以作家为生。

在这里，A 先生对治疗师进行了臆想，而实际上那是他对他父母的感受。帮助 A 先生明白这种臆想是嫁接在治疗师身上的，能够使 A 先生更多地理解在他当前的生活中对他人的期望。

是真实还是移情？

治疗师在判断来访者的反应是"真实"还是"移情"时，经常会走岔路。这并不是一个二选一的问题——我们的来访者对我们的感受既结合了我们的真实特征，又融入了他们生活中其他人的特征。例如：

> B 先生的母亲去世后，他觉得治疗师给了他非常大的支持，治疗师会打电话给他并且关心他的痛苦。

在这里，B 先生的温暖感受的确是他的治疗师给予的。他的反应针对的是治疗师真实的特征。

> C 女士觉得治疗师夏天休假两周的惯例表示她对来访者的需要漠不关心。

两周的休假时间对于治疗师来说并不是不适当的，所以 C 女士觉得治疗师冷漠可能和她先前生活中已经形成的期待有关。

谈论移情是重要的，因为"你就在那里"

来访者对你的敌对反应与一个人对公车司机或男朋友的敌对反应大不相同，因为我们就在那里并且见证了发生的一切。一般来说，探索来访者移情反应的细节是很有帮助的，因为你是直接的观察者。在真正的治疗关系中筛选出移情的情感本身就有治疗作用，因为它为来访者提供了自在谈论所产生的复杂情感的机会。对于来访者对你、你说的话以及你的行为的感受保持开放和非防御的心态是非常重要的。

移情与当下的治疗关系有关

鼓励来访者描述他们对治疗师的感觉，有时候就是指"此地此刻"，这是一种用于提升心理觉察的技术[1]。心理觉察是描述自己以及别人的主观感受的能力，并且能够理解这两种感受可能是不同的。在下面的例子中，来访者谈起了现在与治疗师之间的关系。

治疗师为面谈被迫耽搁了几分钟而道歉。来访者很安静，没什么话说。

治疗师：我想知道，对于我来晚了你有什么感受？

来访者：我想你一定是有非常重要的事情，是我妨碍你了。你肯定希望我现在不在这里，不管我说些什么都没有你必须要做的事情重要。

治疗师：我很高兴能听到你的真心话，帮我理解了你为什么这么安静。事实上，我在接一个药房打来的电话没法及时挂断，但是我很高兴挂断电话之后现在能全心全意地关注你了。

这样的互动鼓励来访者确认和分享他此刻的感受，并且证明他对治疗师的感受的假设是不正确的。由此，来访者可以认识到自己以往对于其他人的假设可能也是不正确的，从而改善他的人际关系。

描述和理解移情

将移情分门别类对待是非常有用的，这样我们才能更好地理解它们，为它们建构框架，并和督导及同事讨论它们。我们将讨论三种基本类型的移情：

- 关于情感的移情

- 关于过去人际关系的移情
- 置换移情

关于情感的移情

识别移情最基本的方法就是通过关联的情感。例如，有时候来访者对我们感觉很好，有时候感觉不好。我们称好的感觉为**积极移情**（positive transference），而不好的感觉为**消极移情**（negative transference）。

积极移情缘于对治疗师和其他人的爱恋、信任、温柔、热情和尊重态度的那些感受。这些感受中有一些（如信任和尊重）是构成工作同盟的基础，因此对于治疗是非常重要的，并且是不需要解释的。积极移情的亚类型有：

- **将治疗师理想化**：指将治疗师视为比其原本更有智慧、有爱心和完美的人。
- **情爱移情**：指来访者对治疗师产生性爱或爱情的感觉。爱上治疗师以及渴望被治疗师所青睐是情爱移情的两个例子。
- **性欲移情**：指对治疗师的特殊性爱感觉，通常是具有性侵犯性质的。性欲移情通常比情爱移情发展得更快。试图引诱治疗师触犯边界或为了唤起治疗师的欲望而诉说性幻想，都是更具侵犯性的性欲移情的例子。

注意：对于积极移情没有必要解释——积极移情是人们对治疗师好的感觉。这些是信任的感觉，能够支持治疗同盟并帮助来访者和治疗师在一起有效工作。如果这些感受不阻碍治疗——如果过于理想化或者性欲化就会有阻碍——就让它们存在好了。它们是稳固治疗的黏合剂。

消极移情包括对治疗师生气、憎恨、鄙视、嫉妒和羞辱的情感。在某种程度上追溯消极移情大多是很重要的，特别是如果过于消极而危害到治疗的时候。

关于过去人际关系的移情

有的移情源自对早期童年人际关系的回忆。为了有效地处理移情，来访者必须理解他们对治疗师的感觉的实质是"好像"。也就是说，治疗师带给来访者的体验就"好像"他是他们过去生活中的某个人。

接受心理治疗的 D 女士 22 岁，她说她害怕告诉你令人羞愧的事情，因为它们可能"永远改变了她的生活"。你想进一步探究，于是问她说出秘密是否会导致不好的结果。她记起她的妈妈曾经发现她和堂弟玩扮演"医生"的游戏。她的妈妈"吓坏了"，带 D 女士去神父那里忏悔并且和堂弟一家断绝了关系。

你的来访者害怕说出的秘密是令人羞耻的，并且可能会引发像早期经验那样不好的结果。所以，在治疗中，告诉你可能令人蒙羞的秘密让她感觉你好像是她童年时的母亲。

为了追溯情感的源头，我们可以将移情分为母性、父性或同胞移情[2]。虽然当今的母亲和父亲都能成为主要抚养者，但是我们仍然说母性移情主要与早期的二人关系有关，经常表现出对关爱、支持和包容的渴望；父性移情通常与父亲的角色有关，如保护；而同胞移情通常与竞争有关。所有这些移情都可能源自真实或虚幻的童年人际关系。这里有两个例子来说明其中的差别。

E 先生 5 岁的时候被他的母亲抛弃了。

场景 1：在治疗中，他将他的女性治疗师理想化，并告诉她，她与他特别搭调。

在这个案例中，E 先生产生了母性移情，这与他期望的和母亲的关系有关。

场景 2：在治疗中，他总是假想治疗师会离他而去。特别是在休假期间，这种恐惧尤为强烈。

在这个案例中，E 先生产生了母性移情，这与他和母亲的真实关系有关。

我们还可以将这些移情看作早期人际关系类型的回放，如二元（dyadic，以前被称为前俄狄浦斯）移情或三元（triadic，以前被称为俄狄浦斯）移情[3]。二元关系来自生命的最早期（0~3 岁），通常与照料和爱的需要有关，是专属的一对一的关系。二元母性移情与基本照料、满足需要和建立信任所需要的早期母亲形象有关。相对的，三元关系产生于童年中期（3~6 岁），此时儿童认识到生命中的人们之间也存在相互关系，涉及早期性别感、争夺养育者以及嫉妒。三元母性或父性移情与童年中期的养育者有关。在这一时期，儿童倾向于被父母中的一位所吸引，而对另一位感到有竞争。因此，一位异性恋的女性来访者因为看到她的男性治疗师和女学生讲话感到不开心，可能是产生了三元移情。

这些发展性名词是心理动力学治疗师在描述移情时会使用的。他们对无意识幻想的总结将在之后无意识幻想和冲突的章节（第二十三章）中进行讨论。

置换移情

当移情过于直接或猛烈而无法进入意识时，来访者可能会将它们体验成好像是与另一个人有关的。这被称为**置换移情**（displaced transference）。例如：

F 先生面谈的一半时间都在大骂拖延修整他房子的承包商。他强烈的情感让你怀疑他的反应可能与你最近推迟让他知道你是否能另行安排他的一次面谈有关。

下面是一个包含了所有三种移情的例子。

G 女士 34 岁，未婚，工作非常忙碌，她在维持长期的朋友关系上有些问题。在治疗面谈中，她经常从工作地点过来，身着高档职业装，闪耀着时尚的光彩。她曾谈论过工作中的其他女性如何穿着打扮，并且经常贬低她们的服装搭配。她评论说，她们总是穿着平底鞋，午餐后不补口红，衣着风格过时。你开始留意你自己的服装，并且想知道她如何看待你的穿着。随后，你认识到她置换了对你的感受，于是想知道她是否有移情反应。

我们可以认为这种移情是：
- 置换的
- 消极的
- 母性的
- 三元的

因为它贬低一位女性并且与之做比较。

移情与阻抗

在阻抗的章节中我们提到过，在现在与治疗师的关系中再次体验过去是对记起原本情感的阻抗。另外，许多来访者拒绝承认移情。同样，来访者有时候也会拒绝承认他们有移情，并倾向于将他们的情感视为"真实的"。我们称之为**对移情意识的阻抗**（resistance to the awareness of the transference）[4]。有时候，看起来像下面这样：

　　来访者：我从来没有从我老板那里得到任何帮助。你知道，人生中你会期待从应该帮助你的人那里得到某些东西，但是你从未得到过。

　　治疗师：我想知道你是否也是在说我。

　　来访者：哦——我说的只是我老板，跟你一点关系也没有。

移情也是层叠的，一种情感会阻碍对另一种情感的意识。例如，对治疗师爱慕的情感有时候会阻碍对更消极、更具竞争性的情感的意识，反之亦然。

技术

倾听

倾听移情，与倾听情感和阻抗一样，一般要有意识地去寻找。

倾听"即兴的"话语

移情时常隐藏在看似漫不经心的话语中，例如，"你的办公室真的很漂亮，很温馨"，或者"我敢打赌穿这么高跟的鞋子，到了晚上你的脚一定会受伤的"。在平常的谈话中，它们是无关紧要的话题——在治疗中它们是移情的线索。留意这些话语，并将它们作为未来的参考。

面谈的开始和结尾相协调

你经常会在面谈正规的结构之外发现移情的线索，例如，当来访者走进或离开房间时。像"我总是觉得我们就要接近尾声了"或者"下雨天来你的办公室真费劲"这样的话语可能标志着移情的存在。与情感和阻抗一样，这些线索通常都以行为的形式出现，而不是说出来的语言，例如，一周的第一次面谈迟到，扫视你办公桌上的物品，或者当你们都起身结束面谈时开启一个新的话题。

倾听对其他人的评语——置换移情

倾听移情的另一个常用方法是去听其朋友、重要他人或同事的故事。如果这些故事里充斥着情感或如果它们让我们想起治疗中正在发生的事情，那么我们就应该思考它们是否代表着置换移情。在这种情况下，倾听可能与你和治疗关系有关的情感的线索是很有用的。例如：

> 几个月前开始治疗的 H 先生是一名研究生，他开始谈论一位助教不熟悉德里达（Derrida）最主要的两篇文章。H 先生对于自己能否与这位有"学术缺陷"的助教一起工作感到非常烦恼。在倾听时，你发觉自己对从未读过任何德里达的著作而感到焦虑，并且想知道你是否应该为了更好地理解来访者而去读一些。

在这里，来访者对于你是否能帮助他的担心被他对助教的感觉所置换。这些担心可能的确与助教有关，同时也可能是被置换的移情，探索它们有助于理清他对你的感觉以及他对一般人的期望。

倾听来访者与他人来往的一般模式

认真倾听来访者和其他人的人际关系细节能够帮助你预测可能产生的移情。例如，如果你的来访者过去对拒绝非常敏感或者难以表达愤怒，那么对你可能也会这样。如果你的来访者与人交往经常很短暂，一次失望之后突然就结束关系，那么小心这可能会体现在移情之中。倾听这些方面能够让你概括出可能重现在与你的关系中的脚本，这使你可以将它们作为未来的参考。

倾听你的反移情

虽然我们将在第二十二章通篇讨论反移情，但是在此我们还是要说，注意到理解来访者对你的感受的最佳方法之一就是察觉你对他们的感受，这是非常重要的。例如：

> 虽然 I 先生在最近几次面谈中非常平静，但是他的治疗师有一种缺失感。

注意自己的感受有助于治疗师觉察到来访者用于保护自己的移情反

应。这可能是察觉置换移情或阻抗移情的最佳方法之一。

反思

当你注意到一个话题、一组行为或一系列话语标志着移情时，下一步就是考虑此刻是否可以让来访者对此加以注意。牢记"三选择原则"和"三准备原则"，并思考以下方面。

来访者准备好并愿意处理移情吗？

有的来访者非常热衷于描述治疗之外的生活中发生的事情和人际关系，并且认为和你之间的关系不那么重要。尝试探查移情并在整个治疗过程中监控来访者处理移情的意愿是非常有帮助的。有的来访者没有能力或没准备好，在这些情况下，你并不想为难他们，否则事情就会变得像《纽约客》里对精神分析师的讽刺漫画。有时候，在探查移情时，来访者置若罔闻或者回应非常具体，这都表示来访者没有准备好以这种模式工作。有时候，人们会说："我不明白——我认为我对你不会有什么想法，因为你什么都不会告诉我。"这样，就需要心理教育出马了。记住，要留心表示你的探查在某种程度上打扰或冒犯了来访者的非言语信号，例如，陷入沉默、撇嘴、不自在地挪动、双臂交叉、面露尴尬、焦躁不安或回避你的目光。

移情是针对在面谈中处于表层且承载着最重要情感的内容吗？

即便移情一直在作祟，也并不意味着它是面谈中来访者关注的最主要或重要的话题。例如，如果一位来访者告诉你，她的儿子刚刚骑自行车发生了严重的意外，然后问你是否有孩子，那么你可能会首先关心她的儿子而不是她对你的生活的好奇心。在面谈中稍后探讨她的移情感受是可以的，但是一开始不谈谈她的儿子就显得冷漠无情了。你可以说："也许我们可以马上开始这个话题，但是……"或者"如果你愿意，我们当然可以谈一谈，但是……很抱歉，听到关于你儿子的事情，他现在怎么样了"。

有时候，最重要的话题发生在治疗室之外。心理动力学治疗师经常有一种错误观念，认为移情总是应该优先处理的。例如：

> J 女士 50 岁，她认为她的治疗师 Z 医生是一个温暖、慈爱的看护者。一天，她哭着进来，因为机场海关人员怀疑她试图藏匿在国外购买的物品。她满眼含泪地说，看到你她就释怀了，然后继续告诉你她在机场体验到的羞辱。

如果你跟随情感走，那么你在更多地询问她见到你就释怀的事情之前，可能要先探讨 J 女士对机场人员的感受。

我应该解释移情吗？

在第四章中我们知道，有自尊管理、人际关系维持或冲动控制问题的人一般需要更多的支持，而这些方面功能良好的人能够承受对无意识想法和幻想的揭露并从中获益。通常，在决定是否解释移情时，这也是很好的指标。这些基本功能领域有问题的来访者，无论是平常还是遇到生活中的危机，都需要在向治疗师表露情感时获得支持性干预；而这些方面表现很好的来访者通常可以接受对移情的揭露和解释。

然而，近十年的研究挑战了这种传统观念。一项研究随机选取了接受两种治疗的 100 位来访者，一种进行适度的移情解释，一种没有移情解释。在这个变量上，治疗效果并没有显著差异，而人际关系很差的来访者接受有移情解释的治疗比接受没有移情解释的治疗效果更好[5]。研究者假设因为人际关系困难的来访者同样难以建立和维持稳固的治疗同盟，不专注于解释对治疗师的感受可能会破坏原本就很脆弱的治疗关系，导致放弃治疗或治疗失败[6]。"此时此地"的移情解释也有助于改善来访者与生活中其他人的关系。

我应该现在解释移情还是任由它进一步发展？

在做出解释之前，尽可能全面地理解移情是非常重要的。就像我们在阻抗部分讨论过的那样，你可以和移情共存一段时间来更好地了解它（第二十章）。

我应该停留在替代物上还是直接关注移情？

如果来访者在谈论移情的替代物，那么通常在和移情对质之前先探索替代物是比较可行的。这能让你更多地了解这些情感，同时来访者也能在更为舒适的氛围中交谈。记住，讨论被置换的移情可能产生良好的效果——它并不只是维持现状。在让来访者注意到移情之前，在移情非常接近表面之前，请耐心等待。

我应该鼓励心理觉察还是探讨移情？

与"我应该揭露还是支持"有关的任何问题的答案都基于你的目标。一般情况下：

- 当你认为来访者不能体会自己或你的想法和感受并且你希望他做到时，鼓励心理觉察。
- 当你认为来访者能够体会自己或你的想法和感受并且揭露性干预有利于你了解来访者对自己和他人的情感时，探讨移情。

思考下面的例子。

因为接了个紧急的电话，所以你不得不晚了 10 分钟才开始面谈。针对同一情境，两位来访者的反应如下。

- 1 号来访者，24 岁，女性，人际关系混乱，难以信任他人，她说："我知道，你之所以晚 10 分钟开始面谈是因为我两周前停止服药让你很生气。"
- 2 号来访者，55 岁，男性，人际关系稳定，但是存在自尊冲突，

> 他说："没什么的。我知道你很忙——但是实在不好意思，我今天有很多话想要说。"

听起来 1 号来访者缺乏心理觉察——她确信自己知道你在想些什么并且不考虑其他的可能性。你可以说："很抱歉我迟到了，我也听到了你刚才的话。你能想象一下我今天迟到还可能有其他原因吗？"用类似的话语来鼓励心理觉察。2 号来访者似乎能够心理觉察，但是对于他是否值得占用你的时间以及是否应该对你生气，他的内心感到了冲突。对此，为了探索他的移情幻想以更好地了解他对自己以及和他人之间关系的看法，你可以说："对于今天我来晚了，你能再多说些你的感想吗？"

来访者能够认可探讨移情的价值吗？

处理移情问题需要来访者能够：

● 体察对你的情感
● 后退一步进行反思

有的来访者没有能力以这样的方式处理移情，回应治疗师时也不能认清和表达他们的情感。针对这类情况，你可以试试后面章节介绍的心理教育或使用一些支持性策略。

移情过于强烈吗？

有一些来访者在治疗的早期就形成了快速、强烈的移情反应。当然，这在心理动力学治疗的后期也可能会发生。"移情风暴"——顾名思义指移情太多——可能会阻碍治疗并且威胁治疗同盟。有的来访者在管理他们的移情上存在问题，并且会把治疗师视为敌意的化身，或者仿佛来自他们过去生活中的恶人。这些在治疗中可能会以强烈的偏执、敌意或贬低的移情爆发出来。重要的是，确认来访者什么时候无法管理他们的移情并且进行评估。

● 他们是否丧失了现实检验力

- 他们是否丧失了对移情"好像"实质的洞察
- 他们是否会基于这些情感做出自我伤害的行为
- 治疗是否直接受到威胁

这些将指导你对干预的选择。

干预

基础性干预

大多数来访者都要学习什么是移情以及如何识别移情。有的也会被说服，认为谈论移情是一件值得做的事情，但是这通常很难做到，并且会带来令人不安的感觉。帮助来访者舒适地谈论移情的过程是心理动力学治疗中的重要干预。注意，这要花上一段时间，并且可能不会对所有来访者都起作用。下面是一些可能有效的干预方法。

心理教育

这是关键的第一步。在心理动力学治疗一开始就告诉来访者如下内容是很有用的。

> 在这种类型的心理治疗中，通过讨论你对我的想法和感受，
> 我们可以了解到很多关于你以及你与他人之间关系的事情。

这段话可以在指导来访者畅所欲言时说，就像我们在自由联想那一章讨论过的那样（第二十章）。关键是对该任务的棘手性进行共情并解释为什么这样会有帮助。要认识到，即使你在治疗开始时解释了，你可能也要在治疗中因这些情感的产生而加以重申。重复几次之后，你可以开始将来访者在讨论移情时的不舒服解释为阻抗。告诉来访者，讨论他们对治疗师的感受是非常有用的，以此来鼓励他们也会有所帮助。

提问

为了理解移情，你必须了解它们。问这样的问题："昨天，你谈这个

话题的时候有什么感受"或者"对于我取消了那次面谈，你有什么感受"。
这可以帮助你获取关于移情的宝贵信息。

支持性干预

当来访者存在自尊管理、人际关系和反思等功能问题时，我们处理移
情是为了：

- 帮助他们尽量少受到对治疗师的直觉和感受的困扰
- 提升和维护治疗同盟

从移情中学习但不刻意关注

理解移情对治疗师来说总是有好处的——但是，有时候这会压垮功能
薄弱的来访者。对于这些来访者，我们要去倾听移情，进行反思并从中学
习。但是，我们没必要去揭露它。虽然有一些报告指出，功能薄弱的来访
者可以得到对移情充分解释的帮助，但是一般经验法则是试着在适度的积
极移情氛围中工作，而不去关注移情——特别是在治疗的早期[7-9]。看下面
的例子。

> K 先生在每次治疗师休假结束后，有时候会缺席第一次面谈。
> 虽然 K 先生没有谈起此事，但是无论何时发生，治疗师都知道 K
> 先生对离别有情绪。

直接告诉来访者他们在治疗中的行为

对有些来访者来说，说出他们在治疗中的行为方式能够帮助其改善他
们与别人之间的关系。下面有两个例子。

> 我注意到，你几乎每次面谈都迟到 5 ~ 10 分钟——你在工
> 作中也会这样吗？这可能是你的老板不喜欢你的原因之一哦。

> 当你对我生气时，我知道几周以后你才会提起。尽早聊一聊
> 有时候会防止事态愈演愈烈。或许这也能帮助你和你的妻子。

在这里，治疗师谈到移情是为了直接改善来访者的人际关系，而不是为了探讨对治疗师的移情感觉和幻想。

修复、减少和包容移情

当你在使用支持模式时，"别盯着移情不放"总是有好处的，但是事实上，基本信任、现实检验、自尊和人际关系有问题的人通常最容易被强烈的移情所压垮。有时候，这些情感会从一开始就干扰治疗，你别无选择，只能直接处理治疗关系。稍微健康一点的来访者通常从治疗一开始就准备信任治疗师，不会在乎我们的小疏忽或者小过失。比较脆弱的来访者会特别敏感，对他们来说，原谅治疗师的现实情况或者察觉到是无心之过很难。有的来访者无法理解治疗关系中"好像"的本质——如果你问："你注意到你批评我的事情和你讨厌你母亲的事情是一样的吗？"来访者的回答可能是："那只是我运气不好，有一个像我母亲一样的治疗师！"对于这些更为脆弱的来访者，减少消极移情并修复治疗关系的裂痕对维系治疗至关重要，并且与移情有关的事宜也要优先进行 [10-14]。

有一些特殊的支持技术可以用于解决来访者对你强烈或敌对的移情，并且没必要让他们明白这些反应源于他们对早期生活中重要他人的情感。

- **命名情感**：将感受转化为言语并准确记录来访者的感受有助于管理移情。其听起来就像下面这些：

  也许我没回你的电话让你感觉很烦躁……

  听起来你觉得我不重视你……

  我猜想我看起来满不在乎……

- **验证他们的体验**：如果来访者对你的感觉是正确的，那么验证他的体验可以包容令人痛苦的情感。下面有一个为迟到而道歉的例子。

  来访者：今天你来晚了 10 分钟，真的令我很烦躁。

  治疗师：那是理所当然的——你满心期望在特定的时间开始，结果却没发生。对此，我非常抱歉。

通常，验证一个人的感受、表现你的不安并暂时停止争论足以修正你们的关系。但是如果不行，你可以试试解释他们的感受——基于你们两人之间发生的真实情况，开放且无防御地解释来访者的感受。

出于对来访者安全的考虑，治疗师必须和一位有自杀倾向的来访者的配偶保持联系。当来访者指责治疗师在监视她时，治疗师可以说："你说得对——我和你的丈夫有联系，并且我明白那样让你感觉你无法控制自己的治疗。但是对我来说，最重要的事情就是保证你的安全，所以我需要暂时和他保持联系以尽可能确保你的安全。让我们继续谈谈你对此有什么感受吧。"

- **解释**：通过与来访者当前生活和治疗之外的人际关系相联系来消散强烈的移情感。

  当你的妻子离开你而你的父母又不太支持你的时候，不能联系上我肯定令你特别难过。

- **轻微修正错误知觉并共同检验现实**：如果同盟能经得住考验，那么你也可以试试轻微修正错误知觉以及现实检验一个人及对你的歪曲印象，同时表达你对误解或无意伤害来访者的抱歉。

  来访者：你盛气凌人的时候真让我讨厌！

  治疗师：我说了什么让你感觉盛气凌人？

  来访者：我不知道。你更多地表现在语气上。

  治疗师：我说过的话让你感觉很受伤，非常抱歉……那肯定是我的无心之过。

- **鼓励心理觉察**：正如在本章前面部分介绍过的，这是处理强烈的移情反应的一种技术。心理觉察技术可以帮助来访者分辨他们对于治疗关系的感受。简单的做法有：
  - ✓ 要求来访者描述在治疗中的体验
  - ✓ 不管他们的体验是否真实都进行共情
  - ✓ 澄清和解释他们的感受
  - ✓ 对他们在人际关系中的形象进行反思

✓ 分享你此刻的一些感受来证明你拥有自己的主观体验
✓ 帮助他们比较他们对自己的看法和你对他们的看法 15

看看下面这个例子。

因为家庭成员的离世，治疗师提前一天取消了一次面谈。当他和来访者在下周见面时，来访者显得非常生气，紧抱着双臂坐着。治疗师问她在想什么，并且指出她对于面谈的取消肯定有些感想。她说她感到非常突然和震惊，她以为一般情况下治疗师都会至少提前两周通知的。在倾听和共情时，治疗师鼓励来访者更多地说出自己的感受，同时治疗师也表示取消面谈是情非得已，他们应该继续保持治疗关系。

上面的回应支持了来访者对自己及治疗师的感受进行心理觉察的能力。

退一步讲，在受到抨击之后保持冷静，不要发脾气。对来访者展现你能够容忍他们强烈的情感并且不批评他们，不会被激怒或者破坏治疗，这是心理治疗"力挺功能"比较关键的特征之一。这样的"力挺"让他们相信，你就像一个乱发脾气的小孩的妈妈，即使他们心怀强烈的消极情感，你也能继续包容他们 16。作为他们的治疗师，你可能是他们生命中第一个为其提供这种安全感的人。反复体验到这种感觉能够改善同盟关系，进而改善其他人际关系。要记住，同盟关系的链条对于任何心理治疗都是至关重要的。事实上，研究显示，在取得良好效果的心理治疗案例中，治疗关系也是有起有伏的 16。

揭露性干预

当我们想要探索移情，揭露无意识想法和情感时，我们可选择揭露性干预。

对质

解释的第一步是对质。当我们想要来访者注意移情时就会对质。下面

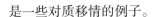

是一些对质移情的例子。

> 我说完最后一句话之后你一言不发。你是不是有什么情绪？
>
> 听起来你对于我休假很生气。对此，你能多说一些吗？

在下面的例子中，治疗师进行了对质。

> L 先生是 26 岁的哲学系研究生，他经常鄙视不了解其研究领域的人。你想知道他是否在说你，但是起初你用替换的方式去探索。在你一周春假结束后的第一次面谈中，你看到他瞥了一眼办公桌上你从迪斯尼乐园带回来的宣传册。他没有直接提到它，这时他开始谈起他弟弟在大学里参加的兄弟会以及他去佛罗里达的"原始之旅"。你认为他对你的感受是接近表层的，但是，因为他没有直接提起，所以你决定对质移情，你说："你在想，人们是怎样度过他们的假期的，但是你没有提到对我休假的想法。"然后，他说他看到了宣传册，并且对于你竟然过这样平民化的假期而感到有些尴尬。

对质能够让来访者深化对移情的讨论。

澄清

如果你注意到来访者在两个或更多不同情境下对你有相似的反应，那么你可以澄清移情。

> 今天你特别安静——而且这是我休假前的最后一次见面。我上次休假之前也是这样。
>
> 每次说起你的妻子时，你都肯定地认为我会批判你。
>
> 虽然很长时间以来你认为我理解你的感受，但是最近几个星期你不再有那样的感觉了。

澄清帮助人们确信他们的移情，因为他们看到这在很多不同情境下都发生过。

解释

移情解释有两种基本类型。在第一种类型中，治疗师将来访者的行为解释为无意识移情的结果。

我认为你最近两次面谈迟到是因为你担心我会生你的气。

在另一类移情解释中，治疗师将移情解释为过去人际关系扭曲的结果。

我认为你之所以担心我会生你的气，是因为当你自作主张时你的母亲总是不高兴。

这两种类型的解释都可以帮助来访者理解他们自己以及他们的人际关系。看下面的例子。

M女士是34岁的学校营养师，接受治疗已经两年了。她是异性恋，但是尚未结婚。她和她的女性治疗师Z医生有着良好的同盟关系，她倾向于把Z医生看得很理想化。她有许多朋友，并且为他们付出了很多，更是会优先满足他们的需求。这曾是治疗工作的一个主要焦点，M女士正在开始维护她自己的需求。小时候，她的父亲不在身边，她脑瘫的弟弟占去了母亲大部分的时间。虽然在治疗师眼里，母亲忽视了M女士，但是总的来说，M女士是同情她母亲的，并且做了自己力所能及的每一件事，想让母亲的生活轻松一点。在下次面谈之前的一周里，治疗师告诉M女士，下周她将要缺席她们每周两次面谈中的一次。这是要被取消掉的那次面谈之前的面谈。

来访者：所以，这个周末——我邀请我的同事伊薇特和她的新婚丈夫一起吃午饭，但是他们在最后一刻不能来。我吃了所有的食物——和往常一样孤独。

治疗师：听起来真令人伤心。（共情的话语）

来访者：嗯，我有很多事要做——这让我能补上我的工作。

她总是爽约，所以我应该庆幸，除了他们没约其他人。

治疗师：听起来你对此好像没太觉得心烦。（对质）

来访者：心烦？只是个午餐而已——那又不是我的婚礼或其他什么。

治疗师：也许你心里有婚礼——可能是伊薇特的婚礼。（对质）

来访者：（一滴泪珠滑下脸颊）伊薇特是最后一个——我们曾经的"单身联盟"——现在她有人陪，有更好的事情可做。但是我哭有什么用啊？她不太可能再在午餐时露面了。也许午餐对她没那么重要，但那是我周末的中心。她在最后一刻爽约，她似乎完全不在乎。

治疗师：今天你在谈论你的朋友，但我也是在最后一刻爽约的。你针对她也许是因为你很难对我发脾气。（解释）

来访者：你有你的生活——你有要做的事情。我不是你生活的中心。

治疗师：也许你希望你是。（解释）

来访者：（哭出来）——我希望我是某个人生活的中心。伊薇特有罗德尼，你有你的家人——我的母亲总是照顾着我的弟弟。我认为我可能不会成为某人心中的第一名了。

在这次面谈中，治疗师在一段时间内停留在替代物上，因为来访者表现出了情感并且正在转向新的情绪领域。对质有助于降低来访者对承认她处于心烦状态的阻抗。当对伊薇特的情感很明显几乎等同于她对治疗师的情感时，Z 医生将被置换的情感和移情连接在一起。最终，来访者串联起了她的朋友、治疗师和母亲——她觉得没有一个人把她的需要放在首位。认清这些情感是向理解她如何防御性地压制自己的需要以避免失望和生气迈出的第一步。

我们已经探究过移情了，接下来我们要介绍治疗师的情感——反移情。

推荐练习

这里有三段文字是涉及移情的。阅读后思考一下研究问题。

1. 这是和一个新来访者的第三次会面，这个 25 岁的单身音乐家突然终止了先前的治疗，因为他的治疗师告诉他不能在当地的咖啡馆里和他见面。他告诉你，他无法和前任治疗师合作是因为她太刻板了，并且还说，她怎么就不能和他喝杯咖啡呢，她经常在他还沉浸于重要的话题中时结束面谈，似乎对他的梦也不感兴趣。他说，他希望你能对他更有帮助，也能更灵活些。

a. 来访者对你表现出移情了吗？

b. 他对前任治疗师怀有的是什么类型的移情？

c. 现在你可能会采取什么干预手段？

d. 在稍后的治疗过程中，你可能会采取什么干预手段？

点评

来访者希望你是个"好妈妈"，并且此刻对你展现出了积极的母性移情。他在终止先前治疗的那个时刻，对前任治疗师有消极的母性移情。在倾听过程中，你想知道他是否分裂地把你看作完全是好的而以前的治疗师完全是坏的。因为这是一位新来访者，所以你可以把移情记下来，并且确保他能理解治疗的框架。这涉及展现理解和心理教育两方面。

> 听起来你对你的前任治疗师有着复杂的情感，这是需要重点谈一下的——但是，另一件很重要的事情是，要知道大多数治疗师都不会和他们的来访者在咖啡馆里见面的，因为治疗只能发生在治疗室中。很高兴你能告诉我这些，因为在治疗开始时讲清楚这些是非常有必要的。

如果经过了一段时间的治疗，例如，某时候他觉得你让他很受挫，那么你就可以解释这种置换移情，你可以说：

> 我认为，回想你的前任治疗师给你造成的挫败感比谈论现在我带

给你的挫败感要更容易。

2. 你正在为一位 32 岁的女性治疗，一年前她曾来寻求过你的帮助。她长期忍受着不幸福的婚姻，经常和丈夫吵架，并感觉他们的婚姻关系走到头了。她害怕她可能和错误的男人结了婚，但是更害怕如果她离婚了就不会再有孩子了。她每周和你见面两次，治疗令她感觉很充实。在一年的治疗中，她找到了理想的工作；但是，当她不得不更改一次面谈的时间时，你却无法满足她更改日程的需要。她非常困扰，并感觉你逼她在完美的工作机会和治疗之间做选择。她觉得和你的关系陷入僵局，并且害怕你可能会阻碍她获取这份工作。她说："如果不是你，我肯定会高兴地奔向我的职业生涯。现在，我不得不在放弃治疗和不要好工作之间做抉择。"

a. 来访者对你表现出移情了吗？

b. 这是什么类型的移情？

c. 如果她的功能较弱，你会采取什么干预手段？

d. 如果她能够接受揭露工作，你会采取什么干预手段？

点评

来访者把你视为她前进路上的阻碍。这可能是竞争性的俄狄浦斯母性移情；也就是说，在她眼里，你仿佛是一个不让女儿去赢得父亲宠爱的母亲。这也是一种和嫉妒母亲有关的消极的前俄狄浦斯母性移情。支持性干预可以是通过指出你正试图接纳她来修正错误知觉；然后你可以讨论，当事情没有按照她的设想发展时，她就觉得陷入绝境的问题——这和她的婚姻关系非常类似。解释性干预可以对她感觉陷入绝境的情感体验进行对质，例如：

说到陷入绝境，你会想到什么？

你可以继续澄清她对她丈夫和对你的感情之间的相似性：

有趣的是，我和你的丈夫都让你感觉陷入绝境——对此，你有什么想法吗？

最后，可以通过解释指出她感觉陷入绝境，是因为她既需要你又感觉你在阻碍她的进步：

> 你对我很头疼，因为你感觉到了冲突——一方面你觉得需要我，但是另一方面你觉得我阻止你向前发展。

揭露出这种冲突后，你就能够对她的感受以及她先前的人际关系了解得更多。

3. 65 岁的退休销售员刚刚从手术中恢复过来，对于接下来的人生感到迷茫。他做完手术后你问他是否还在服用任何药物时，他大吼道："你到底想问什么？你和其他人一样，只是想要责备我是个瘾君子。"他继续发怒，看样子都想要夺门而出了。

a. 来访者表现出对你的移情了吗？

b. 是哪种类型的移情？

c. 什么方法会对目前的关系破裂有帮助？

点评

来访者将你看作指责他滥用疼痛药的人。他有偏执的消极移情。这种强烈的愤怒的移情反应会威胁治疗。这是鼓励来访者说出自己的真实感受进行心理觉察的好时机，可以问："你能说说我问你那个问题时你心里的感受吗？"如果他冷静下来并反思他对你的假设，你也可以解释说，对于所有刚做完手术的来访者，你都会问这个问题。这样的讨论有助于修复治疗关系，并且说明了来访者在感到受侵犯时倾向于对他人的感受做出错误判断。

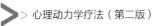

参考文献

1. Auchincloss, E.L., and Samberg, E. (1990) *Psychoanalytic Terms and Concepts*, Yale University Press, New Haven, p. 151-153.

2. *Greenson, R.R. (1967) The Technique and Practice of Psychoanalysis*, International Universities Press, New York, p. 238-240.

3. *Moore, B.E., and Fine, B.D. (1990) Psychoanalytic Terms and Concepts*, Yale University Press, New Haven, p. 134-135.

4. *Gabbard, G.O. (2009) Textbook of Psychotherapeutic Treatments*, American Psychiatric Publishing, Washington, DC, p. 58.

5. Hoglend, P., Amlo, S., Marble, A., *et al.* (2006) Analysis of the patient-therapist relationship in dynamic psychotherapy: An experimental study of transference interpretations. *American Journal of Psychiatry,* 163, 1739-1746.

6. Hoglend, P. (2014) Exploration of the patient-therapist relationship in psychotherapy. *American Journal of Psychiatry,* 171, 1056-1066.

7. Hoglend, P. (2008) Transference interpretations in dynamic psychotherapy: Do they really yield sustained effects? *American Journal of Psychiatry,* 165, 763.

8. Levy, K.N., Meehan, K.B., Kelly, K.M., *et al.* (2006) Change in attachment patterns and reflective function in a randomized control trial of transference-focused psychotherapy for borderline personality disorder. *Journal of Consulting and Clinical Psychology,* 74 (6), 1027-1040.

9. Gabbard, G.O., and Horowitz, M. (2009) Insight, transference, interpretation and therapeutic change in the dynamic psychotherapy of borderline personality disorder. *American Journal of Psychiatry,* 166 (5), 517-521.

10. Safran, J.D., Muran, J.C., and Proskurov, B. (2009) Alliance, negotiation, and rupture resolution, in *Handbook of Evidence-Based Psychodynamic Psychotherapy* (eds R.A. Levy and J.S. Ablon), Humana Press, New York, p. 201-225.

11. Pinsker, H. (1997) *A Primer of Supportive Psychotherapy,* Analytic Press, Hillsdale, NJ.

12. Winston, A., Rosenthal, R.N., and Pinsker, H. (2004) *Introduction to Supportive Psychotherapy,* American Psychiatric Publishing, Washington, DC.

13. Kemberg, O.F., and Philadelphia, J.B. (1982) Supportive psychotherapy with borderline conditions, in *Critical Problems in Psychiatry* (eds J.O. Cavenar and H.K. Brodie), J.B. Lippincott, New York, p. 195-197.

14. Appelbaum, A.H. (2006) Supportive psychoanalytic psychotherapy for borderline patients: An empirical approach. *American Journal of Psychoanalysis,* 66 (4), 317-332.

15. Bateman, A., and Fonagy, P. (2015) Borderline personality disorder and mood disorders: Mentalizing as a framework for integrated treatment. *Journal of Clinical Psychology,* 71, 792-804.

16. Safran, J.D., and Kraus, J. (2014) Alliance ruptures, impasses, and enactments: A relational perspective. *Psychotherapy,* 51 (3), 381-387.

第二十二章

反移情

主要观点

反移情是治疗师对来访者的情感总和。它既包括有意识的情感，又包括无意识的情感。

反移情是普遍存在的。反移情远非要尽力避免的东西，它能以很多方式提示我们对来访者的工作状况。

理解反移情非常重要，是因为：

- 只有觉察到我们对来访者的情感，才能让它尽可能少表现出来
- 我们对来访者的情感可以帮助我们进行评估、规划治疗建议以及实施治疗
- 反移情能够帮助我们了解来访者生活中的重要人际关系
- 反移情能够帮助我们了解自己和我们对来访者的反应

反移情可以提示我们对来访者的理解和干预，但是一般情况下，不直接与来访者分享。

当我们对来访者的反移情转向督导时，称为平行过程。

当我们漫不经心地对来访者说话或做事时，可能出现了被称为行动化的反移情。

当两个人坐在房间里一周接一周地相互交谈时，他们肯定都会对彼此产生某些感觉。来访者对他们的治疗师产生的感觉，我们称为移情；治疗师对来访者产生的感觉，我们称为**反移情**（countertransference）。虽然早期的分析师认为，治疗师对他们的来访者应该无情无感，但是现在我们知道，反移情可以从很多方面帮助我们实施心理动力学治疗[1]。

什么是反移情？

正如我们在第十二章讨论过的，反移情是治疗师对来访者的情感总和。它既包括有意识的情感，也包括无意识的情感。

反移情有两种类型——有的是针对来访者的，有的是针对我们自己的。在第一种类型中，我们对来访者的情感是由于来访者身上的特定品质或行为所引发的。

A 女士忘记支付三个月的账单后，她的治疗师对她非常生气。然而，他没有对其他来访者这样生气过。

B 先生的高危性行为令他的治疗师非常焦虑。治疗师认识到 B 先生为了继续否认他令自己陷入危险，而将他的焦虑投射到了她身上。

在第二种类型中，当来访者身上的某些事情令治疗师想起了自己人生中的某些事情时（例如，症状、创伤情境或人际关系），就产生了反移情。

当 C 先生讲述他父亲去世时，治疗师自己的父亲也刚刚去世，他觉得自己在面谈中就要哭出来了。

Z 医生总是想保护拥有非常严厉的母亲的年轻来访者。这与她自己童年时有一个非常严厉的母亲有关。

区分两者差别的好办法是问问自己，你是只对这个来访者有反应——

这表示你的情感来自来访者；还是对许多来访者有反应——这表明你的情感来自你自己。

我们为什么要在意反移情？

理解我们的反移情很重要，原因如下。

- **承认和理解我们对来访者的情感能够减少我们将它们表现出来的机会**：在对来访者的工作过程中，我们不可避免地会对他们产生各种情感，如生气、兴奋、喜爱和厌烦。我们越能够意识到这些情感以及它们产生的可能原因，就越不可能将它们无意识地流露出来。思考这两种情境：

    1号治疗师纠结于是否承认他对来访者的厌烦，并开始在面谈中打盹。

    2号治疗师承认他对来访者的厌烦。为此，他找督导讨论，并认识到这和来访者在防止自己与治疗师交战的阻抗有关。治疗师开始在面谈中更集中精神，因为他反思了来访者内心的冲突。

- **反移情能够帮助我们诊断、评估和治疗来访者**：对来访者怀有非常强烈的积极或消极情感，可以帮助我们识别出占主导地位的、以分裂为基础的防御机制。在面谈中，理解我们对来访者的情感，能够帮助我们认清来访者的功能的许多方面，包括防御机制以及他们人际交往的方式。我们随后将对此进行讨论。

- **反移情能够帮助我们认清在面谈中什么是重要的，从而有助于实时指导我们的干预**：正如我们在有关反思的章节中讨论过的，理解我们的反移情可能是理解什么时候以及如何干预的较好方法之一。我们随后将对此进行讨论。

- **反移情能够帮助我们在对不同来访者的工作中更了解自己**：当来访者说出他们有进食障碍时，你时常会变得绝望吗？当你和有物质滥用问题的来访者交谈时，会倾向于感觉忧郁吗？你害怕看见正在接受药物治疗的来访者吗？承认你对来访者的反应将帮助你理解身为治疗师的自己。有时候，进行职业决策能让你最大程度地享受工作。

有反移情是坏事吗？

我们曾经说过，反移情过去常常被认为是干扰治疗的，并且是需要被消灭的。现在，我们不再这样认为，并且我们接受反移情在我们对来访者的工作中是有用的因素。只有当治疗师不承认反移情或者它表现的方式违反了治疗框架时，才会对治疗有害（第八章）。

反移情的类型

在治疗的过程中，共情或认同来访者是很常见的。这称为**和谐反移情**（concordant countertransference）。

D 女士 32 岁，有一个 8 个月大的孩子。因为有了孩子，她取消了很多次面谈。就算来面谈也经常迟到，上气不接下气地说她的时间有多么紧张，她要怎样安排喂养时间才能有足够的空闲来你的治疗室。你觉得对她来说兼顾治疗和当一个新妈妈的确是困难重重，因此你容忍了她的迟到和缺席，没有问是否有可能是她对你的某些感觉导致了她迟到。你认识到这不是你平常对待迟到和缺席来访者的态度，所以最终你认识到你有了和谐反移情反应。

有时候，你可能会认同和你的来访者有关系的某个人。这称为**互补反移情**（complementary countertransference）。

你对 D 女士感到沮丧和气愤，因为她不把治疗放在优先的位置。你意识到，你对她的怒气比你在一般缺席面谈的来访者身上感觉到的要更强烈。于是，你仔细思考了一下，回忆起她曾告诉你她的母亲非常严厉，不能容忍犯错，甚至是在 D 女士生病或面临危机时。你认识到你正在像 D 女士小时候她母亲那样对她——所以你有了互补反移情，你正在认同来访者的母亲。

和谐反移情和互补反移情都可以帮助我们了解来访者及他们的人际关系[2]。

如果我没有意识到自己的反移情会发生什么呢？

我们对来访者的感受也可能是无意识的。有时候，我们在督导中才发觉了这些。而在另一些时候，它们也会反映在我们对督导的感受中。当移情 / 反移情感受从治疗转移到督导过程中时，我们称之为**平行过程**（parallel process）[3]。思考你在督导过程中的感受是非常重要的，而且反映出关于来访者的某些事情被置换到督导关系中。

Y 医生感到他的心理治疗督导认为他的工作做得不好，尽管督导一直在鼓励他并且给了他很高的书面评价。当 Y 医生深入思考时，他认识到，他的来访者无意识地认为自己不是个好的来访者。这是一种置换到督导过程中的一致的反移情。

当我们的反移情仍处在意识之外时，会反映在我们对待来访者的行为上。这被称为**行动化**（enactment）[4]。有问题的行动化，可能涉及边界违反，通常需要督导或咨询的介入。但是良性的行动化随时都在发生，如果我们可以理解就能够解释治疗中发生了什么——特别是和治疗关系有关的方面。

E 女士对于治疗没什么进展感到很挫败，于是要求 X 医生安排更多次面谈。治疗师感到很难取得显著的疗效了，于是说了很多对来访者的治疗动力没有好处的话。来访者濒临崩溃，取消了下一次面谈。

　　在上述行动化中，来访者的要求导致 X 医生感到压力和不自信。这些感受被表现出来，导致她改变了正常的方式，让来访者感到崩溃。如果治疗师允许自己探索她的反移情，她将了解到来访者与人交往的重要方式。有时候，这被称为移情–反移情范式（transference-countertransference paradigm）。由于行动化是治疗的常规部分，所以我们要做的不是回避它们，而是注意到现象背后的它们并利用它们深化理解。督导对于认识到行动化是很有帮助的。如果你注意到你对来访者的行为方式不同寻常，那么很可能你出现了行动化。如果 X 医生以揭露模式进行工作，那么她可以这样和 E 女士进行讨论：

　　　　我想知道你取消了上次面谈，是不是因为你觉得我的话让你感到很难过。我注意到我比平时说得更多，事后我经过思考，认识到因为你对于治疗进展觉得失望，所以我感到了很大的压力。这就是我们之间发生的事情——你的挫败感影响了我。这种感觉曾经出现过吗？

　　谈论行动化能让治疗师和来访者共同检查他们之间的关系，并揭示出治疗师和来访者的体验[5]。类似的，理解行动化也能够让来访者更加明白生活中的其他人际关系。有时候行动化有助于了解童年关系，有时候只简单地反映当下的治疗关系。无论如何，讨论行动化都能够提升沟通技巧、心理觉察能力和对关系动力的理解。

技术

倾听

怎样才能知道你是否有反移情呢？这里有一些关于如何判断的方法。

● **思考你对来访者有什么感受**：对新手治疗师来说，学会识别你对来访者的感受通常要花上一些时间。刚开始时，要培养问自己"我对来访者有什么感受"的习惯。你可以在面谈结束后或快下班时来思考。不但要在一般情况下问自己这个问题，在面谈中的特定时刻更要这样问。这些想法经常会不经意间闯入你的意识，这时你应该对它们予以关注并开始更精确地确认它们。

和某个人谈谈你的来访者也有助于理解你的反移情。许多心理动力学治疗师都会和同事讨论案例，不放过任何可能确认的资料。这可以在会诊中进行，在和督导的互动中进行，或者是非正式地进行。

● **思考你和来访者有关的行为**：除了探索你对来访者的感受，你还可以思考你在面谈之前、之中以及之间与来访者有关的行为。无论何时你发现自己在面谈之外总想着来访者，因为和来访者的关系而做出不同以往的行为，或者在面谈中举止反常，你都应该思考这些行为潜在的原因。例如：

——当你与来访者见面时精心打扮

——偏离你平常的治疗技术（如讲话过少或过多）

——梦到你的来访者

——怀着强烈的情感（如焦虑）期待见到来访者

——为一个来访者改变框架的某些方面，如忘记告诉来访者你要休假或者对缺席的面谈不收费如果你发现自己面谈之外的时间也被来访者占据了，你因为你们之间的关系而在面谈中表现有所不同，或者行为不寻常，那么想一想这些行为的潜在原因。

反移情另一个常见的例子是对来访者会脱离治疗的焦虑。有时候，这些情感会阻碍治疗师对质来访者移情化的愤怒，或坚持遵守取消制度。这会限制来访者探索消极移情的机会，而这正是你的工作可能会有所成就的地方。如果治疗师要靠这个来访者赚取课程学分或凑够实习时间，就更容易产生这种焦虑。

● **倾听你对待来访者的方式与他们其他人际关系之间的相似性**：有时候，你可能会注意到自己认同来访者所描述的他自己或另一段关系中的情感。

　　一位来访者描述了她的母亲从来不担心她的事情。当她在讲话时，你发现你也从没担心过她，而你却经常担心其他来访者。

如果你自己突然发现了反移情反应，那么这毫无疑问会帮助你理解来访者。例如，也许来访者产生了对你的内疚反应，因为她认为这是你会关心她的唯一途径。

● **倾听相关案例中你对督导的感受**：正如我们讨论过的，你对督导的感受也可能与你对来访者的感受有密切关系。

反思

当你确认了一种感受或行为是反移情反应时，下一步就是反思你的感受的本质，以理解是否应该以及如何利用它们深化治疗。在这个过程中，你可以问自己如下问题。

● 我的反移情告诉了我来访者的情感吗？你感觉到的可能是：
　　——来访者有意识的感觉（和谐反移情）
　　——来访者正在压抑的（和谐反移情）

——来访者生活中的某个人可能对来访者的感觉（互补反移情）

● 我的反移情与我目前还没意识到的阻抗有关吗？例如，在面谈中，来访者可能正在侃侃而谈，你却觉得厌烦或心不在焉，这可能揭示出来访者正在逃避某些事情。

● 我的反移情与我自己的过去或情绪体验有关吗？如果是这样，它是与治疗的重要方面有关还是与治疗完全无关？

反移情能帮助我们决定什么时候去干预和怎样干预。"注意反移情"（第十七章）是选择原则之一，因为理解我们对来访者的情感是帮助我们决定什么时候以及怎样干预的有效工具之一。特别是当阻抗正在发生时，我们可以在来访者意识到之前很好地了解他们的感受。我们的焦虑水平暗示了来访者潜在的无意识情感，或治疗关系的薄弱之处。

　　F 女士是一位新来访者，她似乎对治疗很积极，一开始就谈了各种话题。前两次面谈她都迟到了 15 分钟。治疗师 W 女士认为，这可能是她对治疗的矛盾心理的阻抗。当 W 女士想要把这些说给 F 女士听时，她变得有些焦虑，并且发觉她害怕因此而激怒 F 女士。治疗师决定稍后再对阻抗进行对质。

在这里，治疗师的反移情注意到了来访者的焦虑，并且是在有意识地传达出来之前。这帮助治疗师决定了什么是处在表层的以及怎样和什么时候进行干预。

干预

你曾告诉来访者你的反移情吗？

一般情况下，我们不会直接和来访者分享我们的反移情。相对的，我们利用它去思索什么是让我们最情绪化的并准备为之做出解释。我们的生

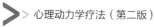

气、兴奋和喜爱等私人情感最好留给我们自己去反思和与督导讨论。然而，有时候，我们也会告诉来访者我们的感受。这样的情况如下。

- **适当的社会性回应**：当来访者发生重要的事情时，例如，家庭成员的亡故、孩子毕业或者新宝宝降生，我们就要做出回应。说出"我深表遗憾"或"恭喜你"都是可以的——事实上，如果我们不说，来访者可能还会觉得奇怪。这种类型的反应通常对增进治疗关系有重要作用。在支持模式下，干预至此就可以了；而在揭露模式下，我们最终是想要了解来访者对干预的感受。

- **我们有强烈的主张时**："我担心你的抑郁症并且认为你应该向医生咨询"或"我很关心你的安全——我想要给你丈夫打电话以确保他能陪着你"，这些说法都传达出了你对来访者的情感。这些心声的吐露对提供最佳的治疗至关重要。

- **为了协助说明被压抑的情感**：如果利用得好，治疗师吐露情感可以帮助来访者触碰被压抑的感受。例如，治疗师告诉她的来访者："真有趣——再过两周就是你的律师考试了，可我看起来比你还要焦虑——你是怎么传染我的？"这样可以帮助来访者理解她无意识地传递给治疗师的感受。

- **为了促进心理觉察**：心理觉察有困难的来访者无法想象治疗师的感知与他们自己是不同的。特别是以支持为主进行工作时，经过思考后说出感受有助于培养心理觉察能力。思考下面的例子：

  > G 女士：上周约我出去的那个男的再也没给我打过电话。现在你一定在想："她可真是个失败者。"
  >
  > 治疗师：事实上，我在想你现在一定很难过。

要求来访者想象你的感受

通常，来访者可以通过想象他们如何影响我们来了解其行为是如何影响他人的[6,7]。例如，对于一个面谈经常缺席和迟到却从不提前打电话的来访者，我们可以问："你能想象一下，当你没来面谈也没打电话给我的时

候，我有什么感受吗？"这可以鼓励来访者想象他们对我们情绪的影响。（见第十八章关于鼓励心理觉察的介绍）

验证来访者对反移情的体验

有时候，来访者会凭直觉认为知道我们对他们的感受。他们可能会说："我知道你生我的气了，别不承认。"在揭露模式下，我们一般会加以验证，同时继续揭露的过程——所以你可以说："让我们假设你说得对，那么对此你有什么想法吗？"而在支持模式下，你可以试着利用这些信息引导来访者了解他们对他人的影响，你可以说："听起来你明白你在试着惹我生气。我想知道在其他人身上是否也发生过这样的事情呢？"

理解治疗中的行动化

我们已经讨论过，行动化是治疗师无意识地对来访者或移情的反应。当行动化发生时，重要的是确认来访者对于所发生的事情的体验，并帮助他们想象或觉察你的感受。然而，这样做的同时不要过多暴露会增加来访者负担的个人信息，设置一些探讨的禁区也是很重要的。

> 你的来访者曾经谈到过她母亲的乳腺癌，并对不可预测的复发感到非常焦虑。她说，谈起这件事感觉更糟了，她再也不愿去想这件事。你共情让她不要放弃希望有多么困难。她似乎很满意你的共情反应，于是你结束了面谈。她离开后，你看看时间发现你竟然早结束了 15 分钟！

当你思考自己为什么这么早结束的时候，你发觉你共情了她的担心，你担心让她谈感受会让她感觉更糟。你也为下一周将要进行的常规诊断而焦虑。经过反思，你认识到你存在一致的反移情，认同了来访者逃避不舒服情感的需求。这一部分和你自身对于即将到来的流程的焦虑有关，一部分和你的来访者想要逃避对母亲的焦虑有关。你和你的督导讨论了在下次面谈中你该如何把握。

在下一周，你的来访者来了就开始说起她的工作，仿佛上一周没发生什么不同寻常的事情。过了一会儿，你决定追问到底发生了什么事。

治疗师：我还在想咱们上次的面谈，我想知道你是否注意到我犯了个错误，提前结束了我们的面谈？（对质，承认现实）

来访者：我本来不打算说什么的，但是我确实想知道发生了什么，因为你从来没有那样过。

治疗师：我很愿意告诉你，但是首先我希望你能谈谈你的感受。（对质移情）

来访者：嗯，说实话，当我发觉的时候我有点傻眼，但是我也感到轻松了，因为说关于我妈妈复发的事情实在太困难了。

治疗师：是的，我认为你是对的，我也很担心你妈妈的境况，或许我提前结束是因为我潜意识中感受到你想要结束谈话。（揭露反移情）对此我感到很抱歉，如果你愿意的话，我们可以找个机会把漏掉的时间补回来。

在这个案例中，你不得不说些什么来为自己的错误负责，但是不要多说会增加来访者负担的不必要的信息。理解行动化能够帮助来访者觉察到你拥有自己的反应。这也表明治疗师也会犯错误，并且能够承认错误和承担责任。

对督导说出你在督导中的感受

如果你意识到了对你的督导的情感，或者有对督导过程的想法，并且你想知道这是否与你的父母有关，你可以探索这种可能性，也就是一种平行过程。

V医生觉得他的督导最近变得频繁取消督导安排，于是他想知道他是不是个不合格的被督导者。他还想知道这会不会和他的父母有关系，因为她在童年时被她的父亲抛弃了。在督导过程中，V 医生提到了督导频繁取消见面的事情，并询问这会不会是一种平行过程。治疗师和督导开始就此进行讨论。

反移情可以告诉我们应选择支持还是揭露

"注意反移情"（第十七章）不仅可以帮助我们知道什么时候以及怎样进行干预，它还可以帮助我们选择基础性、支持性或揭露性干预中的哪一个对当前情况最有效。

> H 先生是一位 32 岁的厨师，他敏感地觉得受到了轻视，所以突然辞职了。当 H 先生要迟到的时候，他偶尔就会打电话给治疗师要求更改日期。在治疗的早期，如果治疗师的日程安排允许，她一般会同意更改日期，因为她担心如果不容忍他，他就会放弃治疗。在治疗的过程中，H 先生和治疗师建立了稳固的同盟关系，并且能够理解他的脆弱性及其根源。在治疗的后期，H 先生对更改日期的要求令治疗师很不愉快。治疗师注意到自己的反移情随着来访者的好转而改变了。她利用自己新发现的移情变化，开始对来访者的行为进行对质，她说："我过去一般能够按照你的要求更改日期，但是我想知道，如果我没有容忍你并且要求你为取消的面谈付费会怎么样。"

因此，起初，反移情告诉她对于他的要求应选择支持法，而反移情的变化又显示，他现在或许能够承受揭露型的干预。

既然我们已经了解了心理动力学治疗的基本元素——情感、自由联想、阻抗、移情和反移情——我们就要准备好将这些元素结合起来去接近无意识的冲突和幻想了。

推荐练习

思考下列短文和问题。

1. A女士正在讲述她对"9·11"恐怖袭击的反应。她告诉治疗师，那个上午她正在家里，准备去上班，碰巧听到广播里报道了这次事件。她快速思索是否有认识的人在大厦里面或附近，但没有想起有人处在这一危险之中。她说受事件的直接影响，所有人都感到很悲伤，若有所失。当来访者在讲话时，治疗师发觉自己觉得很内疚，因为自己的狗独自在家，直到她回家才能出去散步。

a. 反移情是什么？

b. 是和谐的还是互补的？

c. 治疗师该如何干预？

点评

在反移情中，治疗师联想起了她的狗，它独自待在公寓里，她甚至体验到了它的无助。她的反移情可能告诉她，来访者的情感和想象中狗的感受存在某种联系。因此，她的联想反映出了与来访者未发掘的情感相一致的反移情。这是和谐反移情。它有助于认识到来访者自己的迷惘和孤独的感受。如果治疗师主要以支持模式工作，那么她可以通过说这样的话，帮助来访者命名她的情绪：

> 我想知道面对那次危机，你是否感觉很无助？

如果治疗师以揭露模式工作，那么她可以选择与对情感的阻抗对质，以此入手：

> 你回忆的时候只考虑了他人的感受，但那不是你自己的感受。

2. B先生是一位66岁的退休老人，在度过人生阶段的转变期时遇到了麻烦。他来寻求心理治疗，是因为他失眠、感觉自己没用了并且有消极的自杀想法。几周的心理治疗过后，他的抑郁减轻了，但

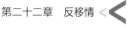

是他仍然度日如年。治疗师发现，自己在面谈时觉得很厌烦，甚至想睡觉。

a. 反移情是什么？

b. 治疗师可以问自己什么问题来更好地理解反移情？

c. 如果来访者突然说："嘿，医生，我觉得我让你感觉很厌烦。"治疗师可以说什么呢？

点评

厌烦和疲惫是反移情反应。治疗师可以问自己为什么会对 B 先生有这样的反应。他可以思考他的厌烦是否是对于来访者处在退休阶段感觉厌烦的和谐性认同，对来访者人生早期的重要任务的互补性认同，来访者无意识地将自己的厌烦和空虚投射给治疗师的投射性认同，来访者体验到的某事令他不舒服的标志，或者他难以对来访者共情的标志。如果 B 先生问治疗师他是否厌烦，那么治疗师可以进行对质，说："告诉我更多关于你觉得我厌烦你的事情"或者"我想知道你觉得我很厌烦的想法是否在告诉我们关于你的感受的事情"。

3. C 女士，39 岁，已婚，5 年来一直为不孕不育而烦恼。9 个月前，第二次体外受精成功了，来访者怀上了双胞胎。她的治疗师也为她的怀孕而感到高兴。随着临盆的日子日益临近，来访者觉得很激动，也很担心，不知该如何保持和她那位过多介入的母亲的边界。她害怕她的母亲会妨碍她刚刚建立起来的家庭感。在上一次面谈结束后 C 女士离开的时候，还没有安排好下一个阶段的面谈，她很随意地说："我会发邮件给你的。"几个星期过去了，治疗师发现，她还没有收到来访者的消息。她开始担心来访者是否一切顺利并开始想办法去关注。在考虑了几种方案后，她无意中查到了来访者的社交网页，还看到来访者发布的宝宝照片。她感到很激动，决定打电话给 C 女士并向她表示祝贺。C 女士感谢治疗师对她的祝福，但是随后问治疗师怎么知道她孩子出生的。

a. 来访者表现出移情了吗？

b. 你会如何描述来访者的移情？

c. 治疗师表现出反移情了吗？

d. 我们会怎么定义治疗中发生的事情？

e. 在心理治疗中我们该如何处理？

点评

　　没有告知治疗师双胞胎的出生可能是消极的、母性移情的一种表现（希望和治疗师保持距离，就像和她的母亲那样）。这触发了治疗师的反移情焦虑，她感到被忽视并表现出过度的好奇心。治疗师在网上查找来访者的信息和主动给来访者打电话的行为超出了通常的治疗框架。在打电话时，来访者感觉到被侵犯了，因为她记得自己并没有告诉治疗师孩子出生的事情。这是一种行动化，也就是说，来访者和治疗师都通过行动反映出了移情和反移情关系。当来访者回到治疗中时，详细讨论来访者的感受、鼓励对来访者和治疗师的体验进行心理觉察、指出与来访者对母亲恐惧的遗传联系是好办法。另外，谈一谈来访者为何要给治疗师留下她会保持联系的印象也是一个重要的角度，可能有助于来访者看到她是怎么想要维持治疗关系的。

参考文献

1. Gabbard, G.O. (2010) *Long-Term Psychodynamic Psychotherapy: A Basic Text,* 2nd ed., American Psychiatric Publishing, Washington, DC, p. 11-12.

2. Racker, H. (1957) The meaning and uses of countertransference. *Psychoanalytic Quarterly,* 26, 303-357.

3. Searles H. (1995) The informational value of the supervisor's emotional experiences. *Psychiatry,* 18, 135-146.

4. Auchincloss, E.L., and Samberg, E. (1990) *Psychoanalytic Terms and Concepts,* Yale University Press, New Haven, p. 76-77.

5. Safran, J.D., and Muran, J.C. (2000) *Negotiating the Therapeutic Alliance: A Relational Treatment Guide,* Guilford Press, New York.

6. Bateman, A., Fonagy, P., and Allen, J.G. (2009) Theory and practice of mentalization-based therapy, in *Textbook of Psychotherapeutic Treatments* (ed. G.O. Gabbard), American Psychiatric Publishing, Washington, DC, p. 775-776.

7. Bateman, A., and Fonagy, P. (2007) The use of transference in dynamic psychotherapy. *American Journal of Psychiatry,* 164, 4 (letter to the editor).

第二十三章

无意识冲突和防御

主要观点

无意识幻想是遍布一个人的无意识的愿望或恐惧，驱策人的行为，塑造个性化的防御机制。

相关的无意识幻想的集合称为情结。

当对立的无意识幻想相碰撞时，无意识冲突便产生了。无意识冲突会带来焦虑，因此会启动防御机制来降低焦虑。

首要获益是发生在防御机制成功消除无意识冲突时的焦虑降低。

次要获益是防御机制或症状给人们的生活带来的好处。

倾听焦虑、其他情感、口误、不一致和节点是探测无意识冲突存在的最好方法。

在支持模式下，我们努力认同和强化健康的防御机制，并且帮助来访者采纳用于处理焦虑的更具适应性的新方法。

在揭露模式下，我们要帮助来访者意识到他们的冲突和正在使用的防御机制，从而使他们能够选择更具适应性的防御机制。

想象你是辽阔的北方森林中的一名消防员。你的工作是在上千亩静寂的森林里寻找火源。你拥有瞭望塔和直升飞机。你要从哪里开始呢？你怎么知道哪里有麻烦呢？你可以看到和闻到烟雾。你可以寻找灰烬。你可以

监视鸟儿和其他动物的行为。为什么？因为你知道哪里有烟就有火。这是你唯一的线索。

对心理动力学治疗师来说，寻找无意识冲突也是同样的。心灵浩瀚无边，而冲突藏匿其中（无意识）。没有地图。从哪里找起？嗯，哪里有烟，哪里就有火。这里的烟便是焦虑。两根木棍摩擦会生出热量（摩擦力）；两种对立的无意识幻想相摩擦会生出焦虑。你可以将焦虑看作内在心灵中等同于摩擦生热的东西。当然，虽然有的人比其他人更容易焦虑，并且也不是所有的焦虑都是由内在心灵的冲突导致的；但是你会发现，有些藏身于大量焦虑背后的内在心灵的冲突是最值得治疗师去放手一搏的。

什么是内在心灵的冲突？

内在心灵的冲突是当两种对立的无意识幻想相碰撞时所产生的结果[1]。无意识幻想是存在于一个人心灵中的无意识愿望或恐惧。有的人认为，幻想总是我们想要的东西——我们可以帮助来访者认识到，幻想既可能是我们想要的东西，也可能是我们害怕的东西。看待无意识幻想的一种角度是，它们是定居在我们无意识心灵中的句子和故事。"父亲"只是一个词——它本身并不是无意识幻想。"我希望我父亲能爱我"如果是存在于意识之外的，就是无意识幻想。这里有一些无意识幻想的常见例子，当然有多少想法就有多少无意识幻想。

> 我想被关心。
>
> 我不想被抛弃。
>
> 我喜欢被爱慕。
>
> 我想更强大。
>
> 没有某人，我就觉得不完整。
>
> 我害怕被控制。
>
> 被关心让我有被爱的感觉。

不得不自己关心自己让我感觉很孤单。

情结

　　相关的无意识幻想的集合称为**情结**（complexes）。著名的情结之一就是所谓的俄狄浦斯情结[2]。它只不过是相关的无意识幻想的集合。对一个异性恋的小女孩来说，它可能是下面这样的：

　　　　我爱我的爸爸并且希望他全部属于我一个人。我的妈妈占有了我的爸爸。我希望我能摆脱我的妈妈，这样我就可以占有我的爸爸。但是，如果我攻击我的妈妈，她就会反击，那我就危险了。另外，我其实也爱着并需要我的妈妈（对异性恋男孩则相反；同性恋的孩子对同性更渴望）。

　　弗洛伊德认为，所有人都有俄狄浦斯情结。这些无意识冲突对大多数人来说都是正常的。有一些无意识幻想似乎颇为常见。但是所有人的无意识幻想和情结也都是独一无二的。等到大多数人成年的时候，他们的幻想和情结也相当稳固了——他们可以发展出新的并抛弃旧的，但是核心的无意识情结会相对持续一段时间。当我们说一个人受陈旧的思想所驱动，另一个人受未知的力量所折磨时，我们说的其实都是稳定核心的幻想；我们是凭直觉知道这些的。理解这些幻想是我们理解一个人在防御机制、人际关系和自我知觉方面如何行动的核心。

　　对于幻想来说：如果它们"追尾"了，那么它们就"脱轨"了。

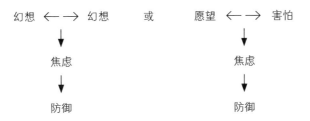

　　例如，一个人可能会拥有下面这两种幻想；"当我被关心时我会有被爱的感觉"和"如果我不需要任何人，我就会像个强悍的男人"。这两种幻想大相径庭。人不是一维的——他们想要很多不兼容的东西。这个人既想要强悍又想要被爱，他对这两种愿望的幻想似乎是完全不兼容的。如果两种幻想都乖乖地蛰伏着或者如果它们不同时活动，一段时间内就会万事大吉。但是，如果它们同时活跃起来，问题就产生了。

　　例如，我们假设这两种幻想都是 A 先生的。

　　A 先生是个 28 岁的同性恋者，他的父亲在他很小的时候就离开了家。他在度假的时候遇见了 32 岁的同性恋者 B，他们坠入爱河并开始交往。A 先生的爱人对他体贴入微，他觉得非常美好而且备受怜爱。1 号无意识幻想（"当我被关心时我会有被爱的感觉"）马力全开了。然而，A 先生和他的男朋友住在不同的城市，假期结束后他们回家了。除了频繁的电子邮件和电话，A 先生觉得 B 和他相比热情有点减退了，于是当 B 一整天都没有联系他时，他生气了。他感到焦虑并开始睡不着觉。当 B 打来电话时，他因生 B 的气，态度开始变得冷淡，并且觉得他自己太忙了，不能再交往下去了，于是最终和 B 分手了。现在回到工作状态，他很高兴没有浪费时间在这段关系中。

　　发生了什么事？虽然表面上越来越依赖 B，但是 2 号无意识幻想拧紧了发条，它让 A 先生觉得自己在 B 的关心和爱护面前太弱了。因为 A 先生并没有意识到这些，所以冲突是无意识的，结果是焦虑。

　　注意，焦虑之后还会发生一些事情——A 先生变得冷淡，并觉得他太忙了，不能继续这段关系。这意味着 A 先生启动了一种或多种防御机制（反向形成和合理化的结合）。当无意识冲突产生了焦虑时，心灵启动了防御机制。和无意识幻想一样，防御机制也是个性化的。换句话说，人们倾向于在一段时间内重复使用同样的防御机制。在 A 先生的案例中，令他感觉被爱的关心似乎是有威胁性的（虽然只是感觉，但还是有威胁性），依赖的感觉让他觉得自己很软弱，于是焦虑也产生了。不是每个人都有这样的冲突——也许 A 先生童年被抛弃的经历让他在注意到自己需要关心时，对软弱的感觉特别敏感。冲突导致了焦虑，并且焦虑触发了防御机制。

A 先生使用的特定防御机制让他既得到了首要获益，又得到了次要获益[3]。首要获益是发生在防御机制成功消除无意识冲突时的焦虑降低。首要获益是他不再那么焦虑了，因为他为了重新找回力量感而（无意识地）压抑了依赖的感受。因此，冲突被力量削弱了，也就不会产生那么多焦虑了。次要获益是防御机制或症状给人们的生活带来的好处——在这个案例中，次要获益是 A 先生觉得他可以更有效地工作，因为他又是自由人了。注意，无意识幻想继续存留在 A 先生身上，但是关系的终结令它偃旗息鼓，冲突也就停火了。

所以，无意识幻想相撞，导致无意识冲突，产生焦虑，并且自我启动防御机制。防御机制虽然能降低焦虑，但是要付出代价。A 先生如果百分之百肯定爱人的关爱，他们的关系就不会出现问题——如果你想要和真实的人在一起就要付出巨大的代价。

我们可以利用以下两种方式之一帮助他们"付出较小的代价"。对于功能较好的人来说，他们具有自我反思和心理觉察能力，点醒他们的无意识幻想、冲突和防御机制可以帮助他们发展出更灵活的防御方式，改善人际关系，加强自尊管理。对于功能较弱、缺乏心理觉察能力的人来说，我们可以利用我们对他们无意识思想过程的理解去确认和强化健康的防御机制，并推荐处理焦虑的更具适应性的新方法。在心理动力学治疗中，我们可从焦虑到防御机制最终到无意识冲突和幻想进行逆向工作，从而帮助人们认清是什么导致了他们的焦虑、问题和症状。

技术

倾听

在这里要倾听很多事情：无意识幻想、无意识冲突以及防御机制。

倾听无意识幻想

和倾听主导情绪、主导移情和主导反移情一样，我们在面谈中也要倾听主导的无意识幻想。我们倾听来访者关于他们的恐惧、愿望和人际关系的故事，并且开始注意听起来相似的故事。当我们倾听情感的时候，我们想："来访者想要有什么感受呢？"当我们在倾听无意识幻想的时候，我们想："现在来访者想要什么或害怕什么呢？"为了听到什么是无意识的，我们要倾听隐藏的故事——也就是故事背后的故事。这就好像视错觉一样——当你以一种方式看时，你看到一幅图画；但是当你以另一种方式看时，又看到另一幅隐藏的图画。

我们的来访者讲了很多故事；但是，无意识幻想的故事短小而且充满孩子气。对功能较弱的来访者来说，这些故事通常是浮在表面上的；但是对功能较强的来访者来说，这些故事隐藏得更深。功能较强的来访者对于他们孩童般的愿望和恐惧感到尴尬和羞愧，但是幻想依然存在。当你听到一个成年人说出孩子气的某事时，你可能就听到了无意识幻想。

一位28岁的女性告诉治疗师："我不知道我为什么会对父亲这么生气，因为我母亲刚去世不久他就再婚了。他是个好人，照顾我母亲那么长时间之后他理应得到所有的幸福，而且玛莎也相当不错。但是我希望他们在我的宝宝出生后再计划婚礼——我不知道这对我来说有什么差别，但就是有差别。多可笑——他们可能不会再帮我照顾宝宝或做任何事情了。"

在这里，有意识的故事是一位 28 岁的女性想要父亲幸福并且困惑于为什么对他生气。但是隐藏的故事是，她希望父亲把她放在第一位来考虑（或只考虑她）。来访者压抑了这个故事（将它抛诸意识之外——令其变得无意识），因为这是一种令她羞愧的孩子气的愿望。一个长大成人有了自己的宝宝的女人为什么会希望她的父亲全心为她着想？她为什么会希望父亲照顾她而不是照顾自己？到底为什么——因为我们都有着从童年延续下来的愿望。如果我们小时候这些愿望没能很好地满足，它们就可能会更持久并且得不到解决。适合于童年的愿望如果得不到解决，延续到成年人身上就会令人羞愧，并且可能会破坏成年后的人际关系。心理动力学治疗就是要为此提供帮助。

倾听无意识冲突

和消防员寻找山火一样，我们倾听有意识的内容是为了寻找背后存在的防御和无意识冲突的证据。涉及最多的是倾听焦虑、新的情感和不一致的地方——这些都暗示着表层之下有冲突。

- **倾听焦虑**：记住，当我们在倾听焦虑时，我们要去寻找：
  ——明显和焦虑有关的话语
  ——治疗室内的焦虑行为——例如，坐立不安、激动、看表
  ——治疗之外的焦虑行为——例如，进食困难、睡眠问题、对他人敏感、拖延、难以集中精神、冲动增加、失去判断力
  ——焦虑的梦境
- **倾听情感**：情感的任何改变都是焦虑的线索。易怒、抑郁的心境或者突然高涨的心情都表示存在焦虑和冲突。
- **倾听不一致**：冲突理所当然会产生不一致。彼此对立的两件事情都在活动——这将导致各种不匹配。例如，与体验不匹配的情感（如在一个人的生日派对上哭泣），与思想不匹配的情感（如想起爱人时感到抑郁），以及思想之间的不匹配（例如，认为邀请双方父母共度感恩节是个好主意，即使你知道他们总是以吵架收场）。

● **倾听口误**：当被压抑的思想或感受不经意间"跃然"口中的时候，就发生了口误（见第十六章）。它们时常是无意识冲突存在的绝佳线索。例如，一个对他的老板很头疼的男人说：

　　昨天，当我打电话给我爸爸——我的意思是，我老板。

　　这个口误表明，对他老板头疼的某些方面一定与他对父亲的无意识幻想和冲突有关。

● **倾听梦境**：焦虑的梦通常标志着焦虑和无意识冲突的存在。解释这些梦可以帮助我们理解主导的幻想和伴随它们的冲突。

倾听防御机制

因为在治疗中阻抗是一种防御，所以阻抗的存在意味着我们在倾听防御机制。语塞、沉默、迟到——所有这些都是很好的线索。在引入阶段，了解哪些想法和行为是阻抗是很困难的，但是随着我们对来访者的了解，就会越来越熟悉他们个性化的防御方式。例如，如果来访者在你治疗中的第一次休假之前很激动，那么你可能不知道你倾听到了什么，但是如果每次都发生这样的事情，你就会明白激动的防御本质。

反思

一旦我们调整到来访者的无意识的频率上，我们就可以开始确认主导的无意识幻想、无意识冲突的成分以及主导的防御机制。我们若想做到这些，便要思考我们最常听到的是什么以及什么与主导的情感联系最紧密。我们应该能够将主导的无意识幻想总结成一两句话。我们必须思考哪种类型的幻想是最突出的，例如，是愿望、恐惧还是看待自身的方式。我们开始拆解无意识冲突以找出对立的幻想。最终，我们会辨认出最主要的防御机制。

一个刚刚移民的男人表现出入睡困难和不明原因的胃疼。他告诉你：

　　我全部的希望就是让我的孩子一切都好。就是这样。这就是为什么我来到这里。我的女儿非常聪明——我希望她能进入一所好大学。这就是为什么我在开出租车——你要知道，在我的国家，我是一名工程师，不错吧。我宁愿来这里，做这些，也不愿回我的国家当工程师。我不在乎我自己的职业生涯。但是，如果我病了，我就不能工作了，那一切就泡汤了。

表面的故事是，一个男人牺牲了自己的职业生涯全心为了他的孩子着想。然而，他坚持说他不在意，表明他存在着无意识冲突。他的幻想、冲突和防御大概像这样：

- **无意识幻想**：我想要成功。我想要被认可，想要我的才能获得赞美。
- **无意识冲突**：我想要为自己考虑，但是我无法为了自己的同时又为了孩子。
- **防御**：反向形成，躯体化。

现在，对于这些应该做些什么呢？我们经常听到很多无意识内容，但是遥不可及——深深埋藏在表层之下。还记得第十七章说过的选择和准备原则。重要的是记住，只听到了无意识内容并不意味着我们就能利用它。我们可以记住它，然后等着它接近表面，否则干预是无法到达它的深度的。更糟糕的是，它们可能会加深阻抗，使无意识内容更加无法进入意识之中。我们依然要让主导的情感来指导我们通向表层。我们想要挑选恰好在表层的无意识元素——我们轻轻一推就可以进入意识的东西。下面的例子展现了无意识内容的层叠性。

有一位38岁的女性，她的父亲有许多情人，她来寻求治疗是因为她想要孩子却担心自己的生育能力。当你问她这是否是她担心了很久的事情时，她发现自从她的朋友被发现更年期提前以后她就越来越害怕。她在你的治疗室哽咽起来，说起她害怕去医生那里检查，因为她肯定也有同样的问题，因为她总是周期不规律。她承认她一向很怕去看医生。当你问及她的人际关系时，她说她和她的男朋友非常相爱，她的男朋友是一个 50 岁的有钱人，已婚，但是妻子住在另一个州。她说他离开他的妻子几乎已经是板上钉钉的事了。当你问她之前的关系时，她有些激动，但还是告诉你她的上一任男朋友也是有妇之夫。

反思：这里有许多无意识幻想、无意识冲突和防御机制在作崇。

- 在表层上，她有害怕看医生的症状。伴随的焦虑是主导情感。早期干预——提问——将无意识的关联（她的朋友更年期提前）引入意识。这是贴近表层且准备好去进行处理的线索。
- 在较深的层次上，她对不能生孩子的恐惧与否认她 50 岁的已婚男友离开他妻子与她共组家庭的可能性有关。你可能想知道对朋友生育能力的恐惧，实际上是对她害怕男朋友不会离开妻子的防御。无意识冲突可能是她希望她的男朋友选择她，以及她因男朋友不马上离婚并在她有能力之前生个孩子而生气。由此产生的焦虑和防御可能置换成认同她朋友的焦虑。如果她无法生育，那么没有孩子就是她的错（她的身体的错）而不是她男朋友的错。这种防御将她对男朋友的怒气排除在意识范围之外。就算这种构想是真的，来访者的防御也明显表明这不在表层。
- 在最深的层次上，对她的"花心大萝卜"父亲的冲突和她对意识到这些的防御可能导致她选择的男朋友恰好都是像"他"那样的——你可能立即就会想到这些，但是现在还太深了，无法追溯。

通过这样的方式，我们为了挑选出最接近表层的而对听到的无意识元素进行了反思。和以前一样，我们可以谨慎地利用我们过去的经验、我们的理论知识、我们对治疗同盟的了解以及来访者所处的治疗阶段来指导我们。例如，一旦来访者和治疗师之间的信任度较高，治疗师就不需要受来访者的防御行为所牵绊，在条件允许的情况下，可以比来访者能承受的自在水平更进一步。

干预

基础性干预

我们曾说过，防御的存在都是有理由的——它们抵挡着通常处于深层的充满恐惧或羞愧的情感。也就是说，我们必须非常恭敬地开始干预。这场游戏的名字就是"慢慢开始"，而基础性干预能够帮助我们。提问、要求联想和共情式话语可以帮助来访者说出他们的生活细节，其中包含了他们的无意识幻想、冲突和防御的线索。下面有一些例子。

1 号来访者：我不知道是接受这份新工作还是待在我原来的位置上。

治疗师：你能多告诉我一些关于新工作的事情吗？它吸引你的地方在哪里呢？

2 号来访者：我真的很喜欢克拉拉，但是我似乎没办法让自己给她打电话。

治疗师：你上次想给她打电话是什么时候呢？

2 号来访者：昨天晚上。

治疗师：你能回想一下那个时刻吗？你当时在想什么？

在这两种情境中，治疗师都听到了某些事情可能和无意识的幻想或冲突有关。首要的干预应该是开放式提问，让来访者说出更多。

支持技术

当我们想要加强适应性的防御机制以及建议更换不适应的防御机制时，我们选择支持技术。当我们怀疑功能长期或暂时缺乏抵抗力时，一般不鼓励去探索无意识的幻想和冲突，因为这可能会增加来访者的焦虑和混乱。

所有的防御机制都是为保护人们远离不舒适的情感和相关的冲突服务的，但是它们在忽视外部现实世界、压抑情感或破坏关系的程度上有所不同[4]。当防御机制允许一些愿望和需要的表现以及满足兼顾到现实环境制约，并将消极的社会后果最小化时，这样的防御机制是最具适应性的。思考下面的例子。

C 先生渴望被关心和爱护，也害怕人们忽视他。他会使用一系列防御手段来保护自己以免经受不舒服的情感，例如，与冲突相关的伤心、愤怒和无用感。

- 他可以**贬低**他人（"谁需要他们？我可以照顾好我自己！"），但是其他人就会认为他盛气凌人，并且避开他。
- 他可以将愤怒和对爱的渴望一同"埋葬"（**情感隔离**），但是那样的话，他想要被照顾的愿望就得不到满足。
- 他可以将受到的伤害转嫁到较小的烦恼上，例如，斥责电话接线员不能找到他需要的电话号码（**替代**）。
- 他可以用橄榄球疏导他的愤怒，变成球队里的明星四分卫和队员们追捧的中心（**升华**），即使他还是没有追到心爱的女孩。
- 他可以去读医学院并致力于照顾他人（**利他主义**），这样他既可以乐享这些经验——哪怕是间接感受到的——也可以提升自己的自尊。

这些解决方法中的每一种都有不同的适应性。在对这个男人的支持工作中，你会听到无意识幻想和冲突的线索，反思他用于管理不舒服情感的防御机制。在干预时如果有必要，还要帮助他找到更具适应性的防御方式。

对防御机制的支持性干预过程可分为三个部分。

1. **确认防御机制**：引起来访者注意——轻柔地、巧妙地——需要解决的问题行为。

2. **确认"代价"**：证明来访者的行为会带来消极结果。

3. **确认替代方案**：鼓励更健康、"代价"更小的行为。

根据来访者当时的需要，上述三个步骤中的每一个都可以为我们所用，用以提供或辅助干预。为了加以说明，请思考 C 先生的例子，他渴望被爱又害怕其他人忽视他。

　　C 先生经常感到受轻视、伤害和愤怒，觉得人们很令他失望，但是他又难以承认或忍受这些情绪，更不用说隐藏那些渴望。他通过投射来防卫自己的愤怒，结果经常让别人（包括你）感受到不正当的攻击。他的暴躁和责难行为激怒了同事并且他们纷纷嘲笑他，这更让他感觉被排斥和痛苦。下面是从治疗早期的一次面谈中截取的一段对话。

　　C 先生：今天上午，我去员工休息室拿一杯咖啡，吉姆和凯伦正在那儿聊天。他们看了我一眼就立即避开了。我的意思是，虽然没有明说，但是很明显，他们希望我消失。每个人都知道他们对对方的那点小心思。

　　治疗师：我觉得应该是正在约会的那两个人想要独处，但是我认为人们很难肯定地知道其他人的想法，特别是在对方没有直接说出来的时候。你觉得那时他们看你还有其他原因吗？（验证、**心理教育**、检验现实）

　　C 先生：（耸肩）我不知道。

　　治疗师：也许他们只是想看看谁来了。你觉得这样想合理吗？（**检验现实**）

　　C 先生：嗯，我猜也有可能吧。

　　治疗师：那么随后发生了什么呢？（提问）

　　C 先生：我猜他们想让我离开，所以我大声说："我打扰到你们了吗？"除了说得有点讽刺，我还告诉他们："休息室是为每一个人而设的，你们知道吧。"我可不想被欺负。所以吉姆说：

"放轻松，好吗？我们只是在喝咖啡。"然后凯伦似乎摇了摇头偷偷笑我，好像我是个疯子。

治疗师：你的第一直觉似乎是正确的——问问是否打扰到别人——但是，如果你没有带着讽刺的口吻，事情可能就会平稳得多。我们可以一起解决这些问题，所以你不用觉得如此受伤和生气。也许你并没有遭受那么多的痛苦。（表扬、劝告、明确参与、共情）

C 先生：好的——我不能百分之百肯定你说得对，但是可以肯定的是值得试一下。

在这个案例中，从 C 先生真实言语的背后，治疗师听出了拒绝承认渴望被认可和爱护的呐喊。她也听到了无意识的信念是其他人会忽视他，或者更糟的是，他不值得他们喜爱。这些无意识的愿望和恐惧产生了愤怒、嫉妒、无用和绝望感，这些都是 C 先生无法忍受的。治疗师是从 C 先生用于抵挡这些情感的防御机制中——主要是不适应的投射——推理出来的。通过这些防御机制，C 先生保护自己免受他人的拒绝和背叛——但是付出了被排斥和疏远的巨大代价。注意，治疗师谨慎地没有和 C 先生对质这些处于他的意识之外的情感、幻想和冲突。治疗还不成熟，治疗同盟还很薄弱，并且 C 先生还没有发展出审视自己或忍受防御被打断后会涌现的强烈情感的能力。治疗师明智地先选择了 C 先生最"不具适应性"的防御机制——他投射愤怒的倾向——因为这似乎对他的人际关系破坏最大。然后，利用提供性和辅助性混合干预，治疗师轻柔地让 C 先生注意到行为；现实检验他的错误知觉，而且建议更具适应性的选择；并以共情和表扬的形式提供这些直接指导。治疗师随后了解到，C 先生在午休的时候会独自去慢跑（升华），并且阅读甘地的所有作品（反向形成、理智化）。治疗师断定，这些防御方式适应性非常强，不会让来访者或他周围的人遭受较大痛苦或孤立他——即使 C 先生想要获得充满爱和认可的人际关系的愿望还有待一段时间才能实现。

揭露技术

当我们想要某个人意识到他们的无意识幻想、冲突和防御时，我们会选择揭露技术，这是为了让他们解脱出来所做出的更具适应性的选择。

我们揭露这些内容的目标如下。

- **揭露无意识幻想**：在安全的环境中揭露无意识幻想可以帮助来访者减少羞愧，理解自己，并能够没有束缚地做出选择。
- **揭露无意识冲突**：无意识冲突麻痹人们。如果得不到解决，它们会引起焦虑和积郁并导致严重的病态。它们激发的防御机制代价更高，以问题行为模式和不满意的人际关系为沉重的代价来降低焦虑。解释无意识的冲突可以帮助解决它们，使得人们使用更为灵活、适应性强的防御机制或者不再需要启动那么多的防御机制。
- **揭露无意识防御**：无意识防御倾向于死板和问题重重。当把这些带到表面上时，人们可以利用次要加工去思考改变他们典型的防御模式，走向更健康的功能和成熟的令人满意的人际关系。

揭露无意识幻想和防御是为了提升更具适应性的防御功能，这是心理动力学治疗的一个关键部分，但是重要的是要记住，我们必须非常缓慢且谨慎地进行。因为这些冲突和幻想是无意识的——它们诱发了焦虑和不舒服的情感。防御并不是坏事；事实上，它们是必要的。它们有助于缓解焦虑，以各种方式保护自我。我们的解释不是为了消除防御，而是使来访者能够以我们认为代价更小的方式保护自己。

尊重防御机制并了解对无意识幻想的羞愧感后，我们继续前进。一旦我们选择了足够贴近表层的内容（选择原则），并认为来访者有能力掌控了解无意识内容所产生的不可避免的焦虑（准备原则）时，我们开始解释的过程（对质、澄清、解释）。在早期的治疗中，我们要做的大多数事情是提问题、对质和澄清，直到我们真的要把一些事情引入意识。别担心解释得太慢——这可能意味着你在抱着谨慎、尊重和真诚的态度试着了解来访者独一无二的无意识内容。另外，每个解释链本身都没有终结——

为了发生真正的转变，必须在整个工作过程中不断重复再重复（见第二十九章）。

这里有一些案例。注意，为了便于说明，这些案例都是经过压缩的——在真实的世界里，随着无意识内容渐渐变得清晰，进入治疗对话的焦点，解释的过程可能是要占用许多次面谈的。

解释无意识幻想

来访者是 32 岁的女性，和她 33 岁的男朋友同居已有 3 年。

来访者：昨天晚上为了庆祝我的生日，马库斯带我去了一个很棒的饭店。我已经期待了好几个月能去那里了。真的太好了——非常浪漫。我打扮得也很漂亮——穿了我刚买的新裙子——一切都很完美——但是那天晚上在床上，我开始哭起来。我真是个傻瓜——整个夜晚都充满爱意，他人那么好，我也知道他爱我。

治疗师：你能多说一些晚餐或者晚餐之后发生的事情吗？（提问）

来访者：（生起气来）什么都没发生！太不可思议了。我们走回家——中途顺路在一间不错的咖啡馆喝了咖啡。当我们回到家时桌上有一个包装袋——我甚至不知道他怎么放在那儿的——里面是一件羊绒衫——他考虑得真周到——他不是个喜欢购物的人，并且我知道他讨厌我喜欢的所有那些忸怩作态的商店——但是他做到了，他真是体贴入微。他就是这样一个好男人——我真的很幸运——所以我为什么要这么烦恼呢？

治疗师：你说礼物很体贴——但是你没有说你喜欢它。（对质）

来访者：我怎么能不喜欢呢？他特意为我买的，并且我知道他花了时间去挑选以及所有的事——去思考我喜不喜欢是自私的。（泪眼盈盈）但是你知道，两周之前，我们逛街的时候去过那家店，并且我看中的是另外一款——但是它太贵了，我买不起，也没有理由买，我稍微对它赞叹了几句——然后，我不知道，我只是希望他能给我买那一件——他没有。他买的那件也不错，但是颜色和我有点不配。每次购物的时候他都不得要领——他已经努力过了，只是那不是他擅长的。克里夫（她的前男友）就有这样的本事——他总能准确地猜到我想要的东西——就像有魔法一样——只是已经消失了。生日之前，我从来没有什么好焦虑的——他知道怎么做。但是在其他很多方面，他是个混蛋。

治疗师：如果你真的想要那一件衣服，你可以要求呀。（对质）

来访者：但是那样并不好。那就不是礼物了。就好像我不得不念叨他读我的原稿——他做了也有些帮助，但是他应该恰好也想要这样做。

治疗师：所以在这两个例子中——对于衣服和原稿，你烦恼的是，他不是自己想出来的。（澄清）

来访者：是的——是那样的——但是——他确实读了原稿并且他给我过了这个美好的生日，他还是很好的——却让我并不轻松——他对我真的会像克里夫那样吗？（哭得更厉害）

治疗师：能够读懂你的心让你觉得被爱——如果必须是你去要求，你就觉得没那么爱。（解释）

来访者：是的，但是听起来有点傻。没有人能读懂人心。我的妈妈也不能——她给我们的往往都是她自己想要的。

在这个例子中，来访者的无意识幻想类似于"如果一个人爱你，他就知道你想要什么，并且不需要你去要求他就会双手奉上"。她是一个成年女性，知道人不会读心术，而且知道一个人可以爱你但不能读懂你的心思，但这是**核心幻想**（core fantasy）。除了她和马库斯看似很好的关系外，这个幻想摧毁了本该美好的夜晚。他在礼物上的"错误"令她感觉被"误解"，而无意识幻想让她感觉被爱得没那么深。从治疗师的技术角度来看，起作用的无意识幻想的第一个线索是来访者的焦虑和不一致情感（对美好的生日感到心烦）。治疗师想知道更多，于是问了问题——这也有助于指明什么最接近表面——获取细节是关键。治疗师第二次对不一致进行对质——然后，当来访者记起另一件相似的事件时，治疗师通过澄清使真相浮出水面。一旦来访者的情感表明无意识幻想接近表面，治疗师就要试着去解释。我们之所以知道这是一种解释，是因为我们可以将它写成"因果图式"。

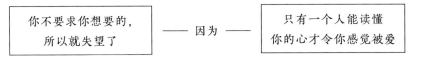

你不要求你想要的，所以就失望了 ——— 因为 ——— 只有一个人能读懂你的心才令你感觉被爱

来访者增加的情感以及对根源的深入联想表明，解释运用得恰到好处。希望、幻想的揭露是在安全的治疗关系下进行，这将帮助来访者更少地感到羞愧，接纳它，理解它，能在未来更多地控制它，甚至可能解决它。

解释无意识冲突

来访者是名 35 岁的男性，一位 50 岁的男性治疗师已经为他治疗了两年。来访者刚刚升职了。

来访者：在 40 岁之前我当上了副总裁。哈！我的父亲从来没当过副总裁——他多么想尝试成为高层的一员啊。那曾经令他很痛苦。我不知道别人是怎么看的——他们似乎不太喜欢我。我在工作上做得那么好和你有关系。这还意味着能有更多的钱。我总是觉得告诉你钱的事很怪异——我不知道你赚多少以及你赚的比我多还是少。

治疗师：你觉得呢？（提问、要求联想）

来访者：哦，我不知道——我认为我这个领域的人比你这个领域的人赚得要多——但你是专家，你知道，所以这没什么大不了的。

治疗师：但是听起来告诉我你赚了更多的钱让你有点焦虑。（对质）

来访者：没错——人们在普通的谈话中不会谈论这个的。我知道，我知道，这不是普通的谈话——但是毕竟，我们是两个人，而且你年纪稍大——你也许会感觉不好或什么的。

治疗师：你能说说你觉得我会有什么感觉吗？（提问）

来访者：（垂头丧气）——我应该说什么呢？好吧，我时常有点担心，我告诉你我赚多少钱你就会多收费。我觉得说这个很不好，因为你对我的帮助那么大，但是除了治疗，我还有很多事情需要用钱。

治疗师：一半的你想要告诉我你很有钱，但是另一半的你想要对我隐瞒。（对无意识冲突的对质）

来访者：我猜是这样吧——我也没法告诉我爸爸钱的事情——不单是数量。他会吓呆的——而且他们现在有经济问题——我担心我必须贴补他们。

治疗师：所以，虽然你希望我为你高兴，但是你也害怕我会多收你的钱而伤害你，就像你害怕你父亲那样——也许因为你认为我会嫉妒你的成功（解释）。

来访者：我知道你不会——你总是对我非常公正——但还是会害怕。这让我对你有所警惕并且有点担心。

在这个例子中，来访者的无意识冲突令他难以与他人合作和信任他人，包括治疗师。他的一个幻想是治疗师会为他高兴，另一个对立的幻想是，治疗师的嫉妒会使治疗师攻击和伤害他（多收他的钱）。来访者担心治疗师的反应，然后就收回了——这种不一致标志着对治疗师对质的冲突。对质让治疗师聚焦在冲突上。最后，治疗师解释了无意识冲突。注意，治疗师增加了表现在联想中的遗传联系。另外，注意这种解释可以写成"因果图式"。

| 你担心我会伤害你 并多收你的钱 | ——因为—— | 我嫉妒 → 像你父亲 |

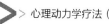

这种解释既是移情解释，又是遗传解释，因为包含了对早期关系如何导致冲突的假设。

解释防御机制（防御分析）

来访者是 68 岁的男性，一位 39 岁的女性治疗师已经为他治疗 3 年了。

来访者：我又过了一个很好的八月。停止治疗一阵子也不错，而且因为开销少了，我的会计也很满意。我不知道我为什么总以为这很难。我一直在服药，并且也没有我想象中那样焦虑了。

治疗师：你当然会很好——我离开之前我们就说过了——危机的日子已经过去。（验证、对质）

来访者：所以，我为什么还要一周来这里两次呢？休息期间，我在想也许我应该一周只来一次。你对我的帮助非常大。我知道有很多事情我们可以谈——这个夏天没有纰漏，但是珍妮特（他的妻子）和我好像也没那么完美——因为她的手术，我们还是没有性生活——永远都会这样了吗？就算说出我的感受又有什么用。

治疗师：你能说说你妻子发生什么事了吗？（提问）

来访者：不要想转移话题——我正在说治疗和我的使命。我记得去年也有同样的感觉——多少有些累——我又开始了吗？我们老了——珍妮特和我——有什么用呢？

治疗师：的确，去年休息过后你也有这种感觉——你还有其他感觉吗？（澄清）

来访者：离开了，然后又要和你一起艰难前行，这很难——再次信任你——有时候我觉得我太老了，该休息了——太困难了。

治疗师：因为休息之后回到和我的关系中很痛苦，所以你倾向于抽身而出，拉远我们之间的距离，那样休息就没那么痛苦

了。（解释）

　　来访者：如果你只是说话、开处方，好吧，会简单得多。你的离开对我来说太难了。你应该休假，但是我真的想依赖这个治疗室……

　　治疗师：还有我。（解释）

　　来访者：那更难说出口了。

　　在这个例子中，来访者有无意识冲突。他依赖治疗师并且对她有强烈的情感，但是又觉得依赖感太痛苦了，难以承受。这就引发了焦虑并启动了防御机制。防御机制是否认情感、合理化和付诸行动的结合："我不需要她，那样就会减少开销，并且我应该通过每周一次面谈来疏远她。"当来访者说他不需要治疗师是为了不崩溃时，防御第一次露出了尾巴——治疗师通过提醒来访者她之前同意过这一点，来对不一致进行对质。当来访者记起去年他也有同样的感觉时，治疗师得以澄清防御机制。一旦来访者的情感涌现出来，她觉得他可以听到对防御的解释了。来访者承认防御，但是当他用"这个治疗室"而不是"你"来疏远治疗师时，防御就仍然在使用。"还有我"这句话虽然很简短，却是一种对防御的解释——它是人与人之间互相了解的快捷方式。看看你是否能把这些解释写成"因果图式"。

对防御的支持和揭露工作的比较

总结针对防御的支持性和揭露性目标的关键差异。
- 在支持性工作中，对于针对哪种防御机制，我们有更多的选择。我们想要确认和鼓励那些具有适应性功能的防御机制，同时建议替换有问题的防御机制。我们还可以选择尊重"足够健康"的防御机制，即使当时它并不是完全适当的，但也无伤大雅。

- 在揭露性工作中，我们帮助来访者循序渐进地意识到防御机制，揭露潜藏的幻想和冲突，进而做出更具适应性的选择。

追溯无意识幻想和冲突的另一种方法是探索梦境，这是我们下一章的主题。

推荐练习

1. 防御机制

这个男人用了什么防御机制？他用这种防御机制的目的可能是什么？如果你主要以支持为主，你会对他说什么？如果你主要以揭露为主，你会对他说什么？

> 真对不起，我迟到了。我不知道为什么没能准时到这儿，我今天真的很想来和你说说我和辛迪分手的事情。那么做绝对是正确的，绝对的！我发现了她写给鲍勃的信——那个"备胎"。那么做绝对是正确的。我释怀了——真的。感谢上天让我发现了。呸！看看我妈妈的遭遇——她知道我爸爸做了什么的时候已经太晚了——他们连孩子都有了。我的胃又难受了。你觉得严重吗？我想知道我是不是得了克罗恩病。昨天晚上我自己看电视。真高兴又能看体育节目了——不用再看她总是看的饮食节目了。

点评

防御机制：逃避（面谈迟到）

合理化（说服自己做的事是正确的）

躯体化（将情感体验为身体的症状）

目标：支持——为了缓解躯体上的不适而将对分手的感受正常化："我很高兴你能对自己的决定感到满意，但是，即使你觉得自己做了正确的事情，分手也是令人难受的。或许这也是为什么你会感到胃疼。"

揭露——对质掩盖冲突的防御机制，引导到症状："虽然你说了很多次你很确定自己做得对，但是我想知道你是否还有其他难以开口的感受。或许那才是导致你今天迟到的原因——从某种程度上来说，你并不想谈论令你感到更为纠结的情感。"

2. 无意识幻想

阅读这段面谈的公开独白，写出这个 32 岁男人身上可能存在的 3 个无意识幻想：

> 我想象到我妻子睡觉时的画面——当我早上离开的时候，她正在睡觉，脸上有一丝微笑。我觉得我们很"宅"——她备受照顾——很安全——躺在床上，窝在被子里，狗趴在她的脚边。我必须一早离家来这里——我骑自行车——这个周末我练习把自行车全部拆了，不过我又安装上了——我很有成就感——现在我知道我可以自己组装它。我在想我们上次的面谈——你说的关于我母亲的事情——我和她相处很困难。我发觉我对你说的话感觉没那么防备。我认为"太酷了"，"哦，你指出的事情很有帮助"。但是随后我想，"也许那只是你的方法"——对我说我进步了，这样我就知道你在帮助我。

点评

一些可能的无意识幻想有：

> 当我在照顾家人时，我感觉很好。
>
> 当我充满男子气概时，我感觉很好。
>
> 如果不是别有用心，人们一般不说好的事情。
>
> 你之所以在乎我，也许只因为你是我的治疗师。

参考文献

1. Brenner, C. (1982) *The Mind in Conflict,* International Universities Press, New York, p. 55-71.

2. Freud, S. (1916) Introductory lectures on psycho-analysis, in *The Standard Edition of the Complete Psychological Works of Sigmund Freud (1915-1916), Introductory lectures on psychoanalysis (Parts I and II), Vol. XV*, Hogarth Press, London, p. 207.

3. Freud, S. (1917) Introductory lectures on psycho-analysis, in *The Standard Edition of the Complete Psychological Works of Sigmund Freud (1916-1917): Introductory Lectures on Psycho- Analysis (Part III), Vol. 16*, Hogarth Press, London, p. 384.

4. Vaillant, G.E. (1977) *Adaptation to Life,* Little, Brown, Boston.

第二十四章

梦

主要观点

临床经验表明，梦是无意识的窗口。

显性梦境是梦的故事；隐性梦境是隐藏在梦背后的无意识内容。

一个人在讲述梦之前和之后的每一件事都可看作对梦的联想。

梦可以被认为是由做梦者近期（一到两天）的白日遗思组成的，并且连接着相关的记忆和无意识幻想。

当主要以支持模式进行工作时，我们一般不鼓励来访者报告梦境。如果他们自发说出来，我们可以利用显性梦境帮助他们了解其心灵生活表层的问题和关注点。

当主要以揭露模式进行工作时，我们会利用梦的内容帮助来访者更多地了解他们的无意识心理，包括情感、移情、幻想、对人际关系的期待以及自我知觉。

在心理动力学治疗的技术中，没有比"释梦"更令人望而生畏或感到浪漫的了。但是，在心理动力学治疗中利用梦境并没什么可担心的。梦及与其相关的联想都是来访者的产物。它们非常有趣，因为它们通常比来访者诉说的其他事情更接近无意识。所以从技术上讲，它们是卓有成效的。学员们时常觉得他们必须"知道"梦的意思，因为要讲给来访者听。在刚开始讨论梦境时，我们很少能"知道"梦的意思。事实上，认为我们"知道"梦的意思是一种歪曲的想法；我们所知道的只有梦来自无意识心理，因此可以帮助我们了解意识之外的思想和情感。

在心理动力学理论的历史上，梦占据着特殊的地位。《梦的解析》被许多人认为是弗洛伊德的代表作。在书中，他试图通过对梦的探索来解释心灵的工作[1]。当弗洛伊德声称梦是"通向无意识的康庄大道"时，他的意思是倾听梦能够找到直通无意识的路径。弗洛伊德相信所有梦——甚至是焦虑的梦——都是为了实现无意识愿望而做的。在弗洛伊德的模式中，无意识愿望是搭乘与做梦者当下生活有关的事情的"顺风车"到达意识之中的。当下的事件可能是一个直觉、一个印象、一个愿望或一个想法，称为**白日遗思**（day residue）[2]。白日遗思通常来自最近的 24 ~ 48 小时，像一块磁石，将无意识拉进梦境，也就是难以意识所认知到的**隐性梦境**（latent dream）。所以它们变身进入梦境中是通过无意识的道具——通过压缩、替换、象征的首要过程加工（见第二章），隐性梦境变化成一个故事，也就是**显性梦境**（manifest dream），这个过程可称为**梦工厂**（dream work）。所以，对梦的解释涉及理解梦工厂的工作以还原无意识内容[3]。

> 一个 36 岁的男人在经济上仍然依赖于他的父母，他不允许自己有意识地承认对父亲的愤怒之情。他看了一场电影，讲的是关于一个年轻律师与事务所的长辈搭档的故事。那天晚上，他梦见和扮演长辈的男演员吵架。在治疗中，他得以将梦境联系到先前不允许意识到的对父亲的情感。

在这个例子中，电影是白日遗思，它所表现的情境类似于来访者想对父亲表达愤怒的愿望。这种愿望通过替代找到了进入梦的路径。在治疗中，他认识到这种替代，并且还原到相关的对父亲的情感上。

今天，大多数心理动力学治疗师不再相信所有的梦都是愿望的实现，也不相信梦是由无意识的愿望产生的。一些神经生物学家认为梦是为巩固记忆服务的——但是事实上，梦的机理至今仍是一团迷雾[4]。即便如此，梦似乎是由更深层的无意识心灵的元素组成的，而且我们的临床经验显示，关注梦能帮助身为治疗师的我们了解来访者以及他们的无意识想法、感受和幻想⁵。因为我们知道我们正试着接近无意识内容，并且我们仍然相信梦是无意识独一无二的窗口，所以梦的解析仍然是心理动力学治疗技术的基石。

在本章中，我们将分两方面讨论梦。

- 梦境故事，来访者能记住并报告出来的
- 对梦的联想，将梦境故事与无意识元素联系起来

在我们对梦的工作中，两者都很重要。

技术

倾听

和来访者告诉我们的其他事情一样，我们倾听梦是为了理解它怎样才能帮助我们了解来访者的无意识心理。我们既要听来访者说出的梦境故事，又要通过对梦的联想了解相关的无意识元素。

倾听梦境故事

首先，我们通过环绕式倾听了解整个梦境故事。然后，我们过滤和聚焦于梦的特定元素。

倾听心境和情感

我们总想要听到梦中的心境或情感，因为这能为我们提供关于梦的哪部分最接近表层的最佳信息。也能指导我们怎样及合适地进行干预。

一个年轻的女人梦到她在森林里被野兽追赶。治疗师认为这可能是个与恐惧有关的梦，但是他并不确定，而是问来访者在

梦里的感受。和治疗师预料的相反，来访者说似乎感到兴奋和自由。因此，治疗师又问了更多这种感受，同时思考恐惧可能还没有通达到意识之中。

倾听清楚的要点

梦境故事通常都是模糊不清而且是跳跃性的："我做了个不可思议的梦……我其实记不太清了……好像是在一个城堡里……我不敢肯定……"，但是，一般都会有一些清晰的元素能够吸引你的注意：

> 我做了个梦，我不知道是在哪里，但是有一只巨大的蓝色的鸟，在头顶上盘旋。其他的我记不太清了，只记得看见了那只鸟。

听到的这些元素都是重要的，因为它们能够帮助来访者联想到更深层的内容。

倾听故事本身

不要忘记倾听梦境故事本身。和飞行有关吗？旅行？焦虑情境？爱情主题？虽然来访者可能不理解这个故事，但是它可能与他们现在或过去的经验里发生过的类似的事情相关。例如，如果在治疗的早期来访者梦到过开始旅行，那么这可能与开始治疗的"旅程"有关。这也能帮助你听到梦的主题。

倾听对梦的联想

当梦被认为是未来的神奇预兆时，有很多关于梦的书会对梦的元素进行一对一的解释。想想约瑟夫对法老王的埃及七年饥荒预知梦的著名解释。利用古老的"解码"办法，不需要联想作为工具——符号就可给出意义。在《梦的解析》中，弗洛伊德驳斥了这种观点，推崇在联想中寻找梦的意义。在对梦进行反思时，对联想进行密切关注仍然是优秀的技术性建议。两个人梦中的相同元素可能意味着截然不同的事情——只有联想能告诉我们答案。思考下面的例子。

在心理治疗中，一位 32 岁的年轻女性向 35 岁的女性治疗师
报告了下面这个梦：

"我们在这里——你的办公室，但这不是你的办公室——更
像是一个起居室，而且我们在喝咖啡。那种感觉很好，好像我们
在聊天，不像在面谈。"

联想：来访者说曾经在一次非常情绪化的面谈之后，治疗师
给了她几分钟时间平复自己让她感觉很好。这使面谈延长了几分
钟，而来访者觉得这表明治疗师很在乎她。

在心理治疗中，19 岁的男孩向 35 岁的女性治疗师报告了下
面这个梦：

"我来到你的办公室，但是不太一样——我觉得像是你的家。
你说，我们不用像面谈那样谈话，并且你开始说起刚看的一部电
影。我觉得那里好像还有别人，但是我不敢肯定。"

联想：来访者最近注意到治疗师怀孕了，并且担心她对宝宝
的关心可能会影响治疗。

上述的梦境故事是相似的——在每一个梦中，来访者都在更舒适的环
境中与治疗师共处。但是，第一个梦境表征的是增加的亲近感，而第二个
表征的则是疏离或冷漠感。

虽然对梦境本身的叙述是不连续的，但是我们必须将来访者在叙述梦
境前后说出的每一件事都看作对梦的联想。思考下面这个梦及其联想。

很抱歉，我今天忘记带支票了——我下周会带来。哦，我忘
了，昨天晚上我做了个梦。这个梦完全是乱七八糟的——我不知
道它是什么意思。我在一辆车里，我想是在后座上，车门全都关
闭着——有人来到前座并发动了汽车，但是我不知道我们要去哪
里。管它什么意思呢。总之，我不想谈它了——我需要跟你说说

> 工作的事情。我的老板给了我一件苦差事……我以前的老板就给
> 我戴上了一个紧箍咒，现在我觉得我又不自由了。

先不管来访者的抗议，梦之后直接衔接的内容是关于被控制的，而梦是关于不受控制的——所以梦的主题和即刻的联想有关系。类似的，在梦之前的移情内容可能也与这个主题有关——忘记支票可能与被治疗师控制的感觉有关吗？当我们倾听了围绕着梦的所有内容时，就能尽可能多地了解梦，就好像所有的内容都与梦有某种程度的联系。

倾听联系与节点

除了联想外，我们还要倾听梦与其他内容之间的联系，例如：

- 梦是在面谈的哪个时间段被报告的
- 梦中的言语是否与梦外围的内容有关
- 梦中的主题是否与梦外围的内容有关
- 梦中的观点是否与梦外围的内容有关

和以前一样，倾听节点的技术涉及倾听重复的语句和符号，就如同清楚的要点那样。

反思

当我们自己沐浴在梦境中时，就已经尝试通过反思来理解它是如何与无意识内容发生联系了。这将指引我们干预的治疗策略。我们的观点是，梦中的元素表征了无意识的情感、恐惧和幻想或者与它们存在某些关联。和往常一样，我们试图找出什么是最接近表层的以及节点在哪里。情感和重复且清晰的元素是我们的最好向导。准备原则帮助我们找准干预的时机。

了解首要过程

虽然我们不再"编码"梦境，但是梦的内容很难理解，因为它是通过首要过程来组织的（见第二章）。了解首要过程是思考梦中元素表征的关键。我们来看一下首要过程的三个基本特点如何与梦相联系。

压缩

无意识中两个相关的元素结合在一起形成了梦中的一个元素。

> "我梦到一个女人。她看起来像我的前女友，但是又有点像照片里我母亲大学时的样子。"

母亲或前女友的结合是一种压缩，表明这两个人都与做梦者的心灵有关。

替代

显性梦境中的一个元素代表了隐性梦境中另外的事情。

> 一个 50 岁的男人在做组织切片检查的前夜做了这样一个梦："我昨天晚上梦到律师资格考试迟到了。"

在这里，对未来"考试"的焦虑被过去"考试"的故事所替代。

象征

显性梦境中的元素象征着隐性梦境中的某事，例如，一个人、愿望、想法或者观点。

> 一个女人还有两个月就要结束心理治疗了，她报告了这个梦："我梦到我自己在机场等飞机……我觉得很害怕这次旅行。"

在这个梦中，"独自旅行"的符号可以象征她对于未来没有治疗陪伴的感受。

常见的梦的主题

虽然每个梦都是独一无二的，但是借由变身进入显性梦境的无意识类型会涉及一些共同的元素。其中包括：

- **移情主题**：在心理动力学治疗中，对治疗师的想法和感受经常出现在来访者的梦里。通常，初学者很难想象，他会如此重要地出现在来访者的梦里——但是许多来访者的梦的确都是关于治疗师的。经过反思，我们经常发现，这些参照与移情有关。然后，我们可以利用选择和准备原则来决定这些参照是否足够接近表层，是否可以使用揭露性干预。

- **无意识幻想**：所有的梦都不是由无意识的愿望产生的，而是梦中充满了无意识幻想。想想一个人拒绝承认对爱人有攻击性感觉，却梦见一个人的死亡——这可能反映出一种恐惧，也可能反映出无意识的攻击性幻想。

- **人际关系表征**：梦经常涉及其他人，并且包含来访者与重要他人之间关系的重要线索——或者至少是来访者对那些关系的知觉。当思考人际关系在梦中的表征方式时，应注意潜在的置换——关于老板的梦通常并不是针对老板的，而可能是针对来访者更早期的关系及感受的。

- **自我知觉**：梦经常关乎来访者如何看待自己。记住，做梦者可以在梦中的任何地方出现——不要被来访者没有出现在显性梦境中所欺骗。当做梦者出现在梦中时，可以肯定，这事实上是对自己的表征。这里有一个有趣的例子，是用置换的方式表征做梦者的一个关于自我知觉的梦。

  一个35岁的男人和他父亲的关系很糟糕，他请一位50岁的男性治疗师为他做心理动力学治疗，他报告了如下的梦境："我梦到你和我在一起粉刷房屋。你还有个年轻的助手——一个男孩——他在那里和我们在一起，好像也非常自然。"虽然来访者的第一联想是治疗师是否有孩子，但是他随后谈到治疗师帮助他对自己感觉好起来的方式是他父亲从来不会使用的方式。经过对这个联想的反思，治疗师想知道年轻的助手是否代替了来访者自己，因此象征来访者想要治疗师这样的父亲的愿望。

利用有组织的资源

对梦进行反思还包括通过我们已经知道的来访者的成长史来看待梦和联想的内容。我们还可以谨慎地利用我们自己对其他人的梦的经验来指导对梦的意义所进行的假设。

一位 38 岁的单身女性一直强调她对生孩子不感兴趣，她开始梦到自己不可思议地变胖或者她的内脏器官出现了状况。

不能简单地想象这位女性对生孩子有无意识的想法，尽管她持有相反的态度。在这里谨慎才是一切——虽然我们可以利用过去对其他人的经验来帮助我们做出假设，但是这不能代替倾听每个来访者独一无二的联想。

干预

基础性干预

对释梦的心理教育或教导

一般情况下，我们对梦的第一项干预是教来访者如何工作。许多人认为显性梦境就是梦的全部，而且许多之前没有治疗经验的来访者会觉得他们的梦很混乱、很随性。来访者时常会告诉我们他们对梦的意义没什么想法，并且说他们认为梦没什么关系而停止对梦的报告。在治疗的早期，我们就要让来访者知道以下几点。

- 梦有助于说明什么在意识之外，所以记住梦和在治疗中谈论梦可能会非常有效。
- 你不需要为了利用梦进行工作而去知道它的意义，所以谈论来访者做的任何梦都是好的。
- 在试图理解一个梦时，梦的故事本身通常不那么重要，对梦的各种元素进行联想才重要。

例如，思考下面这段治疗摘录，来自已经治疗了一个月的 32 岁女性。

来访者：昨晚我做了一个梦，但是我不知道它是什么意思。我想我是在船上或什么地方——是，是一艘船——而且在岸上发生了某些自然灾害——我能看见，但我并没有被卷入其中。也许是海啸或是地震。然后我在洗手间里，被锁起来了，我试图想出我能否爬到上面去。太不可思议了。我为什么会梦到在一艘船的洗手间里呢？

治疗师：嗯，通常当你早上醒来能够记住的"故事"都是奇怪而且没什么关联的，想知道梦的"意义"是很难的。当我们在心理治疗中对梦进行攻关时，最好的方法是思考梦中的不同画面和片段，然后说出你想到了什么。例如，在这个梦中，我想知道对于你在一艘船上或者困在洗手间里你想到了什么？

来访者：我唯一记得的船就是我叔叔的船——我过去很喜欢和表兄们一起去船上——我的叔叔和婶婶，他们人很好——和他们一起比和我父母在一起时放松得多——他们也不像我父母那样吵架。我过去常常晚上躺在床上幻想他们能收养我。

在这个例子中，显性梦境的幻想故事使来访者陷入迷茫；然而，当治疗师指点来访者对梦中的元素进行联想时，来访者能够深化内容。也许她象征性地把父母的婚姻描绘成了岸上的灾难。过一会儿，不用提醒来访者，她就能够投入对梦的元素的联想之中。

提问和要求联想

如果来访者不能立即对梦进行联想，你可以帮助他们。首先问一个开放式问题：

关于这个梦，你想到了什么？

然后，问一些关于他们的心境或梦里的其他元素的具体问题：

在梦里你有什么感觉？

梦到身处俄罗斯让你想到了什么？

对于梦到暑假露营，你有什么想法吗？

当来访者在讲述梦时，即使是有经验的来访者，有时也会漏掉对你认为可能会很有成效的元素进行联想。在这种情况下——就提问吧！没有提到梦中某个重要元素的来访者很可能是因为有阻抗——所以，思考阻抗和思考联想本身同样重要。选择是否要评论阻抗或内容又涉及选择原则。例如，我们说有一个来访者报告了他被遗弃在沙漠的梦，身边只抱着一把吉他，然后他只谈吉他的事情。可能对吉他的联想更接近表层的情感，或者也可能是为了逃避谈论对被遗弃或孤寂的感觉才只谈吉他。我们可以利用选择原则来进行反思，并选择我们的干预点。

支持性干预

当我们认为利用梦的元素揭露无意识内容会增加焦虑和潜在的混乱感时，我们可选用支持性干预对梦进行工作。

在一般情况下，我们不鼓励功能较弱的来访者报告梦境，因为我们认为，揭露无意识内容可能会增加他们的焦虑感，而不是帮助他们更好地理解自己 [6,7]。当这些来访者自发地报告出梦境时，我们必须判断此刻来访者自我优势和劣势是否能够承受探索梦境所引发的情感。例如，来访者缺乏现实检验能力，已经和与现实分离的幻觉纠缠不清了，此时挖掘梦中的无意识恐惧和幻想可能是非常可怕的。对梦见参加父亲葬礼的联想并不会帮助一个难以控制愤怒冲动的来访者。当这样一个来访者说了一个梦，但是并不愿意深入去谈时，我们通常也不会选择对阻抗进行对质，而是会通过支持性规避来尊重来访者对痛苦话题的回避。我们还可以倾听梦并反思其与来访者无意识的可能关联，随后利用显性梦境的元素来处理意识中的担忧之处。

一个有精神分裂症的年轻男人，在前一天晚上因为突然的精神崩溃被迫来到医院，这是他第一次和治疗师见面。

治疗师：我希望你能度过一个舒适的夜晚。有时候，在医院的第一晚可能不容易入睡。（关怀、安抚）

来访者：你在开玩笑吗？如果有人整晚在你脑袋里放电影的话，谁能睡着呢？

治疗师：那一定非常困扰——真令人害怕。会不会是在做梦呢？（共情、**命名情绪**、共同检验现实）

来访者：它们打扰到我了。

治疗师：跟我说说吧。说说那些让你没那么恐惧的事情。（鼓励、放心）

来访者：我被关在地牢里，没有食物，也没有水。守卫来拷打我。但是我发现了一杆枪。我想我就要好起来了。但是当我扣动扳机时，它只是咔哒一下，什么事都没发生（耸肩）。

治疗师：听起来好糟糕哦——你知道，对很多人来说，住院就好像蹲监狱——可以理解。这里有紧锁的房门，你的物品都被拿走了……（共情、验证、解释）

来访者：那就是我的感觉——我等不及要离开这里了。至少你理解我。

因为来访者仍然在反复回味令其惊吓的梦境，并且梦境变成了他被害幻想的一部分，治疗师决定以建立同盟和帮助检验现实为出发点进行工作。通过对梦中所示的情感和主题进行反思，治疗师能够利用他对梦的理解将显性梦境的内容和来访者对被迫住院的害怕和担忧联系起来，并提供了另外的解释。没有对梦进行任何深入的探索，治疗师就能够融入来访者，减轻他的焦虑，并整理他的体验。

揭露性干预

当我们认为来访者能够利用梦更多地了解他的无意识心理时，我们可选择揭露性干预。我们的揭露性干预主要是为了探讨对呈现在梦中或与梦有联系的无意识元素的假设。

对质阻抗

不愿谈论所做的梦一般都是阻抗。当来访者提到做了一个梦，却又不回到这个话题上时，你可以简单地对阻抗进行对质："我注意到你在说起你做的那个梦。"这可能会促使来访者谈论梦，但是不要忘了阻抗——毫无疑问，其背后是有原因的。还要记住，无论来访者在讲述梦境之后说了什么都是对梦的联想——所以不直接谈论梦并不一定是阻抗。总之，在对质阻抗之前给来访者一些时间是为了听到有意义的联想。

对质或澄清或解释

和所有的解释一样，对梦的解释也是一个过程——一个人需要良好的"环境"来接纳意识以及帮助来访者深化理解和情感。这个过程随治疗而有所改变。因为我们和来访者建立了治疗同盟，并和他们积累了许多共同的经验，所以捷径是可能的，例如，我们可以直接跳到解释，而不用过多地对质和澄清。但是，发展好的技术需要练习对质和澄清。另外，我们需要对质和澄清才能做好解释工作——一般情况下，直到对质和澄清挖掘出对梦的无意识联想时，我们才能充分理解梦境并给予解释。

和平常一样，对质的目的是吸引来访者并使其对自己的心理现象感兴趣。释梦中的对质一般像这样：

> 你的梦中怎么会有一只帝王蝶？

我们也不知道它为什么在那里——我们只是想吸引来访者注意到他梦到了一个特殊元素的事实。

澄清是指出梦中的元素从前发生过，并且提示与其他无意识内容之间可能存在的关系。

> 当你要去旅行时经常会梦到你的祖父。

最后，解释是对梦的无意识基础进行说明。这里有一个梦的例子，先后得到了对质、澄清和解释。

来访者：我想要的一切就是和弗雷德订婚，但是从他给我戒指时起，我就觉得很伤心。我真的不知道这是为什么——我爱他，我对其他任何人都不感兴趣，但是我只是觉得哪里不对劲——我还有第二个想法吗？我母亲打电话来开始安排婚礼，而我只想要睡觉。她非常高兴——好像她比我对婚礼更感兴趣。哦——昨天晚上我做了个梦——好像没什么关系——我在生日时得到了一只小猫，养着养着她突然变得好大——好像很凶猛——但也像一只家猫——太奇怪了吧。我想还有其他的什么，但是我记不起来了。我想知道我是否需要再继续服药——我又抑郁了吗？我的朋友在婚礼前就需要吃药——即使在庆典当天。

治疗师：你从谈论梦上转移了话题——你想到什么其他的事情了吗？（对质阻抗）

来访者：不完全是——那只是个奇怪的梦。我没有在养猫。虽然我养过，我确实很喜欢我的猫——我很小的时候养了一只猫。那是我的猫——它是一只非常乖巧的猫——它就睡在我的床上——但是它抓破了起居室的家具，我们不得不扔掉了它。

治疗师：谁决定扔掉的？（提问）

来访者：我妈妈。当时我很伤心。我那时可能才 7 岁。我们再也没养过别的宠物了。我想知道弗雷德是否能接受一只猫。

治疗师：你在梦里的心情如何？（提问）

来访者：嗯——我想我有点困惑——我说不上来。我认为它是一只乖巧的猫，然后它变得很可怕，好像对着我。不管怎么说，我已经在准备婚礼的事情了。我的母亲在做我该做的事——一直打电话。她是对的——我应该自己做——她所有的想法都是参考她朋友的婚礼——我的意思是他们的孩子的婚礼——但是我认为我想在城市里举办。

　　治疗师：在讨论梦的时候，你几次提起你的母亲——你还有什么想法吗？（澄清）

　　来访者：我知道她是好意而且毕竟她在付出——但是她有点把我逼疯了。我的意思是那是我的婚礼，对吧？但是我觉得那样说很不好——当他们结婚的时候，他们没有钱，她一无所有——最近他们还吵过架……

　　治疗师：也许梦中的猫有点儿像你的妈妈——体贴，但是你害怕她针对你。也许你订婚之后觉得哪里不对劲与你的恐惧有关，你害怕开始计划婚礼会让你母亲做出令你提心吊胆的事情。（解释）

　　来访者：无论我有什么，她都想要——我知道她没有的优势我全都有——但是她模仿我的衣服、我的配饰，我猜我是害怕她掌控这次婚礼。我想我们私奔好了。

　　按照事件发生顺序，来访者提到梦，讲述梦，然后因为困难的内容而转移话题。治疗师不知道这是什么只好继续听。治疗师反思出对这一困难的阻抗是第一线索。治疗师要求联想唤起了有冲突感的早期记忆并且联系到母亲身上。治疗师对此进行反思并开始听到了节点——母亲。随后，治疗师对节点进行澄清，而来访者深化了内容和情感，指明了治疗师可以从哪里入手来解释梦境。治疗师假设梦中的猫象征着来访者的母亲——看似体贴，实则可能会使事情变得惊悚。惊悚的部分代表了来访者所感觉到的母亲的嫉妒，但是这并没有完全进入意识之中。防御她对母亲嫉妒她的感觉导致了症状——不对劲的感觉和对婚礼缺乏兴趣。符号之所以起作用，是因为与母亲密切相关——"家养"宠物，就像在家中的母亲，与母亲有关系，是因为她抛弃了它。解释是成功的，因为那促成了对无意识和进一步情感的深入理解。梦在过程中推进。我们可以推理不对劲的感觉和对婚礼的漠不关心可能会在解释之后得以缓解，尽管在理解固化之前还需要反复工作。

　　既然我们已经讨论了与情感、阻抗、移情、反移情、无意识幻想和冲突以及对梦的支持和揭露技术，就让我们看看整个面谈并思考一个治疗师倾听、反思和干预的方法。

推荐练习

读下面的梦境，思考后面的问题。

> 昨晚我做了一个梦，是关于一辆车的——我想我坐在里面——车出了故障，停在一条高速公路的路边。天黑了。过了一会儿，来了一辆车，帮我们发动起来，车头灯亮了。

假如这是一个 40 岁女人的梦，她刚刚从抑郁中恢复过来，并且觉得心理治疗并不能帮助她什么，将会怎样？当她对你讲述这个梦时，你会到想什么？你会说什么？这个梦会怎样与移情联系起来？

点评

如果这是一个刚从抑郁中恢复过来的 40 岁女人的梦，也许汽车象征着她——出了故障，但是又被治疗发动了。你可以说：

> 我想知道，你是否就像那辆车——当你抑郁发作时，你以为你不能再跑了，但是经过治疗，你觉得又发动了。（解释）

治疗师可能是帮她发动的那辆车——对探索这个想法的干预可以是：

> 梦里有另一辆车——你对谁在驾驶那辆车有任何想法吗？（要求联想）

如果来访者不能利用揭露性干预，你可以利用梦中的符号帮助来访者更好地理解她的感受：

> 听起来是个非常积极的梦——可以理解，因为你开始好起来了——就像你在驾驶一辆新车。（乐观、命名情绪）

参考文献

1.　Freud, S. (1900) The Interpretation of Dreams, in *The Standard Edition of the Complete Psychological Works of Sigmund Freud (1900): The Interpretation of Dreams (First Part), Vol. 4,* Hogarth Press, London, pp. ix-627.

2.　Freud, S. (1905) Jokes and their relation to the unconscious, in *The Standard Edition of the Complete Psychological Works of Sigmund Freud, Vol. 8,* Hogarth Press, London, pp. 1-247, 160.

3.　Freud, S. (1916) Introductory lectures on psycho-analysis, in *The Standard Edition of the Complete Psychological Works of Sigmund Freud (1915-1916): Introductory Lectures on Psychoanalysis (Parts I and II), Vol. 15,* Hogarth Press, London, p. 120.

4.　Stickgold, R., Hobson, J. A., Fosse, R., *et al.* (2001) Sleep, learning, and dreams: Off-line memory reprocessing. *Science,* 294 (5544), 1052-1057.

5.　Schlesinger, H. (2003) *The Texture of Treatment,* Analytic Press, Hillsdale, NJ, p. 109.

6.　Werman, D. (1978) The use of dreams in psychotherapy. *Journal of the Canadian Psychiatric Association,* 23, 153-158.

7.　Werman, D. (1984) The place of the dream in supportive psychotherapy, in *The Practice of Supportive Psychotherapy,* Brunner/Mazel, New York, pp. 151-155.

第五部分回顾练习

"微过程纪要"——理解治疗中的那一刻

到目前为止，我们学到了很多东西：如何评价来访者；如何倾听、反思和干预；如何处理治疗中出现的不同线索。在这个过程中，你做了很多练习来帮你应用书中教的新技术。在许多方面，它们共同用于分析你和来访者每时每刻的互动。意识到进行中的每一件事对成功实施心理动力学治疗是非常关键的。对于你和来访者的任何既定时刻，你都应该能够描述出：

- 你听到了什么
- 你如何反思听到的东西
- 你决定如何干预以及为什么要这样做

然后你应该能够确认：

1. 主导的情感
2. 主导的阻抗
3. 主导的移情
4. 主导的反移情

5. 主导的无意识幻想

6. 你的主导技术模式（揭露还是支持）

7. 你的治疗策略和你认为如何起作用

　　如果你能做到这些，那么你正在成为一名优秀的心理动力学治疗师。你可以写下"微过程纪要"，不仅记录治疗中提到的故事梗概，而且记录你的倾听、反思和干预过程[1]。它应该囊括上面提到的所有要素。看看你能不能在下面的微过程纪要中识别出上面的元素。

　　　　B 先生 35 岁，已婚，非洲裔美国人，是一名律师，这是我为他治疗的第三年。在上个星期三下午 5 点 45 分开始的面谈中，他一开始就说他真的不想来，但是不知道为什么。他说他通常都很盼望来面谈，但是今天他差一点就要打电话取消了。然后，他转移了话题，开始详细描述他最近接手的案件。

　　　　在他说话的时候，我发觉自己变得对事件的细节非常厌烦，而且开始走神。因为这位来访者经常都是非常投入的，所以我想知道为什么会这样，并且认为他可能在抗拒说出他对治疗的更多感受。我决定对质这种阻抗，我说："你提到不想来面谈，然后转移话题开始谈论案件。"

　　　　"这个案件让我很费心，"他回答，"一起工作的合伙人真的逼得我很紧。我晚上和周末都要搭进去了，甚至今晚面谈结束后我还要赶回去呢。"

　　　　我立即感觉不太好，仿佛我应该为他把面谈安排得更晚一点，尽管这已经是最晚的面谈了。为什么我会感觉这么不好呢？我想知道。我认为不来面谈的愿望和合伙人之间有些什么——也许是替换的移情——但是我不知道那是什么。我决定先等等，看来访者接下来说什么。

　　　　短暂的停顿后，来访者说："这个案件令我崩溃的是我们有两个人——两个同事——我费尽心力做着研究，但是我觉得另一个人在审理过程中要坐上第二把交椅了。这不公平。我认为可能因为他是白人。"

　　当他说到这儿，我又感觉不好了——是因为我是白人吗？我想知道。我思考他说的是否是真的，而且我产生了直接对他共情的冲动。我认识到，我了解得还不够，而冲动可能是我还没能完全了解的反移情的结果。我再次想到我是白人以及他对合伙人的愤怒可能和自己有关，尽管我不知道有什么关系。

　　我决定回到面谈开始的时候，再次对质潜在的阻抗，我说："你提到面谈之后还要回去工作，但是我想知道不想来面谈还让你想到了别的吗？"

　　"没有，"他说，"但是你可能也不想工作到这么晚吧。你工作很长时间了——星期一我来这儿是早上——你不停地一个接一个见来访者。你可能在晚上这个时间想要回家了。"

　　这真是有趣的转变，我想，为什么他突然关注我了呢？这与我的内疚又有什么关系呢？

　　因为 B 先生开始在治疗中针对更为特定的事情，所以我选择要求更多联想。"你怎么看待一个接一个的来访者？"我问。

　　"哦，"他说，"当我在大学里见我的治疗师时，他有两扇门——一个是让你进的，一个是让你出的。那样我就不会知道我前面或我后面的人是谁。我更喜欢那样，在这里，我总是能看到在我之前从这个办公室里走出的人。"

　　然后，我发觉最近两个星期，有一个新来访者开始在 B 先生之前来面谈——一个和他年纪相仿的高大的金发白人。这又有一个和律师事务所的二号男人以及我的内疚移情相关的东西。他生气，是因为我让他看到我正在为一位英俊的白人男士治疗。

　　但是生气是接近表层的吗？他能够适度地承认他对合伙人生气是因为其偏向白人，但是他需要想到我工作很辛苦来平息他对我的愤怒。我断定，他对我的愤怒仍旧是较深的且不适宜现在追究。但是我还知道我应该应对移情的某些东西，因为这差点导致来访者逃掉面谈。我准备好解释了吗？面谈只剩下15分钟了——他似乎愿意谈谈——所以我决定试一试。我应该全面解释吗？他不想来面谈，是因为他不想看到那个新来访者？我决定还是慢慢来，先谈谈新来访者以对质他的阻抗。

"也许你对你看到的离开我办公室的那个人有什么想法。"我试探道。

他停了停，然后说："我在等候室很少抬头看，我都把头埋在杂志里。但是上次我在那儿的时候，那个家伙离开前去洗手间的时候差点被我绊倒，这样我才看到了他，从头到脚都是'布鲁克斯兄弟'（美国服装品牌）。我知道那一型的——大学时，那帮家伙常常要等着我们玩完游戏的。结果在你的办公室——在这张椅子上，我竟然又见到了这类人！"

我想，他已经非常接近表层了，所以我决定进行解释。"或许你今天不想来是因为你不想看到那个来访者。"

他看着天花板说："我喜欢过去在我之前来的那个胖胖的女孩。她很好。但是这个家伙。现在我可能每周都要见到他了。"

于是，我知道他在嫉妒，并且认为我更喜欢那个白人，就像其合伙人更喜欢另一个同事一样。我还发觉我的内疚感与这个想法有关，并且我对一个接一个地接待来访者并不敏感，如果我明白这个，我就能更多地了解来访者对种族、对女性、对白人、对我的态度。但是时间到了——必须留待下一周了。

点评

- 主导的情感——愤怒
- 主导的阻抗——缺席面谈
- 主导的移情——嫉妒、母性、情爱

- 主导的反移情——内疚
- 主导的无意识幻想——"身为一个黑人,我总是被白人忽视。"
- 主导的技术模式——揭露
- 治疗策略——治疗师利用了从对质阻抗中获得的内容,并对自己的反移情进行反思以揭露隐藏的移情的想法和感受。这深化了内容并且帮助来访者联系到无意识的幻想和情感。

　　看看你能否对你自己实施的治疗的某个时刻做到这些。你对自己的感受理解得越多,你就越能做好。如果你需要帮助,请和同事、督导或你自己的治疗师讨论。如果你能理解一个时刻,你就能将它们串起来理解整个治疗。等到你上手了,那么在你和你的来访者一起了解他的无意识思想和情感时,这些几乎都是自动发生的。

　　(教育者请注意:这是一个评价心理动力学技术的好方法。评价也可以通过回看录像来进行。无论哪种方法都可以利用附录 2 中的微过程纪要评价表格。想要了解更多,请见附录 1 的教育者指导。)

参考文献

1.　Cabaniss, D.L., Havel, L.K., Berger, S., Deo, A., and Arbuckle, M.R. (2015) The Microprocess Moment: A tool for evaluating skills in psychodynamic psychotherapy. *Academic Psychiatry*, doi: 10.1007/s40596-015-0450-6.

达成治疗目标

主要观点

心理动力学治疗的主要目标是:

- 改善自我知觉和自尊管理

- 改善人际关系

- 改善应对内外刺激的个性化方式

- 改善认知功能

支持和揭露策略都可用于达成这些目标。

在本书先前的章节中，我们学到了如何去：

- 评估心理动力学治疗的来访者
- 确立治疗
- 倾听来访者，反思你所听到的东西，为支持和揭露而进行干预
- 利用倾听、反思和干预来应对情感、阻抗、移情、反移情、冲突、幻想、防御机制和梦

现在你已经准备好利用这些技术来帮助来访者达到他们的治疗目标了。这是治疗中间阶段的主要工作。在接下来的四章中，我们会将这些技术应用于我们与来访者工作的四个主要目标上：

- 改善自我知觉和自尊管理
- 改善人际关系
- 改善应对内外刺激的个性化方式
- 改善认知功能

第二十五章

改善自我知觉和自尊管理能力

主要观点

自我知觉对于决定人们如何在世界中行动具有重要的作用。

改善自我知觉和自尊管理能力是心理动力学治疗的主要目标。

自我知觉可以是无意识的。

培养更为现实的自我知觉可以帮助人们：

- 改善自尊管理
- 更好地理解他们的能力和局限

支持技术可以帮助功能较弱的来访者加强他们的自我意识并改善自尊管理。

揭露技术可以帮助功能较强的来访者意识到无意识的自我知觉。

自我评价的问题可能会扭曲自我知觉，并且会在心理动力学治疗中反复工作。

对于我们的自尊来说，生活就是战场。我们的自我感每天都在经受着打击——有小有大。商店的店员忽视我们，老板批评我们，镜子映照出我们苍老的面孔和微凸的小腹，所有这些都打击着我们对自己感觉良好的能力。支撑我们自尊的能力——让我们自己从人生旅途上自我每天遭受的打击中恢复过来——对于功能的正常运转至关重要。这是我们主要的自我功能之一。如果我们对自己感觉不好，就会或长期或短期地不能正常行动。我们变得无法承受情感和焦虑，无法现实评价我们的能力和弱点，无法控制我们的冲动，无法放松，等等。对有的人来说，这些只是暂时的；但是对有的人来说，这却是长期的问题。思考下面的例子。

A 先生是一位 30 岁的成功的建筑师，他深受欢迎，并且对自己感觉非常好。在一次会议上，他被告知他的计划出现缺陷，必须返工。他开始胃疼，并借口去了洗手间。在那里，他对着镜子，想着他看起来老了。那天晚上，他去赴了一个约会，度过了美好的时光，他却担心女人对他不感兴趣。到了第二天，他感觉自己又回来了，重新起草了计划，并且和朋友一起骑自行车度过了愉快的周末。

B 女士是一位 50 岁的作家，已经出版了 3 本备受好评的书。但这一次，她的原稿被她的编辑"毙"掉了。她拒绝回电话并且开始在家里喝很多酒。她决定不再写作了，陷入了抑郁之中，6 个月之后才寻求精神科的帮助。

A 先生和 B 女士的自尊都缘于他们的职业生涯，并且他们的自我意识都遭受了打击。这些打击扰乱了他们自我管理的能力——都改变了他们的自我知觉，破坏了他们管理焦虑和情感的能力，并且扰乱了其行为。但是，A 先生很快修正了自己——他继续工作和社交，第二天就找回了自己。相对的，B 女士脱轨了数月，而且患上了抑郁症。一个人对自尊受打击的反应依赖于两个主要因素：

- 打击的强度
- 一个人管理自尊的基本能力

例如，如果打击是灾难性的，如严重的身体疾病、在爱情关系中遭到背叛、被解雇或移民，那么，即使是自我意识健康的人可能也会丧失大量的功能。另一方面，自我意识脆弱的人会因为一个小小的打击而崩溃，例如，辱骂或容易治愈的身体问题。

自我意识的组成不仅包括对自己感觉良好的能力，还包括现实地评价自己的能力和局限以及从自我经受的打击中恢复过来的能力[1]。虽然我们不能确切地知道人们是如何发展出自我知觉和自尊管理能力的，但是可想而知，它是由先天特质和重要的早期养育者的言传身教所共同造就的——这就是天性与教养[2]。我们不能改变气质，但是我们可以为人们提供在新的人际关系背景下——也就是和治疗师的关系——重新评价自我意识的机会。

自我评价和自尊管理

自我评价的问题也会导致自我知觉的扭曲和自尊管理的困难[3]。有两种情况：有的人会高估自己的能力，而有的人会低估自己的能力。看看下面两个例子。

> C 女士不管自己能否抽出时间，只要没参加每次家长教师协会组织的基金募集活动就会觉得内疚。结果，她精疲力竭且满腹怨言。

C 女士对自己过度严苛了。这导致她的自我知觉发生了扭曲，她认为如果不过分努力就是懒惰。心理动力学治疗可以非常有效地帮助对自己过于严苛的人放松对自己的要求，并拥有更为现实的自我知觉。

> 从电影学校毕业一年后，D 先生抑郁了，因为他没有被主流的好莱坞电影工作室认可。

D 先生过高地估计了自己的能力。心理动力学治疗能够帮助他更为现实地看待自己的处境，从而使他更有效地管理自尊。

目标

我们在第二章讨论过，帮助人们发展看待自己和管理自尊的新方法是心理动力学治疗的主要目标。依据一个人的功能水平，我们可以通过以支持为主或以揭露为主的技术来做到。我们的希望是，能够使来访者以更具适应性的方式管理他们的自尊，并改善他们生活中许多方面的功能，包括他们的工作生活、社交生活以及情感生活。在随后的章节中，我们将介绍：

- 如何识别出与自我知觉和自尊管理有关的问题
- 改善这些问题的治疗对策

识别问题

自我知觉和自尊管理有困难的人通过鼓吹、浮夸、对自己不现实的知觉来支撑他们可怜的自我意象，还有一些人其可怜的自尊会更加外显出来。思考以下两个例子。

E女士认为自己是商店里最好的销售人员——甚至比店长更好。当她拿到微薄的年终奖时，她消失了两个星期没有上班，给同事发了封义愤填膺的电子邮件，并试图自杀。

F先生很少在会议上开口讲话，因为他认为他的观点和其他人比起来太没有价值了。当他拿到微薄的年终奖时，他有些抑郁，几个星期没参加社交活动，但是觉得其实这只是印证了他已经心知肚明的工作业绩。

这两个人面对打击时都以不具适应性的方式来调节他们的自尊。但是，一个人是浮夸膨胀型的，而另一个人是消沉抑郁型的。所以，当我们去听有关扭曲的自我知觉的证据时，我们就不得不去配合夸大型自尊和贬低型自尊。愤怒、抑郁、社会性退缩、情绪上的自责和冲动行为都是很常见的，但都是不具有适应性的方法。对其他人"逞威风"——包括对治疗师——可能会暂时让一些人在面对自尊受挫时感觉好一些，正如下面这个例子中的来访者在心理动力学治疗中的表现：

> 我的老板真是个混蛋。他几乎提拔了这个部门的所有人，除了我。他是不是眼睛瞎了才看不见人才啊。顺便说说，你的纸巾又用完了。这真是很不专业——你真是应该努力让你的办公室保持整洁啊。

这位来访者通过批评治疗师暂时增强了他的自我意识。在另一个极端上，对治疗师和其他人的过度理想化也可能标志着其自尊管理的问题。

我们还想要理解我们的来访者是否能够真实感知他们的能力和局限。拥有扭曲的自我意识会导致较大范围的功能损伤，并且可能迫使一个人为了维护积极的自爱感而支撑着情绪上高代价的"骗人的外表"。下面有一些这样的例子。

> G先生的工作是在家族企业里担任高层管理人员；而事实上，他没有上过大学，也缺乏管理者的技能。当他的父亲去世后，他对公司经营不善，随后还责备他的员工没能顶住接踵而来的金融风暴。虽然大多数员工很不高兴并离开了，但G先生仍然不承认他对公司的问题有任何责任。他愈发感到痛苦、愤怒和社会性孤立。

> H女士是位60岁的单身女性，她因为"没听到任何好听的歌唱音乐会"而抑郁。她解释说，她唱了40年的赞美诗，并且曾经在20多岁的时候就"打破纪录"。因此她开始期待唱片合约。"许多家感兴趣，"她略带苦涩地说，"但是现在他们找的不是天才——他们找的是性吸引力。"她曾被邀请为一个课外项目担任声乐老师，但是她拒绝了，她说："那是过气的人才做的事情。"

她很多年没在公众场合唱过歌了。她正处在财务危机的边缘，并且拒绝向银行申请破产。

I先生对他广告业的工作感到意志消沉。他有许多创造性的点子，但是害怕分享给同事，所以至今还是个辅助性的外围角色。

对这些来访者来说，不能正确评价他们的能力和局限严重影响了他们生活的各个方面——他们的工作生活、社交生活以及情感生活。倾听这些可以帮助我们注意到自我知觉的扭曲以及自尊管理的困难。这里有一些问题，可以帮助你筛选这些麻烦：

你会怎样形容自己？

你认为别人会怎样形容你？

你觉得其他人认为你自信还是不自信呢？

你怎样形容你和其他人相比的优点和缺点？

最近一次是什么时候你的自尊真的被动摇了？当时你是怎样把控住的？

你认为你的父母支持你吗？他们是怎样表现的？ [4]

扭曲的自我知觉经常涉及对身体意象、智力、喜爱度或工作业绩的错误评价。这些方面中的任何一个故事都可能隐藏着一个人看待自己的方式的信息。

治疗策略

我们怎样帮助人们更为现实地知觉自己呢？我们假设：

● 无意识的自我知觉阻止人们利用客观资料实事求是地看待自己的能力和局限。

J女士是一个聪明的学生。她将父亲看得很理想化，除了他总是

告诉她，她是兄弟姐妹中最笨的。她接受了这些话，结果认为她在
学术上无法取得真正的成功。当她在大学里获得最佳论文奖时，她
仍无法重新评价她对自己的能力的知觉。

● 非现实的自我知觉导致人们在面对自尊的打击时难以平复自己。

K先生总是被告知他是个优秀的运动员。虽然多少有些短处，
但是他在高中橄榄球队里表现得非常好。当他没被选入大学队时，
他无法接受这是因为其他同学更有资格。他开始迁怒于教练，并且
肯定他由于种族的原因受到了不公平的对待。

使人们意识到其扭曲的自我知觉，可以帮助他们更准确地评价自
己，并能更轻松地管理自尊。因为我们一般情况下认为，自我意识是从
生命早期就开始发展的，所以重塑我们的自我知觉可以被看作**再发展**
（reactivating development）的一种方式。我们既可以用支持策略，也可以
用揭露策略来应对这个问题。

支持策略

自尊管理是经常需要获得支持的。当我们感到来访者既不能凭自己的
力量做到，又不能承受对他们扭曲的直觉进行探索时，我们可选择直接支
持自尊。提供和辅助型干预都是有帮助的。例如，自尊心非常低的来访者
可能需要鼓励类型的干预，如表扬和鼓励。对自己过于严苛的来访者可能
需要得到减轻内疚和修正错误知觉的帮助。如果来访者能凭自己的力量做
到一定程度，那么合作式干预可以让治疗师和来访者重新思考思维模式，
例如，现实检验力，促进新的自我知觉的发展。下面的例子既使用了提供
型干预，又使用了辅助型干预。

L先生是个28岁的作家，他来寻求心理治疗时说，他对自己
的职业生涯不满意。他说成为杂志的特约撰稿人是"他梦想中的
工作"，但是他被自己是个"骗子"的"恐怖"感觉所折磨。"基

本上，是我父亲给我找的这份工作，"他解释说，"如果不是他打那通电话，他们根本不会看我的简历。"他的上司总是"唠叨"要他按时交稿。L 先生说："他真的逼我很紧。"L 先生在痛苦的自我怀疑和怨恨上司没有抽时间给他更多指导之间挣扎——"好像他希望我失败。"他瘫倒在电脑旁，夜里抽着大麻，"只是为了冷静和入睡"。不久前，他开始去酒吧，因为"我无法忍受待在家里盯着空白的屏幕——那就像是个霓虹灯闪烁着'失败者'的字样"。

下面是早期一次评估面谈中的一段对话。

  L 先生：我把一切都搞砸了——我只是写不出来。我一直盯着屏幕，什么都写不出来。我不再是个好的作家。

  治疗师：你是说你从没写出过你认为好的东西吗？（对质）

  L 先生：不是——我写过一些好的东西——但是我已经不是那时的我了。

  治疗师：你认为存在着另外一种方式来看待你的上司的行为吗？（共同检验现实）

  L 先生：我说了没有——我写不出来，然后他想要解雇我。

  治疗师：我想知道如果我们想想有什么导致你写作困难是不是能有帮助。（共同调查）

  L 先生：睡眠问题很严重。我筋疲力尽了。

  治疗师：我敢打赌——我真的想知道你是否有可能是抑郁症——抑郁症会导致睡眠、工作以及精力集中困难。治疗抑郁可能会大大地帮助你。还有一个问题是你抽大麻——这也会破坏你集中精神的能力。（共情、验证、心理教育）

  L 先生：我从没把这些放在一起想过。你的建议呢？

  治疗师：我认为治疗你的抑郁症和戒掉大麻会让你的写作能

力大不一样。许多作家都会和助手一起工作，或者快到截止日期时请写作小组帮忙。如果我们可以让你重新拿起笔来，我觉得你会对你的工作和你自己感觉好起来。（乐观、心理教育、建议）

L 先生：听起来不错——当然值得一试。

治疗师听到了自尊问题——来访者认为自己搞砸了，什么也不是。但是，治疗师怀疑故事背后可能还有更多的内容——似乎很难相信 L 先生能得到现在这份知名杂志的工作是单凭他父亲的关系的力量。他决定对质这种扭曲的认识并现实检验来访者对上司嫌弃他的争议。然而，来访者不能利用这些干预去思考可能的无意识内容。于是，治疗师转换了思路并利用共情和心理教育，从影响来访者写作能力的问题入手。这激发了来访者的积极性，并帮助他思考改善目前自尊问题的方法。

在下面的例子中，治疗师为了处理来访者脆弱的自尊而关注她的情感。

M 女士，40 岁，护士，过去 4 年里换过 3 次工作。她始终对自己的职业和个人生活不满意，她觉得没有人赏识自己的能力和天分，对于别人的看法和批评她极度敏感，不是为此生气就是退缩。治疗师注意到她的母亲是集中营的幸存者，M 女士说她早已丧失了快乐，长期抑郁。在早期的一次治疗面谈中，治疗师针对 M 女士的愤怒进行了深入探索。

M 女士：（声音透出愤怒）上次你那样说我，我真的很生气，说的是关于我决定辞掉这份工作的事。你问我是否觉得我败给护士长是因为我的某些问题，她根本不可靠好吗，比她聪明的大有人在。

治疗师：你能再多说一些当我问这个问题时你的感受吗？（提问）

M 女士：我就是觉得你完全不明白我的处境，而且你不相信我的能力。你也没有从我的角度来考虑。（开始啜泣）我还以为

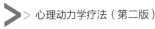

你和我那些愚蠢的医生同事是不同的。

　　治疗师：很抱歉，我让你不舒服了。我明白了，我并没有体会到你的感受，而且这是很严重的。这一点都不是我所期望的结果。（共情、安抚、承认共情失败）

　　M 女士：那你为什么要问我有没有做错什么呢？我只是做了我该做的工作，那不是我的错，在工作中我比任何人都追求完美。我是以全班第一的成绩从护士学校毕业的，跟那些和我不在一个水平的人一起工作真是晦气。

　　治疗师：哇，你从来没说过你是班上的第一名啊。太厉害了。我知道你对自己的要求很高，在工作中没人欣赏你真的很令人沮丧。（表扬、共情、验证）

　　M 女士：是啊。我经常觉得人们并不是赞赏我的能力，而只是觉得我在炫耀。

　　治疗师从要求来访者说出更多关于她对治疗师上次干预的反应开始。M 女士揭示出不只是感到愤怒，而且感到被误解和不被支持。很明显，M 女士的自我感觉是不可靠的，目前还不适合使用揭露的策略，治疗师使用了支持性干预——共情，表扬，验证和安抚——来修复破裂的治疗同盟并支撑 M 女士的自尊。治疗师从发展的角度假设 M 女士没有从她受过创伤的母亲那里得到过她所渴望的认可和表扬。当治疗师提供这些时，M 女士更能自我反思。

揭露策略

　　我们所有的揭露技术都可以用于帮助来访者更多地意识到自己扭曲的自我知觉。这可以帮助他们发展更为现实的自我意识。这里有一些例子。

解释防御机制

　　N先生是个28岁的作家，他来寻求心理治疗时说他对自己的职业生涯不满意。N先生的工作是一个杂志的特约撰稿人，和他的编辑共同发表了多篇成功的文章。他的同事们察觉到，N先生的这些文章大多数都是靠他自己写成的，于是他们鼓励他写一篇属于自己的文章。当他试着这样做时，他遭遇了自我怀疑和作家的瓶颈。值得注意的是，N先生的父亲是一位非常成功的演员，他从小就听他父亲没完没了地讲述他拿奖的故事，但是他父亲没有时间阅读自己儿子的故事。

　　N先生：我把一切都搞砸了——我只是写不出来。我一直盯着屏幕，什么都写不出来。我不再是个好的作家。

　　治疗师：这很奇怪呀，因为当你和你的编辑共同写作时这根本不是问题。（对质）

　　N先生：你说得对——那种感觉不太一样。每个人都喜欢那篇文章——我不敢肯定它真的像他们认为的那样好。我的编辑喜欢它——但是他不领情。他得了普利策奖，你知道的。他当了20年的主编。并且即使其他所有人都鼓励我——他也不会。我想——嗯，也许他只是不愿意表达——但是一个好的指导者应该做到的，对吧？

　　治疗师：你懂的，我想知道，你觉得自己写一篇新文章很难是否有可能是因为你担心会让你的编辑不快。（解释）

　　N先生：想想他会因此而不快还蛮有趣的——但是我看他在办公室总是很痛苦——他看起来并不快乐。我可以想象他还是年轻作家的样子。现在，每个职员都是年轻人——我们一起出去玩——他只能布置任务和说起他的普利策奖。

　　治疗师：听起来有点像你的爸爸。（解释遗传成分）

　　N先生：是的，我想可能是吧。说起过去的日子。但是他希望我做得好我也喜欢。

　　和 L 先生一样，治疗师听到了自尊问题——来访者认为自己搞砸了，什么也不是。但是，治疗师知道来访者有写作的能力，并且决定在来访者对其能力的知觉和客观证据之间对质。这打破了阻抗——来访者说他想过看待情境的其他方法。他也谈到了编辑。治疗师想知道来访者的问题是否与编辑有关，于是冒险进行了解释。虽然来访者在思考看待情境的其他方法上有困难，但是他的情感和幽默感表明，这恰好是在表层之下的。遗传联系现在也可以通达了，治疗师决定做出遗传解释，进一步深化来访者对情境的理解。

　　在这个案例中，我们怀疑 N 先生扭曲的自我意象可能是防御性的。担心自己的成功会威胁到他的父亲，N 先生可能无意识地隐藏了自己的才华并认为自己实际上没什么才能。揭露这种防御可以使 N 先生理解他为什么会这样，并且接下来就不会那么害怕展示自己的才华了。治疗师知道，这种揭露过程在未来的面谈中还会继续。她的希望是，来访者增强理解他的无意识幻想的能力——也就是只有他贬低自己的能力，编辑或父亲才会指导或爱他。这将帮助他对自己的能力有更为现实的看法，并帮助他减少自我知觉的扭曲。

解释移情

　　自我知觉的扭曲不可避免会产生移情，因此解释移情通常也是帮助来访者重新看待自己的非常好的策略。例如，我们思考一下 O 女士的例子。

　　　O 女士向治疗师咨询，因为她很难坚持自己的主张。在治疗中，她一般的自我反思能力非常强，也能够与治疗师讨论她的人际关系。最近，她因为商业会谈取消了一次面谈，并且没有要求重新安排。这是几周之后的一次面谈的部分内容。

　　　O 女士：哦——我想起来我昨晚做了一个梦——我记不太清了——我正在面谈——不是在这里——是在你的办公室，但是那里有很多人——你知道他们。我说不上来我们是不是都是你的来访者——但是之后我认为那也许不是我的面谈——也许更像是个派对——这就是我能记得的一切。

治疗师：对这个梦，你还想到其他什么了吗？（要求联想）

O女士：太不可思议了，竟然有那么多人在那儿。我几乎没有在这儿见过其他人——也许只有在我之前来的人或在我之后来的人。你工作真是太辛苦了——你甚至在接待来访者之间都不休息。我不知道你是怎么做到的。你真是个大忙人啊。我很幸运能够跟你排上一周两次的面谈。我注意到星期一在我之后来的来访者是新来的——至少她之前不是这个时间来的。我想知道你每周要见多少新来访者。我猜那就是为什么你不能重新安排我的面谈吧。

治疗师：真有趣——那时是你没有要求重新安排。事实上，我记得你从没有要求过要更改日程。对此你还有什么想法吗？（对质或澄清）

O女士：不，我没有。我的意思是，我没来是我的错——我不好意思要求你为我更改日程。

治疗师：但是你的梦和你对梦的想法显示，你还有其他的感受。也许你没有要求重新安排的原因是，你担心对我来说你不像其他来访者那么重要。（解释）

O女士：这样似乎不太公平——你给了我很多——我的问题不那么可怕了——也许新的来访者真的有什么地方出了很大的差错。而且我从来没有经历过其他什么人专门为我……但是我猜你会说也许你可以。

治疗师听到了梦境和明显的移情迹象。他注意到模式的中断，"是你的办公室——不是你的办公室——是我的面谈——不是我的面谈"，这暗示出了对治疗师冲突性的无意识想法和感受。治疗师想知道阻抗的含意（不讨论漏掉的面谈）是否与对治疗师的某些感受有关。他认为揭露工作可以开始了，并且要求对梦境进行联想。然后，来访者提到了漏掉的面谈以及她幻想治疗师忙于接待其他来访者而不能重新安排面谈时间。治疗师断定这是足够接近表层的，并且充满了情感；所以他选择对质来访者没有提出想更改日程的事实。另外，他回忆起以前也发生过这样的事情，所以他又一起进行了澄清。来访者抗拒这种对质，而治疗师认为，这证明了她觉得自己不值得要求治疗师为她更改时间，也表现出过于严苛的自我评价。但是，梦境和对梦的联想显示了来访者对这方面的感受；并且她可能觉得比起她，治疗师更喜欢其他人。治疗师断定这是足够接近表层的，于是试着进行解释。这使得来访者揭露了对治疗关系的新看法。

在这个案例中，O 女士的自尊问题导致她假设其他人不会专门为她着想。这妨碍了她询问治疗师是否可以更改面谈时间，可能与她难以坚持自己的主张有关。这是实时发生在治疗师和来访者之间的。来访者做出了一种假设——正如她必须面对的生活中的大多数人一样——治疗师可能不会专门为她着想。但是当治疗师指出这是不适当的假设时，来访者表现出了看待自己的其他方式。如果我们的策略以揭露为主，我们可以吸引来访者对此加以注意；如果我们以支持技术为主，我们可以先顺其自然。

这些例子展示了我们如何利用支持和揭露技术来帮助改善自尊管理和自我知觉。现在，让我们继续思考如何利用这些技术来改善人际关系。

参考文献

1. Kohut, H., and Wolff, E.S. (1978) The disorders of the self and their treatment, an outline. *International Journal of Psychoanalysis*, 59,414.

2. Stem, D. (1985) *The Interpersonal World of the Infant: A View from Psychoanalysis and Developmental Psychology*, Basic Books, New York, p. 3-12.

3. Jacobson, E. (1964) *The Self and the Object World*, International Universities Press, New York, p. 141-155.

4. Herman, J.L. (1992) *Trauma and Recovery*, Basic Books, New York, p. 111.

第二十六章

改善人际关系

主要观点

对大多数人来说，拥有有意义的人际关系的能力对于他们在人世间的行动是至关重要的。

心理动力学治疗的主要目标是帮助人们发展成熟满意的人际关系。

支持性干预可以帮助人际关系困难的来访者增强共情能力以及有意义地与人互动的能力。

揭露性技术可以帮助人际关系困难的来访者通过更多意识到他们对他人的幻想和期待来改善他们的人际关系。

虽然有的人真的喜欢独处，但是大多数人会觉得和其他人互动让他们的生活更丰富多彩。世间有各种各样的人际关系——恋爱的、同学的、家庭的，虽然它们各有千秋，但是它们都非常重要。一般情况下，人们都想要依附他人并且在他们的生命中拥有想要去照顾或者被其照顾的人。然而，至于为什么人们无法拥有他们渴望的成熟满意的人际关系，是有许多原因的。

目标

人际关系困难是人们寻求心理治疗的主要原因之一——并且心理动力学治疗对此有很好的疗效。帮助人际关系有困难的人们解决他们的问题是心理动力学治疗的主要目标。

识别问题

人际关系的问题千姿百态。下面这些诉求都标志着存在人际关系问题：

我似乎只是无法在工作中与人相处。

在那里没有好男人。

我已经和她约会两年了，但是我不肯定我是否想结婚。

我的妈妈让我发疯。

我没有任何亲密的朋友。

我的女儿不再和我讲话了。

孤独、承诺问题、抱怨爱人、频繁的吵架、对他人失望都表明存在人际关系困难。任何人都可能与一个人或另一个人之间出现问题；但是，如果一个人的人际关系总是有问题，那么我们就应该警惕这些问题导致他们情绪功能出现并发性问题的可能。

一般情况下，识别出一个人是否有人际关系困难并不难。难的是界定出问题的类型。有的人能够拥有人际关系；但是因为无意识的幻想和期待而对一些人有困难。另一方面，有的人可能缺乏获得任何成功过的人际关系的技能。让我们分别看看这两种类型的问题。

对他人的无意识期待和幻想

在人们成长的过程中，小时候和重要他人的互动为他们整个人生中与人互动的方式打下了不可磨灭的烙印。被爱护和照料得很好的人学会了期待从他人那里也得到这些，而被虐待或忽视的人学会了预期被虐待[1]。即使人们意识不到这些期待，这些期待也依然影响着他们的每一次行动。思考下面的例子。

> A 先生是被收养长大的孩子——他刚刚习惯一个家庭就被领走了。成年后，他总是在女朋友们和他分手前先离开她们。他对他的恋爱关系感到不太满意。

> B 女士的母亲待在家里并且照料她的每一个需要。新婚后，B 女士对于丈夫偶尔想要独自和朋友出去感到很生气。她对新婚生活感到幻灭。

A 先生和 B 女士的成年人际关系都受到了他们童年人际关系的影响，尽管影响的方式各有不同。A 先生的预期是被抛弃，所以学到了先离开以回避分别的痛苦。B 女士预期她的丈夫会像她母亲那样一心扑在自己身上，当她的丈夫没有做到的时候她就很失望。虽然我们可以明显地看到这些，但是他们的主要诉求显示，他们完全没有意识到其现在的问题受到了过去人际关系的影响。将这些期待引入意识可以帮助他们更好地理解自己现在存在的问题。

不仅我们过去与他人之间切实发生的事情会影响我们，而且我们希望发生的事情也会影响我们。在我们的早期生活中，对他人的幻想可以持续存在于无意识中，并影响我们在成年关系中所做的选择。思考下面的例子。

> C 医生的父亲总是严厉地批评他，很少表扬他。身为一名年轻的儿科医生，C 医生每周工作 100 小时并且从不寻求帮助。他的诉求是他的同居伴侣准备要离开他，因为他从不回家，并且一

心扑在工作上。

D女士的父亲是一名杰出的运动员，他偶尔会带D女士一起去滑雪和徒步旅行。通常，D女士都会和母亲留在家里，她的母亲因为风湿性关节炎不能同行。D女士的诉求是对于婚约感到有些迷茫——虽然她爱他的未婚夫，但是她担心他不够"男子气"。

C医生和D女士都对他们早期生活中的人心存幻想。C医生幻想父亲或权威人士最终会表扬他。D女士幻想一个男人应该在她父亲令人失望的方面做到理想化。无论他们是否意识到这些，这些幻想都影响了他们在成年生活中对他人的选择、情感以及行为。

和所有的无意识幻想一样，这些幻想之所以残留在意识之外，是因为它们引发了羞愧、焦虑或其他令人不舒服的强烈情感。如果他们意识不到这些无意识的需求，人们就无法选择能和他们建立成熟满意的人际关系的他人。例如，一个人有意识地希望独立和自主，却无意识地希望被照顾；或者有意识地希望被关怀，却无意识地认为自己不配并期待他人的拒绝。在这些情况下，这个人都可能一直选择迅速让他们失望的没教养的人。当人际期待与客观事实不同步时，我们就可以觉察到对他人的无意识期待和幻想在作祟。举两个例子，一个男人总害怕女朋友离开自己，却忽视她一直在暗示结婚的事实；而一个女人在工作中不断得到晋升，却信誓旦旦地说老板想要炒了她。

社交功能的问题

有的人知道如何与他人交往，但是无意识期待和幻想妨碍了他们这样做的能力，而有的人却因为功能缺失而无法建立人际关系[2]。我们认为，与他人建立人际关系的能力是一种重要的功能，但是对健康的人际关系来说，还有很多重要的亚功能。

共情能力

我们在第十三章曾讨论过，共情是透过其他人的眼睛看人生的能力。为了拥有健康、成熟、满意的人际关系，我们必须能够做到这点。没有共情能力，我们就不能理解他人如何看待这个世界。共情帮助我们知道如何爱护我们的爱人，如何安慰我们痛苦中的朋友，如何解决人际间的冲突。缺乏共情能力的人一般都是自私、独裁而且情感冷漠的。所有这些特质都损害了融入人际关系的能力。

> E 先生每天下班回家后没完没了地讲他的办公室政治，也不问问他妻子一天的情况。他不明白为什么她说他迟钝，而且只是简单地说他的工作"压力比整天照顾孩子要大得多"。

E 先生缺乏共情能力，致使他无法理解妻子的体验，并且危及到他们的关系。

读懂社会性线索的能力

当人们在互动时，他们相互之间给出的言语和非言语线索反映了他们的兴趣水平、他们偏爱的身体和情绪距离，以及他们想要什么时候和怎样结束互动。如果有人难以读懂这些社会性线索，他们就不可避免地会在人际关系上发生困难。

> F 女士不明白为什么她在办公室里没有什么朋友。她解释说她是难得一见的好朋友——只要她遇见喜欢的人，她总是敞开心扉，频繁给他们打电话并且想要尽可能多地待在一起。她说她周围的人似乎都很"肤浅"，而且几周以后他们似乎就"消失"了。

F 女士没有能力理解她纠缠在新朋友身旁让她无法维持与他们的有意义的关系。

气质性害羞

虽然我们还不太理解原因，但是有的人就是比其他人更外向。我们可能想知道一个人的害羞是否导致压抑或焦虑障碍（像社交焦虑障碍），但是，如果成长史显示害羞从小时候就有，那么这可能是气质性害羞的结果 [3]。

> 九年级转学的时候，G 女士总是独自吃午饭，直到 5 个月后她才能应付坐在其他同学旁边的紧张。现在，G 女士 20 多岁了，她在公司自助餐厅又遇到了同样的问题。

害羞极大地影响了一个人融入人际关系的能力并且会导致强烈的孤独感。

治疗策略

我们帮助来访者改善人际关系的一个最重要的方法是让他们与我们建立新型的关系。这种关系虽然存在边界，但是治疗关系对我们的来访者来说的确是尤为重要的。对许多人来说，与治疗师的关系代表了全新的东西。在他们的人生中第一次有一个人始终如一地信任、关注他们，不批评他们，而且能够包容他们的情绪，忍受他们的消极情感，热情地帮助他们。像这样的关系打开了他们的世界，让他们与其他人的关系有了新的可能。当以支持的模式进行工作时，这种关系的存在本身就带有治疗效果了；当以揭露的模式进行工作时，新的人际关系方式合理地改变了旧有的期待。

除了治疗关系本身外，支持和揭露策略都有助于改善人际关系。

支持策略

如果我们认为一个人的人际关系问题缘于社交功能的缺失，那么我们的干预必须聚焦于提供确实的功能或扶持弱化的功能上。

改善人际关系的提供型干预

虽然用于改善人际关系的提供型干预包括表扬、共情、关怀、安抚、验证和提供希望，但是通常更集中于以下方面。

- **劝告**：我们可以劝告来访者按照与他人交往和理解社会性线索的基本方针行事。

  如果第三次尝试之后她还没回你电话，那很可能是因为她不感兴趣。

  你给自己和她都施加了太多的压力。在对你们的关系做出重大决定之前，给自己一些时间互相了解可能会更好。

- **修正错误知觉**：这可以帮助来访者重新思考他们解释他人行为和意图的方式。

  我不明白为什么你认为你要被解雇了——你的老板不是刚刚给你升职了吗？

  我认为你可能对她说的话想得太多了。

  对于发生的事情还有其他的解释对你更说得通——例如，他可能不是对你生气，而只是因为其他原因心情不好。

- **强化适应性的防御机制和行为**：如果存在一些适应性的行为，那么强调它们可能是非常有帮助的。

  当你感到怒火中烧时，离开房间是一个相当好的方法。

  在午餐时间练习真是个好办法——我认为这能帮你在下班回家后不会对你丈夫有那么大的挫败感。

- **建议取代不适应的防御机制和行为**：当存在适应性的行为时，或者来访者需要更多选择时，这会很有帮助。

  我认为下班后喝一杯能让有些人放松下来，但是对你来说像是打开了潘多拉魔盒，导致你和妻子、孩子吵架……或许你回家安安静静地坐着看看报纸更能帮助你。

当你有冲动想要对儿子喊叫时，我认为你需要把手伸向其他人——也许那是打电话给朋友的好时机。

辅助与人际关系有关的薄弱功能

示范：为来访者示范真实交往中的社交技能。

- **共情地倾听和表示理解**
- **心智化**——帮助来访者想象治疗师（或其他人）的感受或想法。像下面这样提问有助于培养和发展共情：

  当你那样做的时候你觉得我或他们会有什么感受？

  我觉得要小心对你说的每一句话，仿佛我会轻易地说错或做错事。

  我觉得你现在好像在退缩。

- 愿意承担行为的责任并**道歉**：

  如果伤害了你的感情，我很抱歉。

  我没有发现你给我打电话其实是想再约一次面谈——是我的失误。

合作：我们与来访者合作思考是改善他们人际关系的方法。这里有一些例子：

- 共同探索思考和看待交往的其他方式

  你肯定他的意思是侮辱你吗？对于发生的事情，只有这一种解释吗？

  你说帕蒂和苏珊对你越来越冷淡，但是上周她们不是两次邀请你带女儿一起玩吗？这对你来说又意味着什么呢？

- 共同思考有意行为的后果

  如果你大骂你的老板，他可能会有什么反应？你准备好面对后果了吗？还有没有其他不那么危险的方法向他申诉？

揭露策略

我们可以通过谈论以下内容揭露来访者对他人的无意识期待和幻想：

- 他们与生活中的人之间的关系
- 他们与我们的关系

解释来访者与他人之间的关系

来访者要花很多时间来讨论他们的人际关系。当我们认为听到了无意识期待或幻想影响来访者人际功能的证据时，可以试着揭露其背后的内容来对一个人的人际关系提供帮助。

H 女士 35 岁，她的父亲是一个著名的学者，在她被确诊患有阅读障碍后，他就对她漠不关心。多年以来，她经常担心朋友和男朋友们会因为各种"缺陷"而拒绝她。20 多岁时，她因为巨大的囊肿而切除了一侧卵巢。虽然她难以维持恋爱关系，但是现在她正处在一段更深的关系中，并且希望能够结婚。H 女士形容她的男朋友凯文是充满关心和爱意的，但她还是害怕告诉凯文她只有一个卵巢。在一次面谈中的某一时刻，发生了下面的对话。

H 女士：今天我们和我的几个朋友一起吃了早午餐——他们都带着孩子。凯文很喜欢孩子，并且和他们玩得很好。之后，他满怀爱意地说起他喜欢的孩子的名字。我不敢想象真的要告诉他我只有一个卵巢会怎么样——他可能会和我分手吧。

治疗师：是什么让你有这样的想法的？（对质）

H 女士：我是有毛病的人（哭起来）——他可以拥有一个能正常生育的妻子，怎么还会要一个有毛病的妻子呢？

治疗师：但是你所说的你们之间的每一件事都表明他非常爱你——所以我想知道你担心他会和你分手是否和你对其他人的担心有关。（**放心、澄清**）

H 女士：我明白你说的——可是谁知道我的生育能力会不会受影响呢？——我对此真是束手无措，而且觉得它会成为我们关系的决定性打击。

治疗师：我认为你担心是因为你预期他会因为你的"缺陷"而拒绝你，就像你父亲因为你有阅读障碍而排斥你。但是似乎没有证据表明凯文也会这样。（**遗传解释、放心**）

H 女士：我很难从其他的角度去思考——但事实是，他一点也不像我的父亲。我只是害怕失去他。

治疗师听到了模式的中断——听起来 H 女士认为他们的关系进展良好，然后她又突然说要结束了。治疗师听到了足够多的情感，于是决定对质这种不一致。这使来访者产生了更多的感受（证据是"有毛病"这个词）。治疗师怀疑有毛病的感受有着深层的根源，可能很难对质。治疗师也知道，来访者担心被其他人拒绝。他开始让来访者放心并帮她检验现实，然后将 H 女士对男朋友的担心和过去的恐惧联系起来加以澄清。来访者能够思考这种澄清并质疑了她的观点——尽管继续表现出了强烈的情感。最终，遗传解释使得 H 女士思考她对失去男朋友的恐惧与她对人际关系的无意识期待有关——这种无意识期待来源于她童年和父亲的关系，而不是当前现实的情境。

解释来访者与我们之间的关系

解释移情是帮助人们重塑对他人的无意识期待的最有力的方法之一。来访者可以尽可能多地告诉你他们与其他人之间有多么难相处。但是，当处于治疗中，对象是你时，你就可以看到在你眼皮底下所发生的一切。错误知觉情境的可能性要小很多。思考以下两种情境间的不同。

I 女士总是抱怨她的男朋友一点都不在意她。她形容他是个自私傲慢的人。

在面谈中，J 女士告诉你，你看了一次表，说明你不在意她，而且你在想着生活中的其他事情。

在第一个情境中，对于 I 女士的抱怨，你并没什么想法。你不了解她的男朋友，他事实上可能就是傲慢和自私的。但是，当 J 女士在治疗背景下抱怨你时，你就知道情况是什么样子的了。你可以看到她对你的知觉和真实发生的事情是不相称的。也许 J 女士对于有人忽视她有着极低的阈限，而且也许这是基于她过去人际关系所产生的预期。这样低的阈限毫无疑问会影响她现在的人际关系。帮助她看清自己对他人期待的扭曲，改善她现在的人际关系是这一阶段的工作目标。

　　K 先生 44 岁，他在工作中和同事相处困难。作为一个略显痛苦的人，K 先生觉得他的同事们都嫌弃他，并且他开始期待他们是不支持他的。在接下来的面谈中，治疗师不同寻常地迟到了 5 分钟。这是 45 分钟的面谈中最后 15 分钟的对话。
　　K 先生：我认为那就是我要说的——我就像是燃料耗尽了。
　　治疗师：这实在不像平常的你——我想知道发生了什么吗？（对质）
　　K 先生：我不知道——我只是发觉面谈就要结束了，而今天我们的面谈可能要被缩短了。
　　治疗师：所以你预期因为我今天晚开始了 5 分钟，会让你失去面谈的时间。（解释）
　　K 先生：是的，我想是吧——即使你并不常这样做。我想我一定疯了吧，坐在这里想这件事。这是工作中常会发生的事。

治疗师注意到了 K 先生没什么可说的阻抗。因为这对来访者来说是不常见的，所以治疗师决定对质。治疗师听到了预期面谈时间会变短，因为开始得晚了，于是解释说这是对他人无意识期待的产物。这深化了来访者对他的无意识幻想的理解。看透治疗关系有助于：

- 治疗师理解来访者的无意识期待
- 来访者认清这种模式，并开始憧憬他们可以拥有对身边的人更为现实的大不相同的期待

希望来访者可以逐渐重塑对他人的无意识期待，因为他看到了治疗师并没有顺应他对身边的人的一般预期。随着自我知觉的改变，这可以被看作再发展。

到现在为止，我们已经探讨了利用我们的技术改善自尊管理和人际关系的方法，就让我们继续利用它们来改变个性化的应对机制吧。

参考文献

1. Herman, J.L. (1992) *Trauma and Recovery,* Basic Books, New York, p. 111.
2. Winston, A., Rosenthal, R., and Pinsker, H. (2004) *Introduction to Supportive Psychotherapy,* American Psychiatric Publishing, Washington, DC, p. 6.
3. Kagan, J., Snidman, N., and Arcus, D. (1995) The role of temperament in social development. *Annals of the New York Academy of Sciences,* 771, 485-490.

第二十七章

改善对压力的适应

主要观点

    压力可以是破坏我们正常运转方式的任何东西。它可能来自我们内部，如焦虑或冲动，也可能来自我们外部，如创伤或经济问题。

    我们都有个性化的方式来应对内部和外部刺激，其中有些比另一些适应性更强。

    当这些应对机制无意识地发挥作用时，我们通常称之为防御。

    改善我们应对刺激的个性化方式是心理动力学治疗的一个主要目标。

    压力可以是破坏我们正常运转方式的任何东西。正如我们曾在第四章讨论过的，对功能产生影响的事物既可能来自我们内部（如焦虑或冲动），也可能来自我们外部（如创伤或经济问题）。

内部刺激	外部刺激
焦虑	创伤
强烈的情感	被忽视
发展性压力	人际关系问题
身体疾病	工作或经济压力

人们在适应压力时出现问题，既可能因为他们的压力水平过高（例如处于躁狂期或被解雇了），也可能因为他们一直就难以应对压力（例如他们无法管理情绪或有执行功能问题）。帮助人们以更具适应性的方式应对压力是心理动力学治疗的一个主要治疗目标[1-3]。

有意识和无意识的应对机制

每个系统都有自己独特的应激反应方式。物体过热时电力系统的程序会被切断，动物为死亡起舞，饥饿的婴儿会哭泣。和任何系统一样，我们的内在心理系统也有个性化的方式来应对体内平衡所面临的威胁。

我们对压力的适应可以是有意识的，也可以是无意识的。有时候，我们有意识地对我们自己说："这对我来说太多了——我现在简直无法思考了。"但是更多时候，这些适应是无意识的，混迹于行动中，并且不被我们所觉察。无意识的适应通常被称为防御机制（见第四章和第二十三章）。防御机制运作于意识之外，保护我们远离内部的焦虑和威胁我们的情感并使我们远离致使能力超载的外部压力源。

什么样的防御是不适应的？

我们应对压力的个性化方式经常会令我们自己的精神状态出现一些异状。例如，一个在公众场合焦虑的人可能会回避人群，从而导致长期的孤独。或者一个遭受过严重创伤的人可能会时常处于解离状态，影响他思考、感受和与他人有意义地持续交往的能力。

在试图改变一个人的应对策略之前，切记，导致成年人问题的防御机制在其童年时可能是适应性的[4]。分裂让儿童对照料不足的父母维持良好的感情，解离保护小小的虐待受害者摆脱巨大的恐惧。在处理防御问题时请牢记：这将帮助你对来访者的问题进行共情，改变根深蒂固的应对方式。对于来访者来说，这也是有帮助的——你可以以这样的方式进行解释：

> 我认为，解决你和你的丈夫发生分歧时总是沉默不语的问题是非常重要的——这让他觉得你不和他沟通，并且这对解决你们两个之间的问题造成了困难。但是，从你小时候开始，你就是这样做的，并且确实帮助你忍受你母亲的指责。所以说，曾经帮助过你的方式现在给你带来了麻烦。

通过这样的方式看待不适应的防御能够帮助你和你的来访者继续前行。不适应的防御可以体现在以下几个方面。

- **防御动用了过多的心理能量**：有时候，我们用于防止自己被内外刺激所颠覆的策略需要过多的心理能量，以至于只给我们留下很少的能力去发动其他的重要功能，如解离和投射。

- **防御损害了我们拥有成熟满意的人际关系的能力**：如果我们躲避内外刺激的镇压的唯一方法是分裂式的——也就是说，把一些人看作全是好的，把另一些人看作全是坏的——我们可能就会以与另一些人的关系为代价来降低我们的内在压力负荷。例如，分裂、理想化、贬低和投射性认同。

- **防御损害了我们体验情感的能力**：知道我们的感受对我们了解自己和与他人的交往至关重要，因此有的防御阻断了我们的情感（如情感孤立和理智化），而有的为了回避面对其他人而夸大了某些情感（过度情绪化），这些都会导致许多功能领域出现问题。

- **防御过于僵化**：所有的系统都需要根据每时每刻的环境改变而调节应对方式的能力。对防御机制来说也是一样。不顾环境如何变化，只使用同样的防御机制是非常不具有适应性的。

- **防御是自我毁灭性的**：这听起来有些矛盾，但是许多防御机制的确是自我毁灭性的。付诸行动，像暴饮暴食、自残、不安全的性行为都是典型的例子。它们可以暂时降低焦虑或痛苦的情感，但是它们起效的方式是让一个人面临潜在的危险或害处。

● **防御导致身体痛苦**：躯体化和转换通过将情绪压力转变成身体痛苦来应对，这通常会导致严重的病态。

目标

心理动力学治疗的一个主要目标就是，帮助人们更具适应性地应对内部和外部压力。定义这个目标有不同的方式。如果根据防御机制的成熟度来分类，那么试图使用最成熟的防御机制就是目标[5-8]。另外，这些适应性或应对机制都可以是有意识的或无意识的——只有在无意识的情况下，才能称为防御。

识别问题

我们怎样识别正在起作用的不适应的应对机制呢？

这里有一些线索可以帮助我们识别这个问题。

症状

症状的存在是一个人使用了不适应的应对机制的肯定标志。进食症状、焦虑和心境症状、躯体症状以及恐怖症状都包含于其中。

A 先生抱怨说他无法拥有人际关系，却把所有的时间都消耗在为了缓解疲劳而看病就医上，多年过去了，没有检查出任何躯体症状的病因。

有时候，这些症状达到了其他治疗的标准，如药物治疗。

痛苦

不幸福和痛苦的主观感觉通常意味着一个人没有用适应性的方法处理压力。

  B女士每次狂欢作乐后，只要男朋友夜里不给她打电话，她就会哭着入睡。

人际关系问题

不适应的防御机制经常会损害一个人成功与人交往的能力——因此，人际关系问题是典型的不适应地处理压力的良好线索。

  C先生对于无法留住一份可以供养家庭的工作感到心烦意乱。他因为"不服从管理"而被解雇了3次，但他还是不明白怎么回事。

反移情

在评估阶段，对来访者明显的早期感受（积极的或消极的）是发现显著基于分裂的防御机制的好办法。

  在他们的第一次面谈中，D女士告诉Z医生，他是她曾经咨询过的治疗师中最聪明的。治疗师感觉很好，几分钟后，他想知道D女士是否把他理想化了。

治疗策略

揭露和支持策略都有助于改善来访者对内外刺激的适应性。对这两种策略来说，第一步都是帮助来访者认清他们的适应方式有问题。告诉来访者他们有问题的效果是有限的；而帮助他们和你一起直接看到结果要有效得多。首先，寻找机会对不一致之处进行对质，这可能会吸引来访者从另一个角度看待情境或问题。

> 我知道你说过你在工作中没有任何问题，但是你还说过今年你已经被解雇 3 次了。你认为是什么拖了你的后腿并且使你难以察觉呢？

在这里，治疗师将"工作没问题"和"一年被解雇了 3 次"并列起来，试图让来访者对于他可能存在与工作有关的问题感兴趣。这里有另一个例子：

> 你说过新工作很容易上手，但是你还说过从开始到现在你只赚了 40 英镑*——对此，你有什么想法吗？

一旦你对来访者的不一致之处产生了兴趣，你就可以利用合作干预近距离地看清情境，例如，共同调查、共同探索思考和行动的替代方法，以及检验现实。

> 你似乎做了什么事，才导致了你在维系人际关系上有困难。让我们一起看看吧——我们可以从你最近的一段关系开始。你能想到你做了什么可能与你们的争吵有关吗？

这种类型的共同调查培养了治疗同盟，这在所有时刻都是非常重要的，特别是当你鼓励来访者承认不适应的防御时。记住，防御是我们的保护伞——它们可能是不适应的，但是我们需要它们。我们不想让来访者在没有任何保护性的应对策略时离开，而且，我们偶尔也想要舒缓地工作，所以在这个过程中要尽可能减少痛苦。

当来访者明白了存在的问题后，我们就可以向前推进改善他们处理压力的个性化机制了。我们的目标是减少对适应性较弱的应对机制的依赖，

---

* 40 英镑：约合 360 元人民币——译者注

增加对适应性较强的应对机制的使用。有时候，这涉及对来访者正在使用的防御机制进行的讨论；而有时候又涉及帮助来访者想出并尝试处理破坏性刺激的全新方法。根据来访者的优势和劣势，我们可以利用支持或揭露策略来帮助我们的来访者以更具适应性的方法来应对压力。

支持策略

提供和辅助型干预在这里都是有用的。当我们使用提供型干预时，是假设来访者无法自行想出新的适应方法——长期的或此刻的。不鼓励不适应的模式，并强化适应性的模式，可以像下面这样：

> 哇——当你能够接纳昨天晚上餐桌上对你的负面评价时，真是完全不同了。听起来每个人都度过了比较愉快的时光——包括你。

这也是对来访者的表扬——尽管对有些来访者来说，需要更为明显的表扬：

> 你"走"了这么远的路——今年你已经能和你的儿子更好地交谈了。这是真正的改变。

如果来访者不能想出更具适应性的新的解决办法，那么就需要建议或劝告来帮忙：

> 为什么你不试试这样——下次当你的儿媳开始批评你做的家务时，你就走出门去。

或者看看这个感觉管理存在困难的女性：

> 来访者：有时候我只是戴了耳塞——就好像我一直在坐地铁似的。但是在办公室里，我需要能够听到客户的声音，还要接电话。

治疗师：所以，我们要想个好点子让你更能忍受环境。找个黑暗又安静的房间躺上一会儿如何？或者在浴室里多待几分钟来躲避光线和噪声？（**明确参与，建议**）

心理教育经常也是很有用的：

对很多人来说，在压力很大的日子里停止暴饮暴食真的很难。许多人发现，从事其他类型的活动很有帮助，例如，读书或者洗个放松的热水澡。

对于有点儿能力思考如何更具适应性地应对压力的人来说，需要的可能只是辅助型干预。合作干预，像共同调查和考虑后果，对于这些人可能非常有用：

治疗师：所以现在我们知道，当你的同事开始谈论私人的事情，而你正在完成工作时，这会让你发疯，而且我们知道，大骂他只会让你在办公室变得不受欢迎。让我们一起想一想，当他又开始那样时，你还可以做什么。（**共同调查**）

来访者：给他吃个闭门羹怎么样？

治疗师：好像不太容易发挥作用——你觉得长此以往会怎么样呢？（**考虑后果**）

一般情况下，辅助型干预能更好地"填饱肚子"，因为来访者也参与其中了——所以你可以从那儿开始，然后在有需要的时候再进行提供型干预。

下面是利用支持策略增强适应性的例子。

E 先生 55 岁，工作上出现了问题。

E 先生：我只知道我老板要解雇我。他给了我特别难做的项目和不可能完成的期限，如果我失败了，他就能开除我了。

治疗师：听起来你对他很生气。（**对质**）

E 先生：不，我对他很好——但是他不能容我。

　　治疗师：哇，真是很艰难的处境啊。但是他有没有曾经说过你表现得不错呢？（**共情，再建构**）

　　E 先生：那倒是有过——但是，或许那只是想尽快甩掉我。

　　治疗师：就算是为了我，咱们一起想一想，是否还有其他的方式来理解你老板的行为。（**共同探索可替代的思考方式**）

　　E 先生无法忍受工作带来的强烈情感，既有对老板的愤怒，也有对工作的焦虑，他进行了投射。治疗师试着进行了对质，但是随后转而用支持技术来帮助 E 先生找到更具适应性的防御机制。

揭露策略

　　揭露策略的目标是使不适应的防御有意识化，这样来访者可以：

- 知道他们在做什么
- 开始以更具适应性的方法来处理痛苦的情感和焦虑

　　下面是利用揭露策略来处理防御机制的例子。

　　来访者是一位 30 岁的内科女性医师，每周两次接受一位 40 岁女性治疗师的心理治疗。她表现出的问题是在人际关系方面。来访者刚刚和她的男朋友分手。

　　F 女士：我又睡不着觉了，所以周末我给自己找了曲唑酮。我还在想着菲力，想得无法入眠。我太痛苦了。

　　治疗师：你开了曲唑酮？（**对质**）

　　F 女士：是的——我不想在周六打扰你。我以前也吃过。当我吃药的时候，我想过——我应该开这个药吗？但是我又想，如果我嗓子疼也会给自己开抗生素吃的——所以没什么的吧？但是，我知道我们肯定会谈这件事情。我只是觉得这是件小事，你的周末不值得被这种事情所打扰。

治疗师：你能再说说如果你打电话给我，你会有什么想法和感受吗？（对质）

F女士：我从来没想过要打扰你。除非我不得不取消面谈。而且你只留了你的办公室电话，所以我知道你周末是不在办公室的——至少我认为你周末不在办公室。你可能和你的家人在一起——和你的孩子——这我就不知道了。

治疗师：你坚持说你不想打扰我，但是听起来你这个周末过得并不太愉快。（对质）

F女士：我是——很难过啦——但是你又能做什么呢？总不可能我打电话给你，然后你说："我马上过来"——我们又不可能在外面闲逛。我只能在这里一周见你两次，每次45分钟——我明白的。

治疗师：但是有时候或许你希望我能够为你做更多。（对质）

F女士：或许吧——然而并不是。而且，我不想像我姐姐那样让自己陷入窘境。我妈妈一直在帮她——总是这样——她总是乱七八糟的。真没这个必要。

治疗师：所以，即便是找我开药，也感到自己像你姐姐那样需要帮助。（解释）

F女士：（叹气）我也不明白到底什么情况，但是确实有那种感觉吧。我不需要你做那样的事情，但是又好像不是这个意思。

F女士渴望治疗师的关注，但是这种愿望让她感觉自己像她需要帮助的姐姐。所以，她无意识地使用各种防御机制来让自己远离不舒服的感觉。她通过自己开药来付诸行动，否认想要治疗师关注她的愿望，当她坚称自己从来不想要打扰治疗师时使用的是反向生成。通过慢慢对质这些防御机制，治疗师帮助F女士注意到她的冲突和矛盾心理。最终，治疗师能够解释 F 女士使用了不适应的防御机制，让她接触到有问题的感受和需求。随着进一步了解自己的感受，F 女士能够更接纳自己需要他人关注的愿望，更广泛地改善了她的人际关系。

　　适应是在心理动力学治疗中想要改善的一种重要功能。让我们在下一章继续考虑其他的重要功能。

参考文献

1.　Cohler, B.J. (1987) Adversity, resilience and the study of lives, in *The Invulnerable Child* (eds A. J. Anthony and B. J. Cohler), Guilford Press, New York, p. 372-378.

2.　Appelbaum, A. (2005) Supportive psychotherapy. *The American Psychiatric Textbook of Personality Disorders* (eds J.M. Oldham, A.E. Skodol, and D.S. Bender), American Psychiatric Publishing, Washington, DC, p. 335.

3.　White, R.W. (1974) Strategies of adaptation: An attempt at systematic description, in *Coping and Adaptation* (eds. G.V. Coelho, D.A. Hamburg, and J.E. Adams), Basic Books, New York.

4.　Schlesinger, H. (2003) *The Texture of Treatment,* Analytic Press, Hillsdale, NJ, p. 37.

5.　Greenson, R.R. (1967) *The Technique and Practice of Psychoanalysis,* Vol. 1, International Universities Press, New York, p. 29.

6.　Freud, A. (1946) *The Ego and The Mechanisms of Defense,* International Universities Press, New York, p. 45-70.

7.　Vaillant, G.E. (1976) Natural history of male psychological health, V: Relation of choice of ego mechanisms of defense to adult adjustment. *Archives of General Psychiatry,* 33, 535-545.

8.　Caligor, E., Kemberg, O.F., and Clarkin, J.F. (2007) *Handbook of Dynamic Psychotherapy for Higher Level Personality Pathology,* American Psychiatric Publishing, Washington, DC, p. 24-31, 76, 86.

第二十八章

改善认知功能

主要观点

　　心理动力学治疗的一个主要目标是改善认知功能，例如，反思能力，现实检验力，情绪管理，判断力/冲动控制，问题解决，决策和组织。这些有时也被称为执行功能。

　　揭露和支持策略都可以使用。

　　一个人"能"还是"不能"实施这些功能是决定选择揭露还是支持的关键。

　　当我们思考心理动力学治疗的目标时，提升自尊、改善人际关系和适应压力的能力通常会映入眼帘。但是不要忘了认知功能！我们如何概括、组织我们的想法以及检验现实使得我们在工作、爱和娱乐方面表现出巨大的差异——心理动力学治疗该出场了。

他们能还是不能？

　　为了帮助认知功能有问题的人，我们必须判断出来访者是有能力执行

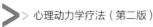

特定的功能但是由于一些无意识的原因受到了"阻滞"，还是来访者压根就缺乏这些能力。从传统意义上讲，这也被认为是"冲突和缺陷"（conflict vs. deficit）的问题——如果一个人有能力执行功能但是被阻滞了，就被认为是由冲突导致的问题；而如果一个人缺乏执行功能的能力，就被认为是由缺陷导致的问题[1]。然而，我们知道，无意识问题不只有冲突，还有情感、幻想和防御，都会对功能造成损害，我们还知道，有能力执行功能的人有时候也会暂时性地丧失利用它们的能力，这通常是由于压力、身体疾病、精神症状以及短时颠覆其行为能力的其他环境所致。因此，评价一个人的认知功能是"能"还是"不能"，可能是思考这些问题的更好方法。

A 先生是一位 45 岁的成功商业人士，在他父亲去世后不久，他前来就诊。他成为遗嘱执行人，但是他发现自己无法整理父亲的财务状况。在他父亲去世前，A 先生曾经因为其父的财务状况一团糟，还把这副重担分配到孩子们身上而生气。现在，他担心自己得了注意缺陷障碍并且想知道他是否需要一点兴奋剂。当你查看成长史时，你发现他在工作中能够毫不费力地处理财务问题，只有在面对父亲的遗产时才会有问题。你假设他拥有整理财务的能力，但是对父亲和父亲的去世的无意识的情感阻碍了他在这种特殊的情境中发挥自己的能力。

在这个例子中，我们知道 A 先生能够整理他的财务事宜，因为：

● 这在过去从来不是他的弱项
● 目前他在生活的其他方面仍能没有困难地发挥整理能力

他对父亲的无意识情感阻碍了他发挥像在生活中的其他环境下整理财务的能力。如果是这样，就可以用揭露策略。现在，我们来看一个与 A 先生相反的例子。

B 先生是一位 45 岁的作家，因为害怕失去他家的房子而前来就诊。他已经背上了第二份贷款，并且无法按月偿还。当你问他预算时，很明显他从没做过预算，并且他对每个月需要多少收入才够支付开销也是一头雾水。病史显示，他在许多方面的规划上都存在问题，包括一直不会规划休假或管理周末的时间。他想起他小时候曾被诊断成学习障碍，但是不确定是哪一类。

B 先生不能管理他的财务。他的成长史显示，他在生活的其他任何方面也没能做到这一点，说明这是一种长期的弱点。可以用的是支持策略。最后，再来看看 C 先生的情况。

C 先生是一位 45 岁的高中校长，他因为离婚期间的严重抑郁前来就诊。20 年的婚姻结束后，他的妻子竟然跟他最好的朋友走了。他感到天崩地裂，出现了失眠和快感缺失的症状，并且体重下降了 7 千克。虽然他害怕失去他的孩子们，但是他没有请律师或付律师费。事实上，虽然他是家庭财务的管理者，但是 3 个月以来，他没有付过任何账单；而且最近因为没有交费，家里还被断电了。

这是一种模糊得多的情境。很明显，C 先生过去有能力管理财务——那么现在发生了什么事呢？有无意识的思想或情感导致 C 先生无法启动他原本良好的财务管理能力吗？是抑郁、焦虑还是突发的哀愁妨碍了他的管理能力？迄今为止，我们对此时的情况的了解就是，C 先生不能使用这种重要的功能——因此他处于受损的情形中。我们必须假设，在当时的情况下，C 先生的组织能力需要支持，并且他不能执行特定的重要功能。

目标

心理动力学治疗的一个主要目标是帮助人们改善他们的认知功能。当人们功能缺失或摇摆不定时，我们可以帮助他们发展新的能力或强化较弱的功能；当人们因为潜意识的原因不能利用功能时，我们可以帮助他们"解锁"其本该拥有的能力。

识别问题

我们怎样才能知道一个人能不能执行某一方面的功能呢？对此，这里有一些策略。

问题是总体性的还是选择性的？

这可能是你判断一个人能不能使用某方面功能的最好指标。来访者能给每个人回电话，只有他母亲除外吗？他能在所有情境下保持良好的判断力，除了买昂贵的鞋子时吗？他能够忍受很大的噪声，除了他 18 岁的儿子在地下室打鼓时吗？这些情境都表明，使用这些特定功能的能力是存在的，但是无意识的因素阻滞了能力的发挥。下面这些问题可以帮助你做出判断：

有没有在什么情况下你觉得这对你都不是问题？

你发现自己在对不认识的人感到焦虑、厌烦或抑郁的时候，才无法做到这点吗？

尽管这很困难，但你有什么办法让自己做到这点吗？

问题是长期存在的还是最近发生的？

如果问题始于童年或青春期，那么他更可能是缺少能力而不是被无意识的情感、幻想或冲突长期阻滞住了。认知领域的许多问题都会如此，而冲动控制和判断力等功能同样也可能是这样的。下面有两个相反的例子。

D 先生面临着失业的危险，因为他不能正确管理时间。先前在一家高水平的顾问公司时，他是能够管理大型、多维的项目的。在 D 先生经历了一次大规模裁员丢掉了工作以后，他不情愿地接手了现在这份水平低得多的工作。他很看不起他的老板，并且在工作时间里觉得百无聊赖。

D 先生近期在时间管理上很差，但是过去他在这方面做得很好。有充分的证据显示，无意识的感受妨碍了他先前完好的管理技能。

E 先生面临着失业的危险，因为他不能正确管理时间。他从小时候开始就有这方面的困难——他高中和大学时有一个家教帮助他将长期计划分解成可管理的任务。他服用过很短时间的兴奋剂，但是觉得自己"长大了"，不需要它们了，并且想要"靠自己的力量做到"。现在，对于他的第一份工作，他无法独自胜任，并且还躲着老板，因为他知道，老板手上还有很多项目。

有充分的证据表明，E 先生从童年开始就有时间管理困难的问题。他对不能胜任工作的焦虑是基于他从未在没有协助的情况下完成任务。不幸的是，他没有承认自己的真实缺点，利用过去常用的应对技巧，并要求帮助；而是启用了不具适应性的方法，包括否认自己需要帮助并回避他的老板。

问题是否与其他精神症状相联系？

没有人能够准确地知道各种功能是如何发展的，但是似乎心境和焦虑障碍、物质滥用和其他精神综合征在功能的发展及随时间正常运转中，明显占有一席之地[2]。例如，如果一个年轻的男性在青少年早期——大多数青少年发展和练习情绪管理与冲动控制能力的关键期——患上了双相障碍，那么他在成年期的这些方面就会持续遇到困难，即使是在心境障碍不发作的间歇期。判断来访者在功能上的突出困难是因其他精神问题而加剧，还是引发了其他精神问题，可以帮助我们判断这个人基本上"能"还是"不能"执行给定的功能。看下面这几个例子。

平常擅于决断的 F 先生在抑郁发作时就无法做出选择。这成为他和他的治疗师用于判断抑郁症是否复发的早期标志。

虽然一般情况下 G 女士是一位负责任的母亲，但是当她焦虑发作时，她对孩子们的判断力就降低了——她忘记去学校接他们而且让他们在外面待到很晚。

H 先生害怕再一次惊恐发作，他无法留在重要的商务面谈中，跑出了房间。当他被恐惧包围时，他的冲动控制就丧失了。

在这些例子中，了解症状的复发情况是评价一个人"能"或"不能"执行给定的功能的关键。

治疗策略

你的治疗策略要依据来访者"能"还是"不能"执行给定的功能而调整。一般情况下，揭露策略有助于"解锁"被无意识问题妨碍的功能，而支持策略有助于协助摇摆不定的功能或提供缺失的功能。

在本章中，我们将针对以下多种功能来介绍这些方法。

- 反思能力
- 现实检验力
- 判断力或冲动控制（包括道德判断）
- 情绪管理
- 组织、计划、问题解决

当我们在每个方面进行探索时，你可以思考前面总结过的这些问题来决定治疗策略：

- 问题是总体性的还是选择性的？
- 问题是长期存在的还是最近发生的？
- 问题是否与其他精神症状相联系？
- 来访者能否在几乎没有治疗师帮助的情况下练习使用功能，或者在练习缺失的能力时要求治疗师"提供"帮助或进行"辅助"。

反思能力

在所有的心理动力学治疗中——甚至在以支持为主的治疗中——我们总是对提高来访者的自我理解能力感兴趣。但是，正如我们在第三章讨论过的，有的人准备好了承认他们的心理有无意识元素，而有的人没有。评价来访者看待自己心理功能的方式对于决定什么类型的技术最适合是非常重要的。揭露技术需要来访者至少有对他们内在心理生活的基本反思能力，而支持技术有助于发展或强化这种能力。下面有两个关于反思能力的例子。

> I女士36岁，已婚，有3个不到10岁的孩子，转介她来的内科医生评价她可能有潜在的抑郁症。I女士一开始就滔滔不绝地抱怨她的身体，包括头疼、脖子和后背不舒服，还有"可怕"的经前综合征，为此她咨询了许多专家。这些症状始于她一年前生完孩子之后，并且现在已经严重影响了她照顾孩子的能力。下面的对话引自接诊的时候。
>
> I女士：我的医生认为我需要服用抗抑郁药。
>
> 治疗师：你怎么想？（提问）
>
> I女士：我认为我处在疼痛之中。
>
> 治疗师：听起来真的很难受。你有没有注意到有什么情境或时候疼痛会好一些或者重一些？（共情、提问）
>
> I女士：早晨最严重——聚在一起吃早餐，送孩子们上学，

所有需要控制孩子们的时候……

　　治疗师：那你的压力水平一定暴增啊……你的内科医生可能已经告诉过你，压力通过增加肌肉紧张和刺激交感神经系统活动确实可以加剧疼痛。（同情、验证、告知）

　　I 女士：我没认识到那些。我所有的感觉就是疼，但是你说得对，压力可能让我更难受。

　　治疗师推测，I 女士的躯体症状可能是对无法接受的情感的一种防御，也就是怨恨最小的孩子的出世。但是，治疗师也认识到，此刻，I 女士只需要简单地帮她标注出感受并记录对她的生活事件的情绪反应。他决定开始让她带着防御前进，只谈论她在身体方面的难题，同时试着帮她从新的角度看事情。治疗策略是循序渐进地帮助 I 女士思考她的疼痛可能与压力和情绪有关。这是增强她的自我意识的第一步。

　　J 女士 32 岁，她说她无法决定加入哪个研究所。她收到了两份非常好的接收函，却很"恐慌"，因为她必须在两天之内做决定。她说她通常很容易做决定，但是这次快把她"逼疯了"。在你们的第一次面谈中，她在纸上写下了这两个研究所的优缺点。她还告诉你她的男朋友在其中一个研究所所在的城市住了两年了，但是她坚持说："那也没什么用啊。"以下是面谈的部分对话。

　　J 女士：尽管 A 研究所的宿舍更好一些，而 B 研究所的助学金更高。啊！我只是在原地打转。

　　治疗师：打转？（对质）

　　J 女士：是的——只要我觉得我要做决定了，就有其他什么东西也一起跑出来，然后我又从头开始了。因为这个，我也快把我男朋友逼疯了——我们花了好几个小时在电话里说这件事。

　　治疗师：他有选择倾向吗？（提问）

　　J 女士：没有——他是非常有原则的人——这很好——关于

我的所有事情和我想要什么完全由我来决定。这最好不过了——我也不想他参与进来——一点也不。

治疗师：好多"不"哦——你有可能想要他选一个吗？（对质）

J女士：我说"不"，是因为我的意思就是不——我是一个受过高等教育的独立女性，我的职业生涯是第一位的。对吧？

治疗师：当然一切由你，但是我想知道你对此是否有一些不同的感受。你的一部分想要完全独立，但是另一部分可能想要他确实地想与你在一起。（对质）

J女士：（泪流满面）哦，我32岁了！我不再年轻了！在我拿到博士学位前至少还要6年——那时我就38岁了。也许他不在乎那个。

治疗师：你的意思是想要一个家庭？（对质）

J女士：我恨我有这样的想法，但是我想我确实有。

治疗师：也许思考两个研究所的利弊，比想到你觉得他没有更主动地想要和你在一起有多么伤害你更轻松。（解释）

J女士：（坐回椅子上）这很难消化，但是似乎有道理。宿舍长什么样子有什么可在乎的呢？

在这个情境中，来访者一般能够做决定，所以治疗师假设有意识之外的事情使J女士过于具体地考虑这件事。同时，他们发现J女士的反思能力受到了无意识想法和感受的阻滞。帮助她找到这些，可以把她的能力找回来应对当前的情况。

现实检验力

不是只有得了精神病才会损伤现实检验力。有人格障碍的来访者，坦白说并不算是精神病，他们可能利用模糊现实的防御机制，如否认或投射，导致知觉错误或扭曲（见第四章）。这样的防御机制常见于有边缘型人格障碍的来访者，但是也可能出现在通常使用高水平防御的来访者身上。下面有两个来访者现实检验力紊乱的例子。

> K 先生 37 岁，单身，无业，有精神分裂症病史。他是四兄弟中的老大，其余 3 个都是医生。在得知他最小的弟弟刚刚得到了一项负有盛名的科研基金后不久，K 先生突然停止了治疗精神病的药物，于是他带着华丽的妄想被医院接收了。
>
> 治疗师：你能告诉我你为什么来到医院吗？（提问）
>
> K 先生：（紧张地环顾四周，然后低声嘀咕）塔斯基吉实验。
>
> 治疗师：我不是特别清楚你的话是什么意思，但是我从急诊室的医生那里听说，你害怕像塔斯基吉实验那样的事情可能会发生在你身上。（表示关心和理解，共同调查）
>
> K 先生：我不能说这个。政府会杀了我。
>
> 治疗师：嗯，我可以向你保证一件事——这不是一家研究型的医院，我们在这里不会做任何实验，而且有法律保护人们不会遭受你担心的那种事情。（放心，修正错误知觉）
>
> K 先生：他们想要我的大脑。我得了一种非常罕见的病。这是我弟弟的主意。他告诉医生我不可理喻。
>
> 治疗师：我猜想你的弟弟关心你在停止服药以后，思维可能又变得混乱了。你认为可能是这样吗？（修正错误知觉，共同探索思想的替代方法）
>
> K 先生：啥？哦……我再也不需要它了……是吗？

在这种情况下，现实检验的紊乱更像是由长期精神疾患的急性发作所引起的，导火索是来访者停药。治疗师自己注意到，来访者不遵医嘱可能是由他对弟弟最近的成就的无意识反应所驱动的，并且假设 K 先生对自己是一个"罕见"的具有特殊研究价值的来访者的偏执和夸张的幻想可能缘于其对失败和嫉妒的痛苦情感的代偿。然而，虽然这些反应会告诉治疗师如何选择干预手段，但是治疗师仍然断定至少在此刻，K 先生无法分辨幻想和现实，因此他需要"提供"缺失的功能并让来访者重新开始服药。

L 女士是 18 岁的高中毕业班学生，还有两周她就要毕业了。她因为焦虑和抑郁、自杀倾向和暴饮暴食等症状已经接受了 3 年的心理治疗了。每次新学年开始的时候这些症状都会恶化。她和治疗师之间有牢固的同盟关系，在治疗的帮助下，她的行为好了很多。在高中过去的这一年里（毕业学年），她安然地度过，而且大学申请的过程也一帆风顺。最近，也就是一个星期之前，她看起来很满足、很稳定，所以当治疗师从她父母那里收到"紧急"信息说 L 女士"很偏执"时有一些惊讶和焦虑。在确认了来访者既没有身体疾病，也没有吸毒之后，治疗师在下次面谈中和来访者进行了如下交流。

L 女士：（啜泣）我恨你！我知道我惹你生气了，而且你正在等待机会甩掉我！

治疗师：看来我真是让你心烦意乱啊。让我们冷静几分钟，然后试着想想我们之间发生了什么事。你从什么时候开始对我有这些想法的呢？（命名情绪、减速、明确参与、共同检验现实）

L 女士：（激动）我不知道。两个星期前。毕业舞会之后。

治疗师：毕业舞会——毕业舞会开得怎么样？（提问）

L 女士：糟透了——虚伪得要死——我的约会泡汤了。在我独自回家的路上，我有一种奇怪的感觉——好像我离开了我的身体——好像每个人都恨我，特别是你——而且你就冷眼看着我身上发生的一切。（哭泣）我觉得我要疯了。

治疗师：你和我都知道，当你有很大的压力时，你就会特别魂不守舍，是吗？你还记得几年前发生的事情吗，那时候你要出国过暑假？你可能忘了——你对自己说挺过它并且它没有持续太久。什么让你现在觉得这么有压力呢？（澄清、提醒来访者的能

力、提供乐观、提问）

L女士：*每件事情都不得要领。毕业舞会烂透了。我真的很期待，但是当我到那里时，它看起来愚蠢极了。每个人两周之后都要离开了，为什么还要办那么大的派对，假装你很快乐？*

治疗师：*我想知道事情让你感到不真实是否是因为有些感觉不那么真实的事要发生在你身上——两个月后你就要离开家了。那就意味着你要离开你的朋友、你的家人——还有我。我认为，那可能是困扰你的原因，而你还没有察觉到。*（解释）

L女士：*我不敢相信我必须要离开这里了——你——这一年你和我是多么紧紧地连在一起啊。没有你的日子，我该怎么办呢？*

在这个例子中，L女士并没有精神疾患，但是她在人生许多重要的里程碑的包围中体验到了现实检验的困难——高中毕业，从家里搬出来，结束和治疗师的治疗，开始大学生活。她难以面对这些变化以及和过去分离。她的治疗师迅速判断她近期没有服用药物、身体疾病或其他精神问题，这些都可能与她突发的混乱和偏执思维有关。他理智地觉得其检验现实的困难与和父母及治疗师分别的无意识的焦虑有关，并伴随着对仍然需要和依赖他们而产生的羞耻和生气的冲突情感。然而，治疗师知道，为了让L女士探索这些困难的情感，他首先需要让她有安全感，冷却她的痛苦情绪，减少她对他的偏执知觉。

切记，人们检验现实的程度有所不同。K先生完全不能检验现实，并且需要治疗师提供这种能力；L女士在压力下变得偏执，并且在她和治疗师能够揭露导致她失衡的无意识因素之前，需要治疗师辅助她练习检验现实。注意，在这两个例子中，治疗师都尝试——轻柔且巧妙地——帮助来访者：

- 认识到他们在错误地知觉事情
- 以更灵活的方式思考其他观点

判断力和冲动控制

具有良好判断力的人有能力预期他们行为的后果，预测其他人倾向于做何反应，以及在必要的时候约束自己、顺应环境和重新考虑计划。因此，健全的判断力需要有良好的冲动控制能力，而提升判断力通常要同时降低冲动。当判断力和冲动控制能力受损导致生活面临威胁时，我们可能需要直接的干预（例如，让来访者住院治疗，或直接指导他们使用安全措施；见第十章）。但是，当受损的判断力和冲动控制并没有直接威胁到来访者、其他人或治疗时，我们的目标是利用支持或揭露技术帮助其改善这些功能。

这里有两个来访者判断力受损且存在冲动控制问题的例子。在第一个例子中，治疗师大多使用支持性干预（提供和辅助）来加强薄弱的能力，而在第二个例子中，治疗师为了帮助来访者，支持和揭露都用上了。

    M 先生是 28 岁的广播广告推销员，他来就诊是因为他父亲的坚持，他说："我对我的工作感到厌烦，我的爸爸对给我付租金感到厌烦。我不知道为什么他要在意——他从来都不关心我做得好不好。"M 先生的模式是以极大的热情开始新的工作，之后迅速厌倦，然后自己辞职。这是他的第三份工作，仅仅几个月之后他就已经"厌恶每天对着电话与唠叨的顾客讲话"。他告诉治疗师，在他的老板指出他 3 个月的销售目标还差很多以及那个月已经迟到了 6 次之后，他几乎就要辞职了。

    M 先生：我真的想要告诉我的老板，收回工作吧，老子不干了。他只会发牢骚，却从来没给过我任何帮助。

    治疗师：哇——听起来真是不太好。现在的求职市场情况怎么样？（共情、提问、共同思考后果）

    M 先生：很可怕。我花了 3 个月时间面试了 5 次才找到这个工作。

治疗师：所以，辞职的话你就又要回到那里了。（继续思考后果）

M 先生：此刻我从没想过那些。当我受到如此挫折的时候想不起来那些。

治疗师：我明白了——让我们一起想想你能用在那些时候的一些计策。（共同解决问题）

治疗师想知道来访者和老板之间是否有什么事是缘于他和他父亲的关系，以及是否有无意识的因素导致他的判断力差。但是，考虑到三准备原则（见第十七章）——同盟的状态（还未建立）、来访者的功能（薄弱）和治疗的阶段（第一次见面）——以及来访者的工作岌岌可危的事实，治疗师选择支持性规避这些无意识冲突，并专注于建立同盟和支撑 M 先生摇摆不定的判断力、冲动控制和不适应的应对方式上。治疗师既使用了提供干预，又使用了辅助干预，像共情、考虑后果和共同解决问题，试图支撑 M 先生薄弱的判断力和冲动控制能力。

N 女士是 42 岁的企业主管，她的丈夫最近宣布他有外遇并且要离婚。N 女士仍在震惊之中，并且觉得太耻辱了，无法向朋友和家人诉说——特别是从没喜欢过她丈夫的母亲，她还说过"他是个瘾君子——就像你的父亲一样"。在一次海外旅行去机场的路上，她和公司的首席执行官共乘一辆出租车，并开始勾引他。虽然 N 女士说朋友们都认为她是一个谨慎的人，倾向于反复思考后才下决心，但是她邀请对方回到她的酒店房间喝上一杯，并且晚上和他睡在了一起。这次旅行结束后，N 女士打电话给她先前的治疗师。下面是他们的第一次见面。

N 女士：这完全失控了！我知道我应该结束。他已经结婚了！但是每次我听到他的声音，我都情不自禁。我为什么会这样？

治疗师：对此，你有什么想法呢？（对质）

N女士：他很聪明。他很英俊。他让我有性的欲望。

治疗师：啊……但是我猜你还有更复杂的感情。（提问、对质）

N女士：是的——太疯狂了！！和老板睡觉？我一定是疯了——我一直对自己说，"别打电话给他"，然后等我回过神来我已经又打给他了。

治疗师：这对你来说真是艰难的时刻啊。我知道你正全神贯注在这段关系上，但是自从你丈夫离开，我就没见过你了。（共情、对质）

N女士：（泪水夺眶而出）我觉得太羞耻了！重演了！

治疗师：重演了？——听起来这种局面与你对你的丈夫仍旧怀有的情感有关。

N女士：我不知道——我一定是想："真不敢相信他也这样了！"

治疗师：你丈夫的背叛是毁灭性的。也许引诱你的老板是让你感觉你在控制的方式——不要当受害者，就像你的母亲。（解释、附带遗传成分）

N女士：我猜你是说如果我想要，我就能控制局面。这不仅仅是给他打个电话的问题。

在最近羞耻打击了她的自尊的情况下，这个平常能自我控制、判断力没有问题的女人突然开始做出奇怪而危险的行为。她的治疗师结合支持和揭露干预来帮助她开始理解她的行为与隐藏于自己和他人的无意识想法及感受有关。

道德判断，旧称超我功能，也能够由心理动力学治疗来处理。我们通常可以帮助对自己道德绑架的来访者明白其严苛观点的意义，开放自己，获得更好的人际关系，并且对自己少一些苛求（见第二十五章）。然而，不幸的是，心理动力学治疗对提升较低的道德判断能力似乎收效甚微。

情绪管理

　　有时候，我们最大的压力源就是我们自己的情绪。愤怒、恐惧、性欲和羞耻感都可能会颠覆我们掌控它们的能力，并影响到功能的各个方面。因此，管理情绪的能力对于我们认识自我和保持人际关系是至关重要的。和我们讨论过的其他功能一样，情绪管理能力也有可能是急性减弱的，或长期缺乏的，并且也可能在某种情况下受到无意识因素的阻碍。下面的两个例子可以证明，支持和揭露策略能够改善这种功能。

　　　　O 先生 28 岁，表现出的是愤怒管理问题。

　　　　O 先生：所以我是在高峰期的时候坐公交车——实在是太挤了，我都快被挤扁了——然后那个人就在我背后使劲怼我。我立刻就炸了——从 0 爆表到 100——我转过身开始大骂他，人们一下子都看着我。我就戻了。

　　　　治疗师：哦，想想你当时有多么生气啊，但是你并没有做出身体上的伤害，这已经很棒了。让我们看看对于这样的情境是否有更好的处理方法。你当时戴耳机了吗？（解释，共同解决问题）

　　　　O 先生：哦，没戴——我忘戴了。

　　　　治疗师：没关系——但是我认为戴上或许能有些用——下次你再坐拥挤的公交车时，让自己听一些舒缓的音乐。（确认，建议）

　　在这里，支持技术有助于以更好的方式管理情绪。对比一下 P 女士的例子。

　　　　P 女士 45 岁，有一个 14 岁的女儿。

　　　　P 女士：我从来都是稳稳当当的，但是她一放那个音乐，我简直就想把房顶掀了。

　　　　治疗师：关于你的感受再多告诉我一些吧。（对质）

P 女士：我真不知道该怎么说她的音乐——我就感觉她放那个音乐摆明了就是要跟我对着干的。

　　治疗师：看来就是这样的想法在困扰着你。（对质）

　　P 女士：是的——我的哥哥也是这样——他从来不学习，可是我要学啊——所以他就很大声地放音乐来打扰我。我妈妈却从来都不说什么。

对 P 女士来说，情绪管理问题是情境性的，与特定的个人事件有关，所以可以使用揭露技术。

组织、计划、决策和问题解决

有的来访者在基本的认知功能（如注意、记忆和线性思维方面）有终身的困难。有的来访者拥有完好的基本认知功能，但是难以整合它们。这些来访者经常会在排序、按时开始和结束工作、保持工作路线、完成长期项目或计划未来方面体验到麻烦。这种整合活动有时被称为"执行性"认知功能 [4]。有这类认知问题的来访者一般可以得益于——至少在开始时——以更具支持性的方法来强化这些领域的相对薄弱之处。但是，如果有明确的证据显示，无意识的情感阻碍了平常完好的认知功能，那么更具揭露性的方法可能更有帮助。这里有两个例子，其中来访者的认知功能存在不同的问题——第一个更具整体性并且持久，第二个更具选择性并且明显与近期生活压力的无意识冲突有关。

　　Q 先生是 18 岁的大一学生，因为考试不及格而被要求考虑留级。他的父母带他来咨询，希望他"悬崖勒马"并度过这个学期。他们说 Q 先生长期烦躁不安、讲话极端、十一和十二年级时需要家庭教师的帮助才能按时完成论文和大学申请。新学年开始时，Q 先生对自己的能力非常有信心；然而，现在他的课业已经明显落后了。在治疗师的办公室里，Q 先生很惊慌，他说通不过这个学期并没那么让他烦恼，但是无法想象自己"夹着尾巴"回家。治疗师在充分了解病史并对 Q 先生的症状进行评估之后，他和他的来访者有了下面的对话。

Q 先生：（紧张地抖着腿并用手拨弄着头发）我不知道我该做什么。我被钉住了。

治疗师：你被钉住了？（**对质**）

Q 先生：我认为我不能通过这个学期了。但是，如果我退学了，寒假的时候高中的朋友们回来时我该怎么告诉他们啊？我有那么失败吗？

治疗师：你可以从那个角度去想，或者你也可以说你在试着告诉你周围的人你需要更多的帮助。也许我们可以想想什么事情妨碍你完成学校课业，这样我们就可以帮你做出最好的计划。（**解释、明确参与、共同调查**）

Q 先生：（眼前一亮）我想你说得对——你有什么建议？

治疗师：首先——继续请家庭教师没什么不好意思的。你会惊讶于有多少人都需要这种帮手——不只是学生。听起来你还应该咨询，看看你是否有注意缺陷障碍——你有许多这方面的症状并且药物治疗可能真的会对你有帮助。然后，我们可以一起琢磨一下你的困难。也许你可以先开始谈谈——你最近遇到困难的作业是什么？（**放心、验证、泛化、共同做某事**）

Q 先生：历史研究设计真的难倒我了——那就是会让我疯掉的那类事情——我不知道该从哪儿入手，所以我就置之不理了。

治疗师：很好——这是个很好的出发点。所以让我们谈谈在你完成作业时先要做什么……（**表扬、共同调查**）

从来访者那里获悉的成长史与治疗师对长期的注意缺陷障碍的印象是相符的。治疗师推测当面对大学水平课业的挑战时——并且没有他父母的支持和指导——Q 先生无法安排学习日程表或者有效管理时间。Q 先生没有调动适当的资源和寻求帮助，而是逃避他的学校作业。治疗师既使用了提供技术，又使用了辅助技术，来帮助 Q 先生解决组织性和时间管理的问题，同时还没有伤害到他的自尊。

R 女士 59 岁，有 3 个未成年的孩子，最近刚刚丧夫，她说她有失业的危险，因为"我似乎没办法正确管理我的时间"。R 女士解释说，她过去是一个广受欢迎的组织心理学咨询师，并且能够管理复杂的多重任务。但是，在一次大规模裁员中失业后，她被迫接受现在低得多的位置——收入也大减。R 女士在工作中感到没精打采，无法集中精神，经常发现自己在神游，按时向老板报告也困难得多。

R 女士：一年前，我闭上眼睛只用一只手都能完成那些工作。有时候我又在想我得了老年痴呆症吧。

治疗师：我没发现你的记忆有任何问题，但是你在管理时间和保持生活其他方面的组织性上有些麻烦——按时付账单、安排和医生的见面、计划假期，诸如此类的事情是吗？（**放心**、**提问**）

R 女士：不完全是。这就是奇怪之处。我的正常生活是没问题的，但是，只要我踏进办公室，就好像有一块黑纱笼罩下来。

治疗师：黑纱？（**提问**）

R 女士：黑纱——就像我要去参加自己的葬礼！（笑）

治疗师：哦，你最近失去了很多。（**共情**、**澄清**）

R 女士：准确地说，从杰瑞去世到现在有一年了。（她的眼泪开始在眼眶打转）如果他还活着，我就不用做这么寒酸的工作。

治疗师：你真是太想念他了。但是我认为现在你也在因为不得不自己照顾自己而生气。我有一种感觉，这可能与你工作中的困难有些关系。（**共情**、**命名情绪**、**解释**）

R 女士：我之所以感觉很生他的气，是因为我太想念他了；

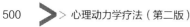

但是我希望我现在能有别的选择，而我没有。

R 女士的黑纱比喻暗示治疗师，她对丈夫去世的无意识情感与她现在的困难有关。在对质之后，治疗师能够解释 R 女士的无意识生气阻碍了她正常工作的能力。

虽然在关于治疗目标的这几章中我们所列举的案例都很短小，但是为了实现持久的改变，这些通常都要重复很多次。我们称这一过程为"修通"（working through），并且这是我们下一章的标题。

参考文献

1. Pine, F. (1990) The concept of ego deficit, in *Drive, Ego, Object, Self,* Basic Books, New York, p. 198-231.

2. Bjorklund, P. (2000) Assessing ego strength: Spinning straw into gold. *Perspectives in Psychiatric Care,* 36 (1), 14-23.

3. Gibbon, S., Duggan, C., Staffers, J., *et al.* (2010) Psychological interventions for antisocial personality disorder. *Cochrane Database of Systematic Reviews* 16 (6): CD007668. doi: 10.1002/14651858.CD007668.pub2

4. Loring, D.W. (ed.) (1999) *INS Dictionary cf Neuropsychology,* Oxford University Press, New York, p. 1-2.

修通与结束治疗

主要观点

心理动力学治疗的后期阶段有中间阶段和结束阶段。

在中间阶段，来访者和治疗师一起工作，通过在治疗中反复处理核心问题，而逐渐产生持久改变。这称为修通。

结束——心理动力学治疗的最后阶段，标志着治疗的终止，并且需要治疗师使用适合这一阶段的特殊方法。

和治疗开始要求特殊技术一样，中间阶段和结束阶段也同样需要。中间阶段通常是持续时间最长的阶段，在此期间，来访者和治疗师结成了牢固的同盟并且一起工作。是时候处理我们在第六部分讨论过的所有治疗目标了。结束治疗是强烈的情感、退行、哀伤和巩固并存的时期。在接下来的章节中，我们将针对这些阶段，并且特别关注怎样和何时调整你的方法。请注意第三十章后面第六部分和第七部分的回顾练习。

第二十九章

修通

主要观点

修通可以被认为是一个人逐渐改变其心理功能的某些方面的三阶段过程。这些渐进的阶段分别是：

- 阶段1：对问题或问题的原因的意识有限
- 阶段2：增强对问题的意识，增加练习行动的新方法
- 阶段3：思维模式或行为发生持久改变

这些改变可能发生在一个人心理功能的许多方面，包括自我意识、对人际关系的期待以及超我功能。

在心理动力学治疗中，我们期望这些改变随着时间慢慢地发生，通过对相同的问题反复工作的循序渐进过程直到发生持久的改变。

什么是修通？

你曾经尝试过改变自己行为的一个方面吗？想象你在每年的新年定的那些决心——坚持健康的饮食和有规律的运动——大多数人在1月1日的早午餐就放弃了。那么，想象一下，有的人试图改变他看待自己、与他人

交往和应对压力的习惯方式——这有多难。作为成年人，我们已经拥有了终生思考和行动的个性化模式，所以试图改变它们是令人望而却步的。虽然我们仍然无法确切地知道心理治疗如何改变我们的神经回路，但是很明显，这些改变必须要花费时间[1]。这个渐进的过程称为**修通**（working through），并且是心理动力学治疗的核心特征[2,3]。

无论以揭露模式为主还是以支持模式为主，我们都将修通看作心理动力学治疗引发改变的方式。不可思议的心理治疗疗效在电影中被戏剧化得像魔咒一样，人们在一个神奇的瞬间发觉他们为什么会这样做，然后就永远被改正过来了。但这只是电影的情节。虽然人们会有灵光一现的时候，但是几乎不能引起思维模式、人际关系模式或应对压力的习惯模式的持久改变。

和阻抗一样，这是个循序渐进的过程的事实不是一种阻碍；而是强调，理解和接受它的缓慢步调是成功的关键和基础。思考下面一位治疗师和她的督导的对话。

> 治疗师：我真不敢相信 A 先生又旷工了！我们在治疗中针对这个问题已经讨论很多次了。令人受挫的是，他明白他此刻正在做什么，但是当他焦虑时，他还是会激怒他的老板。这还能继续治疗下去吗？
>
> 督　导：绝对能。这就是心理动力学治疗中事情前行和改变的方式。几个月以前，A 先生还无法明白他在做什么——因为这种模式本身还会重现，所以你能够继续对此进行工作，并且他的行为也会逐渐开始改变。

这并不是失败，而是这个过程工作的方式。认识到这一点是学会实施心理动力学治疗的基础。另外，它还能帮助我们处理面对这种缓慢改变时不可避免的反移情的挫折感受。将之看作练习是一个好方法——没有人能一下子就学会走路、读书或运动项目——要反复多次才能做好。心理动力学治疗也是同样的。一次又一次地攻克相同的问题，帮助来访者练习思考和行动的新方法，过一段时间后就会变成自动化的。

修通可以分为三个阶段。

  阶段 1：对问题或问题的原因的意识有限。

  阶段 2：对问题或问题的原因的意识增强，且开始练习行动的新方法。

  阶段 3：思维模式或行为发生持久改变。

增强意识有时候被称为**洞见**（insight），而心理动力学治疗有时候也被称为**洞见取向心理治疗**（insight-oriented psychotherapy）[4]。但是，从这种角度看待修通就会让我们认为洞见真的是产生持久改变的唯一方法。另外，有些改变的发生不需要直接的洞见。看待心理动力学治疗的更为现代的视角在于，洞见是能促进改变的一个因素；但是治疗的其他方面也可能做到，例如，和治疗师的关系以及治疗的支持功效[5]。

我们可以将修通看作一个持续发生的学习过程，贯穿于整个心理动力学治疗——从第一次碰面到结束。对不同的问题，修通会有不同的步调；例如，一个人可能在看待自己的方式上体验到持久而深刻的改变，但是他们对他人行为的预期改变上却似乎慢了半拍。我们对修通这一过程的各个阶段的意识能够帮助我们配合来访者改变他们的思维和行为模式，这是他们存在的基础。

技术

倾听

在修通的不同阶段我们会听到什么？我们要去听什么？

阶段 1：意识有限

在这个初始阶段，一个人可能没有意识到问题的存在，或者非常有限

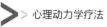

地意识到问题的内在原因。这两种情况的示例如下。

对问题的意识有限

B 先生：如果我等到下个月再付账给你可以吗？我真的希望这样，因为我这个月想买一辆新车，我需要用所有现金来付首付。

治疗师：我们来分析一下这个要求吧。首先，当我们开始治疗时，这并不是我们协议好的内容；其次，正是你难以按时付账导致了你上一次的治疗终止。

B 先生：所以说我的前任治疗师太不灵活了——我想你不是那样的人。

在这里，来访者生活中其他方面的问题明显威胁到了治疗的框架。治疗师对质了这种行为，但是来访者完全没有意识到这是有问题的。

对问题的原因的意识有限

C 女士：我为什么就不能拥有恋爱关系？我所有的朋友都结婚了，而我甚至不能去赴第三次约会。我认为第二次约会真的很好。我太受挫了！

治疗师：你是否对上次约会到底好不好会错了意呢？

C 女士：也许——但是我真的想不出来为什么会那样。有些事情明显出错了，但是我对此一头雾水。

不像 B 先生，C 女士知道她有问题——在这个例子中是恋爱关系——但是她不知道为什么。治疗师再次对质了问题，但是 C 女士深化对原因的意识的能力有限。

我们要听到什么才能知道我们在这一阶段呢？如上面的例子所示：

- **情感**：像受挫、愤怒、绝望、怀疑这样的情感都是这一阶段十分常见的。来访者听起来也很顽固或任性，似乎拒绝承认意识到了他们的困难。

- **联想能力有限**：在这个阶段，我们请来访者加深他们的联想通常会得到肤浅的回应，诸如"你说'我能多说一些'是什么意思？有什么好说的？我男朋友就是个混蛋。"
- **阻抗**：主导的阻抗是这一阶段的统治者。因为阻抗是心灵阻止某事在治疗中进入意识的方法，所以我们也可以认为它是使一个人停留在阶段 1 的方法。倾听所有的阻抗，从沉默到迟到。
- **外化**：缺少意识的一个好的指标是来访者坚持问题来自外部。"我总迟到是因为这个国家的交通系统太混乱了""女人都是善变的——这就是为什么我谈的恋爱都告吹了"以及"我的婚姻问题全都赖我的婆婆"，这些都是这样的例子。
- **反移情**：我们自己在帮助来访者方面感受到的挫折、愤怒和绝望也是这个阶段的潜在指标。
- **模式**：倾听模式对修通这一过程中的这个阶段是非常关键的。

    D 女士向她的治疗师抱怨说她的论文导师对她不公平。治疗师想起一周前她抱怨说她的房东优先修理隔壁公寓的渗漏。

阶段 2：增强意识，加强练习

在这个阶段，我们可以听到来访者增强了对他们问题的意识以及开始练习新的行为方式的线索。

- **洞见**：洞见表明增强了对问题及其原因的自我意识。以"我发觉……""我开始想……"和"我开始明白……"开头的语句都是洞见在发展的良好指标。
- **继续受挫**：除了刚刚萌生的洞见外，旧的思维或行为习惯通常也是这一阶段的特征。事实上，增加的洞见和持续的旧行为之间的矛盾是这个阶段的必要条件。看看下面一些例子。

    昨晚我和我妈妈聊天的时候，我知道她就要把我惹恼了，可我还是无法忍住不对她发火。

    昨晚我和那个女孩调情时感觉不太一样——那时我就知道她是

不适合交往的那类人，但是我还是继续了。

　　当我发觉面谈迟到了半个小时时，我知道那是因为我对昨天谈话的内容很心烦。

这些来访者都对他们的行为有所洞见，但是仍然不能改变他们的行为。

- **羞愧和抑郁**：增加的洞见时常可能会引起来访者面对有问题的思想和行为时的羞愧。这些痛苦的情感并不是退行的标志，一般是标志着来访者在前进，并允许自己对无意识的不适应模式有更多的觉察。例如：

　　当 E 先生认识到他和哥哥之间的疏远关系是由他自身的挑衅行为造成的时候，变得非常郁闷。

- **焦虑和恐惧**：开始尝试新的事物总是会伴随着矛盾的心理——焦虑也是其中一部分。

- **兴奋**：增加的洞见也可能会产生兴奋和精进的感觉，就好像来访者看到了隧道尽头的光。

　　F 女士看起来既高兴又自豪，因为她告诉治疗师他们对目标的设立让她认识到这能在多大程度上帮助到她生活的其他方面。

- **新的行为和思维模式**：这一阶段还以新旧模式的交错为特征。要记住，发展是非线性的——在来访者尝试思考和行动的新方法后，他们经常会回归其原本一试就灵的模式。不要认为这是退行——这种反复的动作是这一阶段的重要部分。

阶段 3：思想和行为模式的持久改变

我们要听到什么才能知道事情已经发生了改变？

- **没有炫耀**：当改变发生时，通常是很安静的。与不适应的思想和行为模式所带来的强烈情感或焦虑相反，来访者经常事后才发现该变化。他们经常会惊讶地意识到他们已经按新的方法行动了，所以我们必须认真聆听它。

G女士以前把她的儿子留给临时保姆时总是过分担心，现在她说她和她的丈夫出去度过了愉快的周末。当治疗师问她是否为留在家里的儿子担心时，她发觉，她认真安排好了照顾孩子的事情，并且完全没有感到担心。

- **对先前剑拔弩张的话题的焦虑和情感降低**：和上面一样，通常我会听到对先前高度紧张的事情的情感消失了。
- **反移情**：注意到我们的来访者发生了改变通常会让我们感到骄傲。发生改变也意味着即将结束，因此也可能会引发丧失的感觉，因为我们预期到即将和共同工作了很长时间的某个人分离。

反思

当我们在修通中进行反思时，我们要思考我们正处在过程的哪个阶段。我们听到的焦虑表示缺少洞见吗？或者害怕伴随着对新事物的尝试吗？来访者能承受改变的过程吗？或者我们需要支持功能？共同观察到来访者的进步对这一过程有帮助还是阻碍？和以前一样，选择原则能够指导我们的决定——继续接近情感的表层的内容，并且你的反移情会帮你理解来访者的感受。但是在这里，准备原则和你对来访者成长史的了解将是你的最佳指引。你在治疗中的什么位置？你对某些事情已经工作了一段时间吗？来访者所谈论的方式是全新的吗？洞见的水平增加了吗？和以前一样，利用你对来访者的功能的即时即刻的理解能够帮助你决定是支持还是揭露。下面有两个相反的例子。

H女士第三次来进行心理治疗面谈时显得非常焦虑。"根据我们上周所说的，我发现我的父母真的把我弄得一团糟，于是我决定反抗他们。他们对我大吼而且心绪不宁，现在我很混乱。"

在这个例子中，来访者和治疗师对这方面的成长史了解得非常少。洞见似乎还不够成熟，因为落实到行动中使来访者产生了无法承受的焦虑。

当治疗师反思他所听到的事情时，他判断来访者可能仍然处在意识有限的阶段。

> I先生接受心理治疗已经3年了，这次他来面谈时说："今天我感到很焦虑，因为上次面谈后我发觉我生你的气了。我刚回到家就发现了，并且很担心，但是我想毕竟这次我真的应该讨论一下你所忽视的令我紧张的事实。"

在这里，治疗同盟似乎很稳固，成长史也很充足。治疗师看到了新发生的事情——来访者一般不情愿讨论他对治疗师的负面情绪，现在他试着讨论治疗师对他的焦虑的忽视。治疗师判断来访者处在意识增强的阶段。

干预

虽然我们概括出了有利于修通的特殊干预，但是最重要的一件事情是治疗师在推进这一过程的时候要有耐心。反复使用这本书中所介绍的干预，无论支持还是揭露，一遍又一遍，尊重人类想要改变思想和行为的习惯模式会遇到的巨大困难，最终才能帮助来访者实现心理功能的持久改变。就像来访者的家长或教练，治疗师应该从一开始就认识到这些重复是过程的一部分。因此，它们是治疗中可以预期的方面，而不是来访者棘手的或治疗师不胜任的。这种立场不仅表明了对心理动力学行动机制的理解（见第二章），而且有助于减少反移情的受挫和移情的羞愧。

在阅读下面的例子时，请思考治疗师将这种重复的需要传达给来访者的不同方式。

> J先生：于是我又这样了，把工作面试搞砸了。我知道发生了什么，但是那个人实在太混账了，我控制不了自己。
>
> 治疗师：自从你开始治疗，这是第三次发生这样的事了——如果你一直这样，你就无法找到工作。我们要更加努力地处理这个问题。

这位治疗师了解这种模式，但是他的干预会产生挫折感。治疗师听起来在激怒和责备来访者，仿佛来访者可以做得更好而不是失控。下面是另一种干预方式：

> 治疗师：听起来真的很有挫败感。但是这和以前不一样了，因为这次你知道发生了什么事。为什么不多告诉我一些这次面试的事情，这样我们可以了解下次再发生这样的事情时，怎样才能帮你。

这个干预为了促进修通，以无指责的方式包含了基础性、支持性和揭露性干预。它验证了来访者的情感体验，对质了来访者做出新的事情的事实，要求更多的联想，并且邀请合作。

我们在修通的过程中的干预目标可以是支持功能，以便在一段时间内让来访者内化这种支持；或者让无意识过程变得更加有意识，以便新的适应方式变得习惯化。

支持性干预

鼓励和表扬来访者对以新方法思考和行动的尝试在这个过程中特别有帮助。这些干预可以有各种变化。

> 这次考试之后你能够控制住暴饮暴食真是太好了。
>
> 今天你谈论你母亲的方式是全新的，这表示你的思想真的发生了转变。

强调心理功能正在改变，无论主导的治疗模式是支持的还是揭露的都非常有用。任何能够有利于该目标的提供型干预都可以使用。辅助型干预也可以助推这一过程。

> 我看到你开始着手完成这项工程的方式真的发生了变化。让我们一起看看你是怎么做到的，这样能帮你了解你的方法到底有多么新。

这是合作式干预，目标是帮助来访者理解他们自己的进步，并将其拆解成小部分。

揭露性干预

对质和澄清思考与行动的新方法有助于吸引来访者对心灵中正发生的改变的兴趣。

> 来访者：我想一直给他打电话直到他接，但是我没有。
>
> 治疗师：你学会等待了——这对你来说是全新的。
>
> 来访者：你说得对——我没认识到这点——我只是这样做了。去年我根本无法忍受等待。

治疗师对新行为的对质增加了联想，并促进了对新事物的揭露——认识到改变了。

各种解释也有助于这个过程。在这里，对改变的阻抗的解释通常是很重要的；而解释对认识到改变的阻抗也同样重要。这里有两个例子，第一个强调了解释对改变的阻抗的重要性。

> 对你来说，认为自己在用新的方式对待老板很难，因为你不愿想象用与你的妈妈不同的方式行动。

第二个解释强调了解释对认识到改变的阻抗同样重要。

> 对你来说，用新的方式对待你的老板很难，因为你担心如果你的行为方式与她的不同，将是对她的背叛。

所有的来访者都需要自己进步。无论你在揭露还是支持，重要的是让你的来访者知道他们在改变，并且你也发现了这一改变。你如何知道什么时候发生了足够的改变以及要准备结束了呢？这是下一章的主题。

推荐练习

你认为下列来访者处于修通的哪个阶段？为什么？

1. A 女士：实在难以相信，我竟然又听信我爸爸的话了！这都多少次了？ 3 个月前，他告诉我他愿意支付孩子们夏令营的费用——他说他有钱，而且这也是他应该做的——所以我就签字报名了。我是不是傻？现在，孩子们都很兴奋，离夏令营只有 3 个星期了，他却打电话给我说市场不景气，他拿不出现金。简直太让我郁闷了——我昨天一整天躺在床上起不来——我没脸面对孩子们，我丈夫和我也负担不起啊。我什么时候才能结束这种生活呢？

点评

看起来像是阶段 2：增强意识，加强练习。A 女士认识到她和她父亲之间的行为模式，但是仍然无法避免出现问题，这可能是因为她总是寄希望于事情能出现转机。另外，一旦发生这样的事情，她仍然会陷入抑郁。

2. B 女士：最近两个星期我相亲了 3 次，却一次都没被邀请再次约会。我哪里不好了？我真的觉得我做得都对——一切都很顺利。那些男的看起来人很好，也很有吸引力——我聊啊聊啊，感觉真的很舒服。他们也都表现得对我很感兴趣，对我说的话也很感兴趣，所以我实在是搞不懂了。昨天晚上我忍不住喝了很多酒——我真是很困扰啊。

点评

B 女士处于阶段 1：意识有限。她没有认识到行为模式，把问题归罪于他人，并且使用了不适应的应对策略。假如对她进行评价的话，她可能对他人共情的能力较差，单方面主导谈话，对约会也没什么兴趣，但是她并没有认识到这些都造成了她的人际关系问题。

3. C 先生：杰克今天走了，开始他的大四生活了。我又要想念他了，但是这一天平静如常——我把他扔到机场就回来了，还和卡门共进晚餐——我们共度了美好的夜晚。当我们品尝红酒时，她想起杰克刚上大学时我有多么混乱不堪。多好笑啊——我也记得那时候的事情，却恍如隔世。卡门和我周六要去波多黎各——孩子们在家的 9 个月我们从来没有出去过。

点评

C 先生处于阶段 3：思想和行为模式的持久改变。对于 C 先生和他儿子的关系进行大量工作后，他现在能够摆脱分离焦虑了。当他回忆自己的旧有行为时，仿佛那已经是久远的过去时了。他报告这些改变时，既没有炫耀，也没有要求表扬。

参考文献

1. Kandel, E.R. (1979) Psychotherapy and the single synapse: The impact of psychiatric thought on neurobiological research. *New England Journal of Medicine*, 301 (19), 1028-1036.

2. Sandler, J., Dare, C., Holder, A., *et al.* (1973) *The Patient and the Analyst*, International Universities Press, Madison, WI, p. 121-127.

3. Greenson, R.R. (1965) The problem of working through. *Drives, Affects, Behavior* (ed. M. Schur), International Universities Press, Madison, WI, p. 277-314.

4. Moore, B.E., and Fine, B.D. (1990) *Psychoanalytic Terms and Concepts*, American Psychoanalytic Association, New York, p. 99.

5. Gabbard, G.O. (2005) *Psychodynamic Psychiatry in Clinical Practice*, 4th ed., American Psychiatric Publishing, Washington, DC, p. 109-112.

第三十章

结束治疗

主要观点

结束（有时被称为终止）是心理动力学治疗的最后阶段。

结束治疗的主要工作有：

- 巩固目标
- 回顾治疗
- 现实地评价改变
- 计划未来（包括必要的治疗）
- 告别

结束阶段一般与治疗的时长是成比例的。

结束阶段的技术有所变化，反思"收尾"的愿望并结束工作。

结束阶段可能是移情和反移情的密集期。

结束任何非常强烈的体验都是困难的。想想大学的毕业典礼。经过 4 年的努力学习，学生和老师们一起进行了一个充满欢庆和伤感、既展望未来又留恋过去、既前进又退缩的仪式。这种传统仪式的精华就在于过程本身，而它的存在是用来标记人生旅途上的重要时刻的。心理动力学治疗的结束也是一样。两个人——来访者和治疗师——一起工作，一周接一周，

数月甚至数年，现在到结束的时刻了。我们将看到，这个时期有许多和毕业典礼相同的特征，而且也是重要的标记。

我们将谈到结束阶段的以下几个方面：

- 我们如何决定何时或是否该结束心理动力学治疗？
- 在结束阶段会发生什么事情？
- 在结束阶段我们的技术要做何改变？
- 有哪些典型的移情和反移情反应？

如何决定何时该结束心理动力学治疗？

思考有关的心理动力学治疗的目标是决定何时结束治疗的最佳途径[1,2]。虽然每个来访者的目标各有不同，但是我们通常会考虑一些常见的目标。

- **症状改善**：在治疗将要结束时，毫无疑问必须要考虑来访者的症状是否通过治疗得到了改善。其中，包括改善心境、焦虑以及持续的消极情感。然而，注意，没发生以下改变的症状改善不足以说明已经准备好结束治疗了。
- **增强自我意识**：增强信任和自我意识是关键，因为这是对一个人的才能和局限始终如一的现实评价。
- **改善人际关系**：这可以在更健康的人际关系——治疗内外——以及来访者对人际关系的无意识期待的变化中得到证明。
- **提高适应性**：这通常是心理动力学治疗的主要目标之一，包括使用适应性更高的防御机制，以及增强防御机制的灵活性。
- **增强反思能力**：这在过去常常是准备结束的必要条件——也就是说，当来访者能够自我解释时，就准备好离开了。尽管我们现在把心理动力学治疗中的改变看作解释和领悟，但是自我觉察的能力仍然是结束阶段临近的线索。
- **改善工作和娱乐状况**：最重要的是，我们希望来访者过上更好、更满意的生活。包括提升工作和娱乐能力。改善性功能、提高创造力、提高放松能力等也在此之列。

- **增强独立性**：许多来访者，特别是较为脆弱和依赖性强的来访者，一般都有从治疗中获益的幻想。没有治疗师的存在，幻想也将消失。当来访者将他们的获益看作自己的而不是在治疗中随机发生的时候，治疗也就接近尾声了。

治疗师或来访者都可能引出结束治疗的话题。当由来访者提出时，很重要的是理解这种愿望的动机。在治疗的早期，这可能是一种阻抗——例如，想要在过度依赖之前离开，或者逃避对痛苦情感的揭露。了解结束的需求是否是一种阻抗或者对来访者来说是否到了合理的结束时间，需要时间和经验；当然，一些经验法则在这里也会有所帮助。

- **你们在治疗中走了多远？** 如果进入心理动力学治疗只有几周或几个月，那么请考虑这是阻抗的可能性。因为这种治疗经常要花费较长的时间；如果你刚刚开始，来访者就谈到结束，那么有必要试着了解一下其中发生了什么事。有时候，在治疗开始后，来访者会"假装痊愈"，好像他们已经解决了所有的问题。当发生这种情况时，我们可以认可好的感受，同时也建议现在只是更多探索和改变的开始。对"长期治疗"的展望在一开始可能令人兴奋；但是很快，时间一长，来访者就感觉难以忍受。想想你刚开始长途远足的兴奋劲儿和六七个小时后的疲惫——你可以共情这种挫折感并提醒来访者，持久的改变通常都要花费时间。因为我们的目标一般是改变终身的行为模式，所以一句很有用的话是："你要知道，发展出这些模式花了你 34 年的时间——如果你能这么快就改变它们，那就太令人瞠目结舌了！"同时，不要忘了偶尔也是有来访者可以在几次面谈后就得到帮助的。

- **讨论结束的背景是什么？** 如果刚开始探索某些痛苦的事情，来访者就提出结束，或者他们在治疗的过程中刚开始新的人际关系就想要结束——请考虑这是阻抗。

- **来访者是如何谈论结束治疗的愿望的**？询问来访者关于结束的想法或者他们为什么想要结束是你当前技术的核心。时间和金钱上的担忧至少部分是真实的，但是也可能隐藏着其他的恐惧和焦虑。

- **来访者有什么情感**？来访者对你生气了吗？他很轻蔑吗？在心理动力学治疗中和你一起工作得很好的来访者通常会对结束有矛盾的心理——他们会很感激，渴望"自己去尝试"，但是也非常肯定他们会失去你。如果你没有发现这种心理，那么考虑一下这可能还不到结束的时候。

- **你的反移情是什么**？你在生来访者的气吗？他不想继续了让你有解脱感吗？你感到受伤害或者事情被中断了吗？如果这样，那么在结束的愿望背后可能还有更多的东西。通常，和来访者工作得很好的治疗师会有和来访者互补的感觉——为事情进展顺利和来访者的改善而自豪，同时伴随着对丧失感的预期。想象来访者为正在前行的孩子而骄傲，却将失去此刻的乐趣；或者和孩子在度假，而9月份孩子就要离开去上大学。如果你的感受不是这样的，那么你可能要考虑发生了其他事情：来访者是否真的准备好结束了。

分辨这些差别的技术与你在整个治疗过程中所使用的技术是相关的。

- **倾听**：倾听情感、提问以获取更多与结束的念头有关的想法、感受和幻想的信息。通常，如果来访者的梦境与结束治疗有关，那么可能会很有帮助。例如，梦到从某地逃离或者与亲友泪别可能意味着关于准备结束的一些事情。

- **反思**：加工你所听到的话，判断什么是最接近表层的以及主导的情感在哪里。思考你所听到的是否是防御以及是否与反抗深化治疗的阻抗有关。

- **干预**：在这里要轻柔地处理——我们总会把来访者想要结束的愿望看得很严重，而不仅仅是"解释它"。如果来访者最终有可能认同这不是结束的时间，那么你应该委婉地改变他的想法。如果你认为结束的愿望是阻抗，那么你最终还是要对此进行解释。

有时候，来访者会在你认为他准备好之前想要结束。也许你认为有活跃的阻抗或者还需要对来访者做更多的工作。你最好探索一下结束的愿望，然后轻柔地对质和解释这种阻抗。

来访者：这种一周来两次的日子我还要持续多久呢？我感觉好多了，而且上午来这里实在太艰难了。

治疗师：很明显你发生了改变——但是我有一种感觉，你说起想要结束治疗的愿望是从你和玛雅约会开始的。（**共情的话语、对质**）

来访者：也许——我想我宁可她不知道我来见你。

在这里，治疗师承认了好的感受；但是，将来访者想要结束的愿望与他羞于告诉他的新女友他在接受治疗联系了起来。

在一些案例中，停止治疗的愿望实际上是巩固对人和人际关系的期望的表达。例如，一个倾向于觉得其他人会陷害他或者不允许他做他想要做的事情的来访者，想要离开通常是因为移情的加深。这样的来访者会给治疗出难题，因此，理解和潜在的解释是非常重要的。

来访者：我觉得我卡在这里了——就好像我想离开而你不让我走。

治疗师：不让你走？（**对质**）

来访者：是的——好像我对此刻的情况没有控制权。

治疗师：你当然知道任何时候只要愿意都可以停止治疗——但是卡在这里和你对你女友的感觉是一样的。（**共情的话语和澄清**）

来访者：那都是她的问题——自从我们开始认真交往，她就想要我们每个周末都在一起——假如晚上我和男性朋友们出去玩又能怎样？

治疗师：也许你对我也有同样的感觉。（**移情解释**）

在这个情境中，很明显想要结束的愿望与和某人接近就意味着丧失自主权的个性化期待有关。

鼓励来访者留下来并不违反规则。如果你真的认为来访者想要离开而这并不是一个好主意的话，你可以告诉他你认为他应该留下来。这样讲的意思是，不会严格回避说这样的话，但是仍然要随时警觉，它们可能表现出的是移情、反移情或两者都有。例如，治疗师想要劝服来访者不要结束可能是因为对来访者有喜爱的情感，或者因为觉得在治疗中的工作做得不够好而内疚。真实的生活因素，诸如潜在的收入减少或为了修满学分也可能激发出治疗师对于这种情况的反移情。保持对反移情的警觉性是在告诉你，你对结束的想法是以最好的方式掌控情境的关键。对结束有非常强烈的感觉，或者卷入和来访者的大力抗争中，可能标志着有必要将案例与督导或同事进行讨论。

另外很重要的是，记住，当来访者的治疗师建议他们应该留在治疗中而不要结束时，来访者可能有强烈的反应——既有积极的，又有消极的。探索这些感受可以加深他们对移情的理解。

A 先生 42 岁，他觉得无论他成功与否，他的父母都未曾关心过他。在第二年治疗的面谈中，他想要结束。这里是那时治疗的片段：

A 先生：完成了——我已经改变得足够多了，而且我其余的生活还有很多事情要做。

治疗师：我很惊讶这个时刻会在现在到来，因为对我来说，你才刚开始解决你最初带到这里来的问题。我认为，现在对你来说是重要的治疗时期，如果继续的话，对你会有很大帮助。对此你还有什么想法吗？

A 先生：你有什么可在意的？你只要把这个空缺用其他人补上就好了——他们甚至可能比我付的钱更多。

治疗师：我认为你觉得我像你的父母，不在乎你继续与否。

A 先生：你说得对——他们从来不。我放弃了所有的事情，而他们并不在意，只要没打扰到他们高尔夫球的开球时间。

A 先生决定留在治疗中。下面是 6 个月后一次面谈的片段：

A 先生：昨晚我做了个梦，梦见我们要结束面谈的时候你要求我再多待上 5 分钟。

治疗师：对此你的想法是什么？

A 先生：我今天早上想这个梦的时候，想起你说你认为对我来说留在治疗中很重要的那次面谈。我几乎要放弃了——恰好在错误的时间。我很惊讶你说那样的话。

治疗师：这对你是全新的感觉——你总是觉得你的父母不关心你是否放弃事情。

A 先生：是的——我差点不能理解你是在乎的。

在这个案例中，A 先生和治疗师最终探索和理解了他对于留在治疗中的建议的反应，并且使他的移情和对他人的期望发生了重要的转变。

如果这些技术不起作用而且来访者坚持要放弃治疗，那么就让他们走——假如你认为这是个安全的选择。结束有两种类型。

- **双方面结束**：临床医生和来访者一致同意目标已经达成，并且治疗准备好结束了。在时间有限的治疗中，这是在治疗的一开始就设定好的；在开放的治疗中，这是在治疗的过程中决定的。

- **单方面结束**：临床医生或来访者因某些原因而终止治疗。这可能是因为项目的实习期结束，或者因为来访者离开了[3]。

人生和治疗都是漫长的——有时候，来访者必须离开。如果你尊重他们的愿望的同时表现出关心和体贴，他们就更有可能回来。应始终让他们知道你的大门是敞开的——即使终止是单方面决定的。

结束阶段应该多长时间？

结束阶段的时长一般应该与整个治疗的长度成比例。因此，7 年的治疗可能要有 1 年的结束阶段，而一年的治疗可能要有 2 个月的结束阶段。计划性的结束阶段让来访者有足够的时间回顾、哀伤和告别。一起选择一个恰当的终止时间会令结束更真实，并有利于这个阶段所取得的成果。

技术

在结束阶段倾听

当你和你的来访者判断说到了结束治疗的好时机时，结束阶段就开始了。在单方面终止的情况下，这发生在强加的期限（就像住院医生一学期结束或来访者从学校毕业）迫使治疗结束时。虽然这因情境不同而有很大差异，但是大致还是相似的，我们可以将其放在一起考虑。不论是什么原因驱使的，结束阶段都是闭合的时刻。这与治疗的其他部分不同，我们整个技术手段都是设计成开放的。我们仍然想具有一定程度的开放，但是结束阶段发生的事情要有足够的时间去处理，因此应以不同的方式来对待。除了结束阶段是闭合的时刻这一事实外，这段时间会进行重要的工作。在结束阶段会发生一些典型的事情——了解它们可以帮助你在这个充满情感的阶段有效地倾听。

退行

在结束阶段的来访者，必定会退行到表现出来访者和治疗师数月甚至数年没有见过的症状或移情。这可能让没有经验的治疗师偏离轨道，可能担心来访者没准备好结束。相反——这是这一阶段的必然特征。在引入阶段迟到的来访者突然又开始迟到了；多年没质疑你的账单或取消政策的来访者又继续讨论它们了。预期退行及其包含其他情感的方式可以帮助你在结束阶段"听到它"。

> 在治疗的第一年里，B女士十分怀疑治疗师对自己的关心，现在她已经非常信任他了，并且在终止阶段用了很多时间谈论治疗师是第一个真正关心她的人。B女士终止治疗的3个月前，治疗师偶尔在B女士的面谈中接了个电话。治疗师惊讶地发现B女士对此非常愤怒，并且说治疗师的关心"像是在猜谜"，她应该就到此为止了。对此进行的探索揭露出B女士对治疗师现在对其他来访者更关心的幻想，并且她嫉妒其他人占有了"属于她的时间"。

哀伤

在结束阶段，来访者经常会变得非常悲伤。治疗师要牢记自己对来访者有多么重要——在结束阶段，这是显而易见的。哭泣和丧失感都是正常的。偶尔，来访者会在这一阶段变得抑郁——虽然这些情感也可以靠他们自己平息下来，但是他们仍然寻求药物治疗。结束是一件非常奇怪的事情——两个人发展出了紧密而有意义的关系——然后，两个人又老死不相往来了。以前，来访者希望在结束后仍能见到治疗师被认为是治疗并未结束；但是现在，来访者在生活中感到特别有压力或兴奋的时候回来"复查"是很常见的。如果来访者在接受药物治疗，而治疗师也有处方权，那么，即使正式的治疗结束了，也可以每个月进行一次医学检查。然而，即使未来有可能碰面，治疗结束本身对来访者来说仍然是一种丧失。也许没有人再像治疗师那样听来访者讲话了，或者没有人像这样定期关心他的生活了。即便这是拜治疗所赐发展出新的人际关系，治疗师仍需记住，失去治疗师是切切实实的失去，所以哀伤是自然而且可预期的。事实上，如果来访者没有谈到丧失和哀伤的感受，治疗师应该会猜测这是对这些感受的阻抗。

对结束阶段的哀伤来说，另一件事就是，有些东西被改变，而有些并没有。失去对无尽可能的幻想是非常困难的。治疗的结束一般是人们接纳他们的能力和局限的时刻。他们仍然有着麻烦的父母，或者结婚的对象并不像想象中那样善解人意的事实令人无可奈何。无意识幻想也是一样——可能会在失望于治疗并没有完全治愈一个人的害羞或压力下出现的症状。对治疗师来说，这也可能是非常困难的，特别是，如果他们自己幻想他们多么希望能够更好地帮助来访者时。探索来访者和我们自己的这些幻想是此刻的最好方法——承认情感和伴随的失望。记住，治疗就像母亲的照料，只需要"足够好"——所以失望是在所难免的。就像孩子对足够好的母亲失望可以帮助他发展，所以，来访者对治疗师和治疗的失望也可以帮助他更现实地看待治疗师并在结束阶段分别。

寻找替代的关系

可以理解一个预期到丧失的人会想要寻找替代物——治疗师最好对此进行倾听。正如在治疗开始时那样，来访者在结束阶段找到新的朋友和爱人是非常常见的。对此进行倾听和预期能够帮助治疗师指出新的人际关系与失去治疗师之间的联系。没有必要否定新关系的价值，认识到其中的联系可以帮助来访者更客观地看待这些关系并评价它们的深度。

在结束阶段反思

和倾听一样，知道结束阶段有着不同的特征对于这一阶段的反思是有帮助的。我们仍然使用选择原则和准备原则来思考应关注何处。但是在这个时期，我们要特别注意治疗的阶段。正如我们在治疗的开始时，透过开始的镜头过滤我们所听到的大多数事情一样，现在我们要透过结束的镜头过滤和思考我们所听到的每一件事，就好像它们都可能与结束有关系。这个情感是怎样与结束治疗相联系的？这个梦是怎样与对结束的感受相联系的？这段新的人际关系是如何补偿对治疗师的失去的？这种症状是如何重演旧的症状，表现为结束阶段的退行的？虽然不能每次发生我们都进行评论，但是我们要在这段时间优先考虑与结束有关的话题。这是因为它们可能是占主导地位的，并且只有这样才能帮助来访者明白与结束治疗相关的很多感受和幻想。

在结束阶段，C先生做了一个梦，梦见自己是一名宇航员，就要执行第一次的人类登火星任务。他对这次旅程感到兴奋，但是当他一踏进火箭时，就发觉在那个星球上只有他独自一人。治疗师对这个梦的反思，这与治疗终止的矛盾心理有关——为新的可能而兴奋，同时对"独自一人"感到焦虑。

在结束阶段干预

和治疗的其他阶段一样，我们在结束阶段同样适用基础性、支持性和揭露性干预。因为结束的目的是停止治疗，所以我们要在某种程度上将我们的解释性话语限制在和结束有关的话题上。当来访者在这段时间内开启新的话题，我们可以限制探索，试着将它们联系到已经工作过的话题或结束工作上。

来访者在治疗的中间阶段说："我有一种有趣的感觉——就好像我在坠落悬崖。"治疗师反思出这是一个新的话题，于是说："你能再多告诉我一些吗？"

来访者在治疗结束前两周时说："我有一种有趣的感觉——就好像我在坠落悬崖。"治疗师反思出这可能与结束治疗有关，于是说："我想知道这是否与我们下周不会见面有关。"

为了确定情感或幻想是否与结束有关，治疗师仍然要很好地要求联想；但是一旦确凿无疑，在治疗的此刻就应将其与结束相联系，而不要展开更多的联想。

在心理动力学治疗中，我们为了激发来访者自由幻想和联想的能力经常采取中立的立场，并避开表扬或评判。但是，因为在这个阶段，从某种程度上讲这已经不那么重要了，所以结束是中立的立场可以稍微松懈的时间。记住，中立的立场是有其目的的，当目的不那么重要了的时候，治疗师也可以稍稍不那么中立。例如，我们一般不想去引导来访者的自由联想，因为我们想要来访者想到哪儿说到哪儿。这是心理动力学治疗揭露技术的核心，它可以帮助我们走进无意识。但是，结束阶段的一个目标是巩固收益，因此引导来访者回顾治疗和收益就变成了重要的技术手段。所以，在这一阶段，治疗师将通过指导来访者回顾治疗来帮助来访者理解自己、治疗和他们的收益。

　　来访者：昨天晚上在酒吧里真是太好玩了——我能看到 10 米以外的那个家伙在等待一夜情。所以，我扭头看别处并且一直和我的女朋友聊天。

　　治疗师：这和你一年前看待事情的方式完全不同。

　　来访者：你说得对——我不再那样想了——我想这里发生了改变。

　　治疗师：是一个很大的改变——很难看出你是在什么时候改变的，不过，我们可以在这几个星期里花些时间来思考你现在看待事情的不同方式。

这种技术策略明显区别于治疗中间阶段所适用的技术，但是对结束阶段的来访者可能非常有帮助。

在某些方面的放松和中立性也意味着结束阶段的技术中可以加入一些幽默和互利性。当治疗处于这一阶段，你和你的来访者已经一起工作了很长时间——有着充分的信任并且治疗同盟是强劲的。治疗师和来访者通常在此刻会"心有灵犀"——同一件事情他们已经谈论过很多次了。像"又害怕承诺了"这样的话语，在治疗的早期阶段说为时尚早；但是一旦你说过上百次以后，你和你的来访者就能准确地知道你在说什么。类似的，当你和你的来访者都认识到某种模式时，你可能不需要过多的联想就能够解释梦境和幻想。在治疗的最后，来访者时常会问治疗师私人问题，相比治疗的早期，治疗师可以稍稍多回答一点。当然，我们决定在治疗的大多数时间里不回答私人问题并非武断之举——这是基于我们的技术理论并有其合理性的。在治疗的早期，目标是让来访者对治疗师尽可能大范围地幻想，从而培养移情的发展。但是，当治疗就要结束时，来访者问起"所以你培训结束后要去哪儿"这样的问题没有理由不回答。同时这有点像在走钢丝，你应该思考你要说什么以及为什么说。不需要在此刻当一块"白板"——但是你也要保护你的边界。这对来访者来说很好，他不需要为了解你太多而感到有负担，同时对你也很好，因为你有权拥有自己的隐私生活。所以，当来访者问你接下来要做什么时，你可以说："我要在住院部工作"或"我要在社区诊所当治疗师"。这些信息会告诉他们你是一个人，你的生活在继续，并且你重视你们的关系，从而和他们分享这些信息。然而，要记住，已经结束治疗的来访者可能会在数月甚至数年后回来寻求治疗。继续保持匿名有助于你为未来的工作敞开大门 [4]。

结束和支持

重要的是认清，出于多种原因，有些来访者不能——以及不应该——被强迫说出他们对结束治疗的丧失感。对形成依恋有困难的来访者来说，承认治疗师对他们很重要是难以忍受的；有些来访者需要认为他们自己改善了自己。面对继续和管理痛苦的情感做斗争的来访者，治疗师可以选择支持性规避来访者对结束的困难感受，以取代对取得的收益进行共情以及继续去关心。在某些情境下，逐渐减少或有计划地间歇性见面直到来访者确实准备好停止也是很有用的。当来访者有慢性医学疾病时，不推荐那些需要从治疗师那里获得稳定支持的来访者结束治疗 [5]。

精心设计最后的面谈

询问来访者对最后一次面谈有什么想法或幻想通常是很有帮助的。有的来访者希望你能拥抱他们，而有的害怕你会那样做。在这里，和以前一样，良好的边界是关键——治疗师除了在门口握手外，不应该引发和来访者的身体接触。不要低估握手对于一个来访者的意义。允许来访者说出想要拥抱的愿望通常会让你们两个就此聊起来，并且其中的意味比真的拥抱要重要。来访者还可能送你一份礼物。如果他们在最后一次面谈开始时给你，可当着他们的面拆开它，并让他们对此说两句。现在不要解释——只说"谢谢你"就好。另外，揭露的时间也结束了。感激可能仍然伴随着尚未探索完全的幻想或期待——但是它也是真实的，因此应该接受。

交流你对治疗的看法

许多治疗师会利用最后一次面谈或最后几次面谈告诉来访者他们对治疗的一些感受。这通常包括对发生在来访者的情绪生活中的改变和其在世界中的功能的看法。它也可能包括什么事情可以证明来访者在未来所面临的挑战，以及来访者对治疗的体验的想法。这里有一个例子。

在最后的几周里，你已经说了很多治疗过程中发生了什么变化并且它们对你意味着什么。但是在我们结束之前，我也想对此发表一下看法。当你刚来时，你的工作和人际关系都岌岌可危——你已经充分了解了为什么会这样。现在明显看到你对自己的更多了解帮助你改善了人际关系和生活的许多方面。正如我们讨论过的，未来还会出现令你感到有压力的事件，而且那些"旧方式"也有可能回来——但是，我有信心我们一起工作能帮你认识到发生了什么。很可能有时候你想要回这里来面谈几次以回到正轨——那也是很好的。我也希望你知道，认识你并成为你的治疗师我很高兴，在和你的共同努力中我也获益良多。

当然，不要说你不确信的话，但是可试着把重点放在你能说的积极的话上。在整个治疗过程中，你大概一直在试着帮助来访者明白他和你之间的关系是真实的——现在是时候证明你不是光说不练了。在真实的人际关系中的真实的人会互相告别——所以治疗师说一些告别的话也是很自然的。当然，在良好的边界背景下传达出来就足够了。

总之，结束阶段的标志是：

- 倾听新事件——像退行和哀伤
- 反思来访者的言语如何与结束工作相联系
- 干预手段包括促进获益的巩固、收尾和告别
- 强烈的移情和反移情，所以在这个时期，督导能够帮助你同化你的感受，以及在保持边界的同时以有意义的方式向你的来访者告别。

推荐练习

阅读下面的内容并思考如果来访者处在以下阶段你会如何反应：

- 在治疗的中间阶段
- 在治疗的结束阶段

1号来访者

　　昨天晚上我坐火车下班回家时想起了露营的夜晚。你懂的，篝火——整个夏天你都在期待那堆篝火。但是，它也是充满悲伤的——下一年你将不会再见到所有这些亲密的朋友。我很久没有想到过那些了。

2号来访者

　　你今天真让我生气。你完全是大错特错了。自从治疗开始以来，你从没像这样让我生气。有时候，我想知道你是否真的能理解我。

点评

1号来访者回忆起了对离别的矛盾心理。在治疗的中间阶段，你可以要求更多的联想以理解为什么它会发生在此刻，或者你可以对质这段记忆和来访者生活中或治疗中正在发生的某事的关系。在结束阶段，你可以首先考虑这段记忆是否与结束有关系。你可以说：

　　露营的记忆是关于离别的矛盾心理的——它令人兴奋却又要和你在乎的人分别。我想知道，这是否反映了你对要离开我的感受？

2号来访者感到生气是因为她觉得你没能理解她。在治疗的中间阶段，你可以验证她的情感并要求她对此多说一些。你还可以思考为什么这些情感会在此刻发生。在结束阶段，这可能与结束治疗有关。这可能与对事情尚未完全解决而失望有关，或者来访者的生气可能是防御性地掩饰哀伤和丧失的感受。当然，你做何反应有赖于你和来访者在整个治疗过程中的治疗同盟。假设来访者在一般情况下觉得你能够理解她，那么你可以将其看作退行，尤其是因为来访者将她对你的感受与早期阶段做了比较。你可以说：

> 我今天实在是令你感到很失望，而且可能真的是我的错。但是你说得对——你很长时间没有对我感到这么失望了。我想知道这与你只有几周的时间和我见面了是否有关？

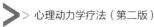

参考文献

1. Gabbard, G.O. (2004) *Long-Term Psychodynamic Psychotherapy,* American Psychiatric Publishing, Washington, DC, p. 164-165.
2. Dewald, P.A. (1969) *Psychotherapy: A Dynamic Approach,* 2nd ed., Basic Books, New York, p. 282.
3. Dewald, P.A. (1982) The clinical importance of the termination phase. *Psychoanalytic Inquiry, 2,* 441-461.
4. Gabbard, G.O. (2004) *Long-Term Psuchodynamic Psychotherapy,* American Psychiatric Publishing, Washington, DC, p. 168.
5. Winston, A., Rosenthal, R., and Pinsker, H. (2004) *Introduction to Supportive Psychotherapy,* American Psychiatric Publishing, Washington, DC, p. 78-79.

"全过程总结"——了解在治疗中事情发生了怎样的改变

现在，该将你学到的所有东西放在一起进行治疗总结了。第五部分之后的回顾练习针对的是微过程；本回顾练习针对的是全过程。微过程是治疗的片段，全过程是改变的重要事实。许多事情在治疗的过程中发生了改变，追踪它们能够帮助你了解来访者个体身上发生了什么以及心理动力学治疗通常如何引起改变。全过程总结应该遵循：

- 功能的改变：第五部分的内容（阻抗、移情、反移情、无意识幻想和冲突），以及第六部分的内容（自我体验、人际关系、适应压力的方式、认知功能），在治疗过程中发生改变了吗？你觉得为什么会发生改变？

- 修通和（在适当时候）结束治疗：治疗阶段是如何划分的？你是怎么知道进入了新阶段的？

- 治疗中的移情和反移情：在治疗的过程中你是如何区分的？你的来访者有何反应？在这里重要的是，你的故事里既有你又有你的来访者。这是你们一起共享的旅程，你的总结应该反映出这些。

当你阅读以下的全过程总结示例时，请注意：

- 总结每个治疗阶段的主题

- 用简短的语言概括微过程，以理解面谈中发生了什么
- 为什么会发生改变的假设。这不只是一篇报告——它包含了怎样以及为什么发生改变的你的观点

[教育者请注意：在面对高级学习者时，更多请参见"教学指南"（附录1）]

Y医生30岁，心理学专业毕业。以下是她对治疗了两年的B女士的全过程总结。

B女士，58岁，同性恋，高中教师，有两个孩子，首次寻求治疗是在两年前，她对与长期伴侣C的关系感到不满。C是一位成功的外科医生，她们在一起的时间已经超过30年了，B女士抱怨说C不爱她了。B女士说，她感到很孤独和被忽视。第一次面谈发生在11月，即他们的小儿子（B女士是她的生母）去距离很远的城市上大学两个月后。B女士虽然很难过，但是没有DSM心境或焦虑障碍的症状，也在继续教学工作。在评估阶段，很显然B女士长期存在自尊问题，并且倾向于认为别人不理解她。然而，她通常能够用适应性的方式处理压力，并具有反思能力。她报告说，她虽然在一个稳定的家庭长大，但是一直觉得很孤独，和父母以及兄长也很疏远。另外，她在高中度过了痛苦的时光，被同学们嘲笑为假小子，而且忍着不能"出柜"直到上了一所女子大学。她的第一段长期关系就是和C，现在，她想知道自己是不是应该去寻找更多的感情体验。我建议B女士，在对这段关系做出决定之前，我们一起探索一下她对自己以及他人的情感，来了解她的童年和无意识情感是如何导致她现在的不幸福的。她同意了，于是我们开始了每周两次的心理动力学治疗。

虽然B女士在评估阶段很健谈，也很兴奋，但是在我们有规律地见面后，事情开始发生变化。在前6个月的面谈里她总是

沉默、敷衍，说自己"没什么可说的"。有时候她还带上笔记本，列出 C 惹恼她的事情，并且说"否则我就忘了"。在这几个月里，我想知道我在评估时是不是犯了什么错误，因为我之前在她身上看到的自我反思能力消失了。我觉得她想要我让她说出来。她第一次报告梦是在治疗两个月时，主要如下：

我正坐在办公室里，这时我比较好的学生之一珍妮进来了。我以为她想说她的论文，但是当她坐下张开嘴时，却发不出声音。我也搞不清楚是她说不出来还是我听不见。我觉得我很想知道她说了什么。真是让人困扰啊。

当我询问 B 女士是否觉得这种无法交流的感觉似曾相识时，她说并没有。这时，我没有询问她是否感觉到这和对待我的方式有关，然而，在之后的督导中，我意识到这个梦可能表现出了她在治疗中面对我时的体验。这也确实反映出我对她的一些体验，于是，我想知道这是否也与她和母亲之间的童年经验有些关系。

在督导的指导下，我还认识到，B 女士以前从来没有接触过心理治疗，所以在治疗的早期可能需要更多的支持。我没有像起初的面谈那样等待她的联想，而是开始更多地提问，特别是关于她与 C 的关系，并且我更多地共情她在家里感受到的煎熬。这让 B 女士"活"了过来，坐在椅子里的她看起来舒服多了。一周一周过去，她说起 C 去医院工作早出晚归，埋头于学术期刊和论文，从来不过问 B 女士工作的事情。"当孩子们在家时，我们想要在一起吃晚饭，但是连这点都做不到。"B 女士解释说，"我只是需要一些——一些情感，一些关注。我怕现实再也改变不了了。"感恩节的时候，孩子们的探望让她振奋起来，大女儿即将大学毕业，小儿子刚上大一，尽管他们 4 个人只一起在饭店吃了一次饭。"我和 C 都不会做饭，"她解释说，"我妈妈不让我进厨房。她认为'小孩子只会捣乱'，所以我从来没学过做饭。"这让我有机会更多地了解 B 女士与父母之间的早期关系。她说母亲是个"既强悍又美丽"的女人——"爱高尔夫胜于爱她"的"高级会所会员"。我想知道，B女士是否觉得母亲无法理解她那男儿心的女儿。"简单来说，她眼里根本就没有我。我在学校成绩很好，还是曲棍球队队长，而我哥哥呢，做什么都一团糟，却被她捧在手心。"她说父亲虽然很亲切却总是不在家。"他在家的时候，我觉得他很风趣，但是他总是在工作——成功人士。""听起来和C有点像呀"。我说。B女士同意我的观点，并且觉得似乎以前就隐隐有过这种感觉。

到了春天，我在诊所的时间有变化，不得不改变了与B女士面谈的时间安排。以前我们能在下午晚些时候见面（放学后），现在只能安排在上午了。在开始的几周里，她取消了好几次面谈。最后当我对质这个问题时，揭开了B女士从未提及的移情感受。

治疗师：自从我们改变见面时间以后你取消了好多次面谈啊。

B女士：那只是因为早上来这里确实很难。而且停车简直就是噩梦。

治疗师：那么早到这儿来确实有些困难，但是你就没想过让我改变一下时间吗？

B女士：我知道你来诊所的时间改变了，但是我很难问出口，说你是不是只是想换个适合那些时间的来访者。他们有充足的时间，或许你想要和他们更多地见面。

治疗师：你觉得和我说这些很难为情？

B女士：我为什么要这么在意？可我确实心存芥蒂了——我很难再相信你愿意见我，就是这样。

这是B女士第一次公开谈论她对我的感受——特别是她很难相信我愿意见她，并且她害怕我用更喜欢的来访者取代她。经过深入的讨论，B女士不再取消面谈并且开始更多地谈及她和C的早期关系。在她们刚认识的时候，她觉得C是"一个特别优秀的医学学生",她很"惊讶"C会喜欢她。出乎意料的是,我的话语——"这对你来说肯定特别重要,因为你从来没从你的母亲那里感受过被喜爱",引发了她在治疗中的第一次流泪。"是的,太感动了。我可以为她做任何事。"然而,她开始意识到,C女士对她的喜欢某种程度上可能来自她对B女士的"崇拜"。

B女士:不论她要求我做什么事,我都愿意。

治疗师:她的喜爱让你欣喜若狂。但是你还想要得到更多。你也想要被照顾。

B女士:小孩子才需要被照顾。我自己可以照顾自己。

治疗师:你当然能了——但是,即使是成年人也想要被什么人照顾着——哪怕一点点。

B女士:这真让我感到难过,因为我都不知道自己有没有被人关爱着。

B女士越来越接受自己渴望关爱的想法,就越来越悲伤。在几次面谈中,我发现B女士的状态看起来像是很严重的抑郁了,于是我询问了她睡眠和饮食的情况。当她问我为什么询问她睡眠和饮食情况时,我实话实说了。虽然我觉得这可能让她更加困扰,但是事实上却起到了相反的效果。在督导中,我意识到我的关心在她看来是我在乎她。不久之后,她就自己说出来了:"我很高兴我终于坚定信心回到治疗中了。我开始相信你是真心希望我回来了。"她的心情也好起来了。

B女士在暑假期间一直为她的孩子们忙碌着,满足着孩子们的需要。她坦言自己为他们以及他们标榜自我的方式感到骄傲——特别是她的儿子。我说这是因为他们有很强的自尊,某种程度上是在她和C的帮助下发展起来的。"我感觉并不太好,但是可能是我在嫉妒,"她说,"我们接受他们的样子——不像我和我父母之间那样。"她在好几次面谈中都谈到,她希望成为一个受男孩欢迎的女孩,以及长久以来身为异类的感受。她开始试着要求C更多，并且惊喜地发现，C比她所预料的做得更多。例如，8月的时候，全家计划去度假，B女士和以往不同，始终坚持自己的想法，而C同意了。我想知道这是否是疏远感让B女士变得想要与C分开。

从治疗的第二年开始，我发现面谈发生了很大改变。B女士自己就能开启话题，联想丰富，自信满满。我指出了B女士的这些变化，并得到了她的承认，她说："是的，真的，我感觉好多了，我也感到有效果了。但是孩子们走了以后我又开始生C的气了。"我指出，虽然她说"又"开始对C生气了，但是之前她完全没有提起过。这让她很吃惊，她发觉以前她是感到伤心，现在确实生气了。"我值得被更好地对待，"她说，"我是个优秀的女人，好老师，好妈妈——她应该认识到这些。"

1月的时候，B女士开始对读书会上的一位女士感兴趣。她发现自己很在意穿什么去读书会，"我从没这样过。"她邀请那位女士去喝咖啡，但是并没有表露心迹，几个月以来，她一直想知道那位女士对她有什么感觉。在这段时间里，我注意到，她在面谈期间的穿着也发生了很大变化，头发也留长了。在督导过程中观看录像时，我的督导说她现在的发型和我的很像。督导和我都想知道这种转变是否是移情——是她对我的认同，还是情爱移情？虽然我并没有下次就谈起这个问题，但是几次面谈之后，当B女士觉得我的评语对她很有帮助时，她说："我希望你的丈夫能欣赏你。"于是我们有了下面的对话。

治疗师：关于这种想法，你能再多说一些吗？

B女士：你是个特别好的人——又亲切，又聪明——我敢打赌你的丈夫也是个很好的人。

治疗师：你有想象过我的丈夫会是什么样的吗？

B女士：有时候吧——当然啦，你比我小那么多，可能也不是同性恋，但是我自己确实有想过——如果我遇见一个像你这样的人能取代 C 会怎么样？我的生活又会变成什么样呢？

有趣的是，B 女士开始说 C 也注意到她外表的变化了。我们都想知道是什么原因阻碍了她对自己的关注。B 女士认为，或许是她为了自我认同而需要保持男性化的外表，却发现自己不再有魅力了。她联想到自己母亲的光彩照人，以及自己永远也无法赶超母亲的感觉。她和 C 在性方面又逐渐亲密起来，B 女士决定要像孩子还小的时候那样来场夜晚的约会。我认识到，移情不仅是对于我是个女人的认同——她觉得她也可以，她无法赢过她母亲，但是可以赢过我——也是一种情爱移情。这种移情，以及给我们双方造成的不舒适感，让 B 女士突破了她在性别上的限制，自我成长为一个性感的女人，同时改善了她的伴侣关系。

治疗的最后阶段又陷入了 B 女士的悲伤之中。3 月的时候，我告诉 B 女士我即将在 6 月离开诊所，因为我的实习期就要结束了。她取消了几次上午的面谈，但是很快她就意识到这可能与她对于结束的感觉有关。我同意，同时表扬她已经能够很好地解释自己的行为了。虽然她对于治疗方面感觉不错，但是很快她和 C 爆发了一场大战，让她感觉她们之间的关系 "一夜回到解放前"。

B 女士：C 有在变好，但是不会更好了。为什么我要失去你了，却还在和她死磕？我多希望还有别的办法啊。

治疗师：我们在一起的时光对你来说极为重要，许多事情都改变了。但是面对治疗的结束，我想是你自己创造了和 C 之间的危机来向我证明你有多么需要我。然而事实上，你已经可以做得非常好了。

B 女士：呃！哪有那么简单。我是爱 C，但是她绝不会变得更好了。（笑）我想我也不会。

临近最后几周时，我们回顾了整个治疗过程中所发生过的事情。B 女士对于没有用更多的时间去考虑父母而难过，现在她对父母的看法已经有所不同。她邀请他们参加女儿的大学毕业典礼，并且发现她的母亲对她的孩子们非常温柔——这让她很惊讶，也很困惑，很想知道母亲到底是怎么看她的。我提示她说，她已经允许自己有很多全新的感受了，而且也使得她更全面地看待周围的人。在最后几次面谈中，她问我将来有什么计划，我告诉她我将在临近的州从事学术工作。她表达了感激以及对我的祝愿。我告诉她我从她身上也学到了很多，并且我和给我很多帮助的督导对于治疗的结束也感到很难过。最后，我们以握手和美好的祝福作为结束。

第三十一章

继续学习

到目前为止，你已经学会了非常多关于心理动力学治疗的东西。你学会了评估来访者和开始治疗；倾听来访者所说的话，反思你所听到的内容，以及为了揭露无意识含意或支持薄弱的功能而进行干预；利用这些工具达成重要的治疗目标，例如，改善自尊、人际关系和个性化的适应方法。现在，你可以带着这些技术回到你的诊所、治疗室、住院部或任何你为了成为心理动力学治疗师而工作的地方。做这份工作意味着每天学习新事物。每个来访者都将带来新的挑战；每次治疗都将教会我们新东西。最终，我们从督导、来访者和自己身上都能有所收获。

向你的督导学习

补充从本书中学到的知识的最好方法，就是对你自己的来访者实施心理动力学治疗。这样做能从督导那里得到极大的帮助。督导有许多种类型。实习生一般会被安排一个或更多督导。这些督导有的可能是有经验的心理治疗师，有的可能是也可能不是心理动力学治疗的专家。研究生有时会寻找私人导师或者他们可能会和同学商量。督导可以从很多方面促进你在心理动力学治疗方面的学习。首先，经验上的帮助。在你累积自己的经验之前，你可以从督导的专业意见中学习。其次，和另一个人讨论案例能培养你对案例的反思。这可以和更有经验的人或一个及多个同事一起完成。当你过于投入一个案例中时，你很可能不会随时注意到自己的反移情，因此和值得信任的老师或同事谈一谈是非常重要的。即使你的培训完成了，在遇到特别难的案例时，寻求督导的帮助也应该可以让你更好地应对。

和督导分享你的工作有多种方式。对案例的一般性讨论是有帮助的；但是，你还应该逐字逐句地检查面谈的内容。这可以帮你分析你所听到的话，你该如何反思以及你应选择哪种干预。你可以利用笔记（和来访者在一起时或事后马上写下来均可）、录像和录音。你和你的督导可以讨论怎样工作对于这个特定的情境是最好的。

虽然你分享了你的工作，但是做一个主动的学习者将帮助你从督导的经验之外学到更多。很多时候，学习者认为他们的督导就在那里"告诉他们要做什么"。相比我们支持性干预中的"提供和辅助"模式，有时候督导就是在建议，但是合作模式通常才是最有帮助的。如果你是一位督导，那么你可以根据学习经验设立明确的目标来进行合作。在这里，本书所呈现的各种模式可能对你有帮助的是：

- 评估和个案概念化：描述／回顾／联系模型
- 技术：倾听、反思或干预模型，选择和准备原则，以及揭露性和支持性干预的观念。

如果你是一位受督导者，那么可以试着通过问下面这些问题和督导分享你在本书中所学到的东西：

- 当来访者这样说时你听到了什么？
- 你是怎样分析的？
- 你会选择说什么？
- 你觉得我说的话怎么样？
- 我很困扰在此说些什么——我们能好好琢磨琢磨这个地方吗？

● 你会用哪种干预？

这里是一位治疗师和她的督导针对一次面谈的对话片段。

治疗师是 40 岁的女性，每周为一个 28 岁的男性做两次心理动力学治疗已经两年了。在上几周里，她很不期待与这个来访者的面谈。

治疗师：这很有趣——我通常真的很享受和这个来访者的面谈，但从上几周开始，我一点这种感觉也没有了。上周我甚至想："哦，不，是周一——A 先生今天要来。"但是我不知道这是怎么了。

督　导：这是一件很值得谈的事情。你有感觉到他的生活或治疗中发生了什么事吗？

治疗师：没有——这就是事情蹊跷的地方——他真的在治疗中更深入了。我们只是继续推进治疗工作。

督　导：让我们听听其中的过程，看看能否明白发生了什么事。你能读一下让你有那种感觉的面谈资料吗？

治疗师：好的——这是昨天面谈的片段。

来访者：我现在真的陷进去了——我期待每一次面谈——我几乎希望我每天都能来。我梦到我睡在你的等候区里——就好像那个小厅里有张小床。

治疗师：你能再详细说说这个梦吗？

来访者：那感觉真是很惬意——好像你就要来给我盖被子了。

督　导：让我们在这儿停一下——从这段内容中你听到了什么，你是怎么反思的？

治疗师：好的，这个梦——盖被子听起来有童年的感觉，所以可能与我像他妈妈一样照顾他的无意识幻想有关。但是，我们知道他的母亲对他不理不睬。在这次面谈中，他的表面情感是兴奋——好像他对于和我如此亲近感到很兴奋。

督　导：我听到的也是这样——你的来访者几乎迫不及待地告诉你他想从你身上得到非常多的东西——他就好像准备好要搬进你家了——而你可能因此在拉远距离。

治疗师：是的，你知道，我自己有两个孩子——我不需要再多一个了！我的意思是，我知道他并不真的是我的另一个孩子，但是也许我有那样的感觉。

督　导：正是，我认为我们对你最近和他之间的困难有所了解了，并且也对这位来访者有了更多的认识。

在这里，督导能够帮助治疗师更多地了解她的反移情。治疗师公开讨论其感受的能力是这一过程的关键。在此请注意，倾听、反思、干预模式也可以应用在督导的工作中。

和你的督导沟通你在课堂上或本书中学到的内容，也能帮助你赶上相同的进度并增加独到的经验。

向你的来访者学习

有一句老话叫作"你的来访者是你最好的督导"。从很多方面讲，这都是事实。每个来访者都会教给你关于人、人们的适应方式、人类优缺点方面的新东西。每段治疗关系会教给你为了给来访者最大的帮助应如何与他们互动。如果你过于关注一些事情，你的来访者就会以某种方式做出防御反应——如果你注意到这一点，就可以轻松地修正自己。这里有一个例子。

来访者：上次面谈结束时我很不快。因为你来晚了，却没有给我额外的时间。

治疗师：我使你想起你的妈妈过度关注你弟弟，让你感觉上当受骗。

来访者：无论如何——我在说你——我的妈妈上次又不在这里——是你。

治疗师：你说得对——而且我很高兴你能说出来。你能再多说一些你的那种感觉吗？

这位来访者是一个杰出的督导；情感是一种移情，而且治疗师关注到它的遗传解释。这不是辩解的时候——如果你聆听你的来访者，你就能重新找到对他最重要的情感。

向你自己学习

最后，理解自己是你的心理动力学治疗工作最好的工具。你允许自己在多大程度上意识到你在面谈时的感受以及你对来访者的反应，将直接关系到你帮助来访者的能力。不需要去想在开始对来访者进行心理动力学治疗之前，你必须有多少自我意识——就像你会一直从来访者身上学习一样，你也会在身为治疗师的整个职业生涯中不断地向自己学习。也就是说，无论是在你的培训刚开始时还是在这条路的任何一个点上，为了提高向自己学习的能力而进行自己的个人治疗都可能会有所帮助。有的治疗师把这当作一个必修课，而有的治疗师在面对特殊的难题时才找更成熟的治疗师对自己进行治疗。有的培训项目，例如，许多精神分析师培训项目，要求个人治疗或个人精神分析成为教育经历的一部分。在对来访者有强烈的消极或积极情感、对你的工作过于焦虑或抑郁或者有跨越边界的倾向时，个人治疗都会有好处。就像你对你的来访者所做的那样，治疗师会为你提供保密且值得信赖的治疗，这有可能改善你的工作和生活。

无论有没有个人治疗，持续的自我反思都是关键。我们都很忙，但是花时间反思我们的工作是非常有价值的。在面谈中间或面谈间歇都要这样——我们时常迫切地想要"说些什么"以至我们没能花时间思考和来访者之间此刻发生了什么。这些反思的时刻非常值得花费时间，而且会让你从一个熟练的心理动力学治疗师成长为杰出的心理动力学治疗师。

结语

人们从一出生就在追寻意义。心理动力学治疗帮助人们在他们自己身上找到了意义——意义是存在的，只是尚未意识到。这个问题总是与人以及人如何理解他们的生活有关。向他人学习、向你的来访者学习、向你自己学习，以心理动力学治疗师的身份，继续你的旅程吧。

附录 1

如何利用本书：教学指南

《心理动力学疗法》是一本可以用作心理动力学治疗教学教材的治疗手册，供心理健康领域的学习者使用，包括心理咨询、护理、心理学、精神病学、社会工作以及心理动力学治疗研究生项目。教育者们应该也发现了，这本书已经被翻译成简体中文、韩语和波斯语。在这份教学指南中，我们首先介绍如何将这本书用作教学工具以及心理动力学治疗的一些基本教学原则，然后给出关于学习目标、研习会、读物和评价方法的建议。

心理动力学治疗的基本教学原则

Y 形模型

我们相信，学习成为一名心理动力学治疗师是一个发展性的过程。学生们首先需要学习基本知识，在此基础上掌握更为复杂的技术。我们所构建的心理动力学课程，以及本书的结构，都基于 Y 形模型[1]，也就是说，一般性的心理治疗技术为干，延伸出针对不同治疗的特定技术枝杈。

核心概念和技术大体上是指一般因素，也就是所有心理治疗技术所共有的部分，并与良好的临床效果相关[2]。我们坚信，学习心理治疗的学生在学习特殊心理治疗技术包括心理动力学治疗之前，应该学会使用这些核心技术，例如，建立治疗同盟，共情式倾听，设置框架和边界。因此，本书的第一、二、三部分适用于教授初学者核心概念，而第四、五、六部分适用于教授基础较好的学生心理动力学治疗的特殊技术。

Y 形模型还可以为学习一般心理治疗课程的学生同时学习心理动力学治疗提供清晰的方向性指导。在今天，将一种心理治疗方法与另一种割裂开来没有任何意义，以整合的方式传授不同的心理治疗技术有助于学生理解各种技术和个案概念化之间的异同。这样对学生不仅是一种锻炼，还可以帮助他们了解什么时候以及怎样从不同类型的治疗中加以选择对他们的来访者最好。有条件的话，可以请心理治疗培训指导中心那样的机构审核一下心理治疗培训计划。

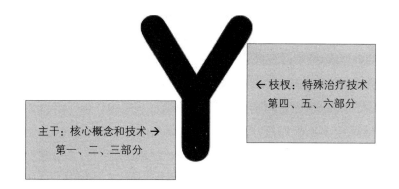

同时传授技术和个案概念化

不做个案概念化的技术就如在黑暗中射击。只有经过个案概念化，才能瞄准精确的目标，并系统性地达成目标。因此，我们同时传授技术和个案概念化。在本书中，我们只是简单探讨了个案概念化的问题，而在《心理动力学个案概念化》一书中，我们才能真正领会这种基本技术。在本篇教学指南中，我们按照完整的发展顺序给出了关于如何以及什么时候使用这些书的建议。

翻转课堂

根据成人学习理论，我们倡导在所有心理治疗教学和督导中使用主动教学法。当听说有人用我们的书进行讲座式教学时，真是令人感到痛心疾首。我们的书特别针对"翻转课堂"式学习而设计。章节短小、易懂，有关键概念提示。一或两章（最多两章）之后，可以在课堂开始时进行几分钟的小复习，然后再使用主动学习法。每章之后的"推荐练习"就可以这样应用，并且一旦你熟练掌握了，你还可以自己进行创编。将课堂分成两三个小组，编写小剧本在课堂上呈现，或者给出关于概念化的建议。如果你的学生录下了他们的工作过程，可以展示其中的一些片段来更好地说明书中的观点。展示优秀的学生作业通常比展示专家的录像更好，因为这样可以提醒学生他们完全也可以做到。我们还发现，持续的案例展示是没有必要的，因为对于没有得到展示的人来说可能会有消极影响，而且可能不太适合这种教学方式。

实施与评价方法

本书中技术的操作自然而然地带出了评价方法。不要担心在每次研讨会结束时布置书面作业；这样能帮你评价你的学生，并确保你的教学活动达到了你的教学目标。我们对于各种水平的学习者给出了学习目标和评价方法的建议。

课程与研究

最后，我们坚信，在传授心理治疗技术的同时，需要进行教学指导和督导[4]。在大多数情况下，如果督导工作和研习会是割裂的，将导致学生在这些地方学到的东西是不同的。往好了讲，这样导致了毫不相干的学习；往坏了讲，学生会学得混乱和脱节。让督导者阅读这本书和《心理动力学个案概念化》，将你所有的指导同时呈现出来，以此提高学习和创造整合的心理动力学能力。我们的材料设计适用于所有的督导者，从经验丰富的精神分析家到没有接受过专业训练的教员。与督导者进行定期沟通（如电子邮件），让他们知道学生们在课堂上学了什么，这样督导者就能够了解被他们督导的学员正在学习过程中并且发现临床资料中的教学时机[5]。我们也建议，根据学生的不同水平进行有针对性的督导。例如，督导初级学习者应该强调一般因素，而督导中级和高级学习者应该强调特定技能（当然，也不能忘了一般因素）。针对不同水平设计的能力提升工作坊有助于实现上述目标。然而，有的老师擅长教高年级学生，有的老师擅长教低年级学生，有的督导者擅长指导初级水平的学生，有的督导者擅长指导高级水平的学生。通过观察、学习者评价和督导偏好来了解你的督导者，这样你能够更加理解督导所布置的任务。

课程建议

如前所述，我们提倡教授和学习心理动力学疗法的发展观。它不能一下子学会，因此我们不建议在单一的课程中直接阅读本书。为了帮助你筹划你的课程并用好本书，我们划分了初级学习者、中级学习者和高级学习者。虽然教育者各有其不同的学习项目，但是表1针对不同心理健康项目如何进行划分列出了一些建议。

表 1　学习者水平划分指南

学习者水平	心理健康专业	年级
初级学习者	社会工作	一年级学生
	心理学	入门级
	护理工作者	第一年
	精神病学	PGY-I 和 II
	心理治疗研究生	

（续表）

学习者水平	心理健康专业	年级
中级学习者	社会工作	二年级学生
	心理学	高级；精通水平
	护理工作者	第一年
	精神病学	PGY-III
	心理治疗研究生	
高级学习者	社会工作	在读研究生
	心理学	住院实习和博士后
	护理工作者	第二年
	精神病学	PGY-III 和 IV
	心理治疗研究生	

初级学习者

初级学习者在 Y 形模型中稳稳地处于垫底的位置。他们可能见过危机中的病人，将来可能在诊所、急诊室、住院部和资讯联络服务处工作。这些都是开始教授心理治疗和心理动力学治疗的好地方，特别是重视一般因素的时候。因此，我们对初级学习者强调核心概念和技能。虽然这是一本心理动力学治疗指南，但是我们的很多章节都涉及一般性心理治疗的介绍。

学习目标建议

初级学习者应该学会：

- 说出什么是心理治疗，以及在所有的临床环境中它是如何应用的。
- 评估心理治疗的来访者，包括进行 DSM 诊断、评价功能、形成初步的个案概念化。
- 设定目标，得到知情同意，建立治疗框架和边界，培养治疗同盟关系。

- 讨论心理动力学治疗的基本技术，包括倾听、反思和干预。
- 对来访者使用支持性干预。

研习会建议

心理治疗入门

这是最开始的学习内容，应该介绍大多数的心理治疗核心技术，如评估、目标设定、建立框架和边界、治疗中立、共情式倾听、初步个案概念化和做治疗计划。我们应该告诉学生们，他们时时刻刻都在进行心理治疗，不论是在询问成长史的时候，还是在执行治疗计划的时候。我们鼓励学生对他们所接诊的所有来访者进行讨论，而不局限于确实需要进行"心理治疗"的来访者。本书的第二部分和第三部分适用于这方面的教学。请注意第十二章，"来访者对我们的感受及我们对来访者的感受"，并不特指移情和反移情。这是通用的，因为我们相信了这些观念超越了心理动力学治疗。心理动力学中专门的移情和反移情在第五部分进行了讨论。

心理动力学治疗入门

在讲授完核心概念之后，初学者可以开始学习基本的心理动力学治疗了。不要抱有任何幻想——在大学里读过一些弗洛伊德的论著并不能教会心理健康方向的受训者应该如何对待来访者。我们发现，当学生们真正理解了基本概念时会感到欣喜，所以从零开始吧。即便是心理动力学治疗项目的研究生通常也是这样的。我们介绍倾听、反思和干预，重点强调支持性技术，学生们就可以应用在他们自己当下的来访者身上。第一部分和第四部分最适合以上教学内容。虽然我们鼓励学生试着建立初步的个案概念化，以给出适当的治疗建议（第五章），但是在此阶段我们所强调的是，通过概念化来描述问题和个体的行为模式。《心理动力学个案概念化》一书的第四章至第八章就是关于这方面内容的。

评价方法建议

在对学生的能力进行评价时，可以让学生写一篇短小的人物描述，其中写出这个人的 5 个功能领域和个性化防御机制的特点。如果你了解他们的来访者，也可以让他们写关于来访者的情况。要求学生写一页纸的个案概念化，并和督导进行讨论。如果你的学生录下了他们临床工作的情况，你可以通过 AADPRT 心理治疗阶段性评估（A-MAP）来评价他们利用一般因素的水平。

中级学习者

当学生打好了心理治疗核心技术以及心理动力学治疗基本原理的基础，就可以开始学习各种心理治疗技术了，包括心理动力学治疗。他们在这一训练阶段，很可能正在接待心理动力学治疗的门诊病人。

学习目标建议

中级学习者应该学会：

- 在心理动力学治疗中，当处理情感、阻抗、移情、反移情、无意识冲突、防御机制和梦时进行倾听、反思和干预。
- 使用揭露性和支持性干预，并解释他们的治疗策略。
- 利用描述 / 回顾 / 联系的方法为心理动力学治疗的来访者撰写心理动力学个案概念化报告。

研习会建议

心理动力学技术

我们的心理动力学技术教学，是基于第五章的。我们提倡一起讲揭露技术和支持技术，而不是分别讲。这两种方式会使学生在能力以及利用这些技术进行持续的混合治疗的意愿方面产生巨大的差异。真正整合揭露和支持技术的教学课程需要花时间同时讲这两种技术；例如，关于移情的研讨应该既包括对移情的管理，也包括对移情的解释[6]。

心理动力学个案概念化

初级水平的延伸，增加了回顾和练习部分。《心理动力学个案概念化》一书的第九章至第十二章适用于这一教学内容。心灵的心理动力学模型也可以在这一阶段教给学生（《心理动力学个案概念化》一书的第十三章至第十八章）。

评价方法建议

到了回顾"微过程"，或者治疗中的"她说，他说"的时候了。第五部分的回顾练习——"微过程纪要"——是检验你的学生在心理动力学治疗中能否做到倾听、反思和干预的好方法。以复习活动中的案例为例，他们可以自己写一篇关于治疗的过程纪要，详述他们所听到的，解释他们是如何基于选择和准备原则来选择治疗策略的，并且定义他们的干预方法。在课堂上进行分享是鼓励同伴学习的有趣又有用的方式。如果你的学生录下了他们的临床工作，那么试一试"录像回放"。看其中的 15 分钟录像，然后要求他们告诉你，他们是怎么倾听、反思和干预的。附录 2 的评价表既可以用于微过程纪要，也可以用于录像回放。

高级学习者

处于这一阶段的学习者已经能够很好地运用一般因素以及心理动力学治疗中的倾听、反思和干预技术了。现在开始，他们要巩固他们的学习成果，进入更深的主题，并且接受更高层次的心理动力学治疗训练，例如，精神分析、心理化基础心理治疗和移情焦点心理治疗。他们也可以开始教这一领域的初学者了。

学习目标建议

高级学习者应该学会：
● 继续接受个人或团体督导，巩固心理动力学治疗的学习成果。

- 描述出他们的来访者在心理动力学治疗中是如何达到治疗目标的。
- 描述出治疗工作的阶段并说出一个假设的来访者处于哪个阶段。
- 应用他们的知识和技术来应对复杂的临床情境，如僵局、情欲移情和治疗结束。
- 思考心理动力学治疗与神经科学发现之间的关联。
- 教初学者心理治疗和心理动力学知识和技术。
- 进一步探索心灵的心理动力学模型并将它们应用到临床情境中。

研习会建议

心理动力学技术进阶

学习者现在应该已经利用此方法治疗来访者有一段时间了，因此可以开始分析随着时间的流逝事情到底是怎样发生变化的。修通和治疗结束是很好的主题，我们在将如何达成治疗目标时进行了讨论（第六部分和第七部分）。学习者或许会接触到更为深入的主题，如僵局和情欲移情，通常也会对深入探讨心理动力学理论和技术的著作感兴趣（见本附录结尾的推荐读物）。

心理动力学治疗和神经科学

说实在的，高级学习者应该了解最新的观点，例如，从当代认知神经科学的视角如何理解心理动力学治疗（见本附录结尾的推荐读物）。

心理动力学分支技术

如果接受了有效的指导，那么这一水平的学习者能够从关于心理动力学的分支技术的研讨会中有所收获，例如，短程动力治疗、心理化基础治疗、惊恐焦点治疗和移情焦点治疗（TFP）。学习这些技术，不仅可以充实学习者的治疗工具箱，而且可以巩固核心的治疗技术。本附录结尾有推荐相关读物，它们通俗易懂，感兴趣的学习者即使没有机会参加正式的研修班，也能够学习。

评价方法建议

是时候关注全过程了，或者说治疗的完整轨迹，以此评价你的学生对治疗目标达成和修通的理解。第七部分的回顾练习——全过程总结——是进行评价的好办法。与微过程纪要一样，学生们可以以书中的案例为模板来记录他们自己的来访者。请督导者协助进行这些练习。咨询师 Cabaniss 和 Graver 的《绘制全过程》（*Mapping the Macroprocess*）有助于学生们对治疗的轨迹形成概念[7]。另外，分享同伴资源有利于相互学习并接触到更多的案例。

推荐读物

技术和理论进阶

Auchincloss, E.L. (2015) *The Psychoanalytic Model of the Mind,* American Psychiatric Press, Washington, DC.

Mitchell, S. A., and Black, M.J. (1995) *Freud and Beyond: A History of Modem Psychoanalytic Thought,* Basic Books, New York.

Schlesinger, H.J. (2003) *The Texture of Treatment: On the Matter of Psychoanalytic Technique,* Analytic Press, Hillsdale, NJ.

心理动力学治疗和神经科学

Demasio, A. (2010) *Self Comes to Mind: Constructing the Conscious Brain,* Vintage Books, New York. Kandel, E.R. (2005) *Psychiatry, Psychoanalysis, and the New Biology of the Mind,* American Psychiatric Press, Washington, DC.

LeDoux, J. (2002) *Synaptic Self: How Our Brains Become Who* We *Are,* Penguin Books, New York.

心理动力学的分支技术

Marmor, J. (1979) Short term dynamic psychotherapy. *American Journal of Psychiatry,* 136, 149-155.

Milrod, B., Busch, F., Cooper, A., *et al.* (1997) *Manual of Panic-Focused Psychodynamic Psychotherapy.* American Psychiatric Press, Washington, DC.

Yeomans, F.E., Clarkin, J.F., and Kernberg, O.F. (2002) *A Primer of Transference-Focused Psychotherapy for the Borderline Patient,* Jason Aronson, Lanham, MD.

参考文献

1. Plakun, E., Sudak, D., and Goldberg, D. (2009) The Y model: An integrated, evidence-based approach to teaching psychotherapy competencies. *Journal of Psychiatric Practice*, 1, 5-11.
2. DeFife, J.A., and Hilsenroth, M.J. (2011) Starting off on the right foot: Common factor elements in early psychotherapy process. *Journal of Psychotherapy Integration*, 21 (2), 172-191.
3. The Psychiatry Milestones Project, A Joint Initiative of the Accreditation Council for Graduate Medical Education and the American Board of Psychiatry and Neurology. July 2015. http:// acgme. org/acgmeweb/Portals/O/PDFs/Milestones/PsychiatryMilestones.pdf, accessed January 2016.
4. Cabaniss, D.L., and Arbuckle, M.A. (2011) Course and lab: A new model for supervision, *Academic Psychiatry*, 35,220-225.
5. Havinghurst, R.J. (1953) *Human Development and Education*, Longmans, Green, Oxford.
6. Cabaniss, D.L., Arbuckle, M.A., and Douglas, C.J. (2010) Beyond the supportive-expressive continuum: An integrated approach to psychodynamic psychotherapy in clinical practice, *Focus*, 8 (1), 25-31.
7. Cabaniss, D.L., and Graver, R. (2008) Mapping the Macroprocess, *Journal of the American Psychoanalytic Association*, 56,1249-1260.

微过程纪要与录像回放的评价表格

治疗师姓名：

心理动力学技术	治疗中的表现	评语
倾听： 情感		
阻抗		
移情		
反移情		
无意识内容		
反思： 选择性原则的使用		
准备性原则的使用		
干预： 使用揭露性和（或）支持性干预		
干预的类别		

附录 3

心理动力学治疗补充资料

　　以下是一份关于心理动力学治疗的简短的补充资料（The Post-Evaluation Psychodynamic Psychotherapy Educational Resource，可称为 PEPPER）。你可以在获得来访者的知情同意过程中使用它（见第七章）。这份资料原本是为一周两次的心理治疗而设计的；你可以根据你的来访者来访的频率来修改它。

　　根据你和你的治疗师所交流的情况，其中包含你的问题和目标，你和你的治疗师决定开始实施心理动力学治疗。以下内容将为你提供关于心理动力学治疗及其工作原理的一些信息。请阅读这些信息，并与你的治疗师讨论你的期待以及如何从本治疗中获得最大收益。

　　心理动力学治疗是一种谈话治疗，其原理是你无意识的想法和情感可能导致了你的问题，如焦虑、抑郁、低自尊及人际关系困难。处理痛苦或困难的想法和情感的方法之一是将它们放入心灵之外——也就是说，让它们变得无意识。但是，即使我们不去想那些无意识的想法和情感，它们仍然影响着我们思考、感受和行为的方式。例如，你可能很难对你爱的某个人生气，因为你觉得你不应该生气。然而，生气的情绪却可能一直影响着你们之间的关系。

　　接下来的几周里，你和你的治疗师将提出适合你的特定目标，而通常心理动力学治疗的目标包括改善你对自己的感受、你和他人的关系以及你应对压力的方式。为了完成这些目标，你和你的治疗师将一起合作，使你更加认识到导致你陷入困境以及让你感受不到快乐、对工作和人际关系不满意的无意识想法和情感。你可能会发展出应对痛苦的想法和感受以及日常生活中所体验到的压力的更健康的新方法。

在心理动力学治疗中，你将通过做这些事情从而更加认识到你的无意识想法和感受。

- **想到什么说什么**，这样能够从你意识到的想法联系到你没有意识到的想法。做到这一点并不容易，但是你的治疗师会帮助你认识到自己没有畅所欲言。

- **说出你的感受，而不仅仅是你的想法**，这样你将更加意识到你的情感。仅仅是说出深藏已久的情感可能就对你有所帮助。

- **说出你的梦和幻想**，这样有助于你的无意识想法和感受浮出水面。幻想不仅是你的愿望和白日梦，它们通常也是基于你对自己和他人的无意识想法的。了解它们能帮助你以新的方式看到自己和他人。

- **说出你对你的治疗师的想法和感受**——是的，我们并没写错——我们就是想要你对你的治疗师说出你对他/她的感受。这些感受被称为你的移情。虽然直接对你的治疗师说出这些感受有点不太自然，但是学会这样做能够帮助你更好地理解你思考和感受他人的方式并且帮助你改善人际关系。

- **说出你的整个人生，特别是你童年时期的人和事**，这样能够帮助你记住早期的想法和感受。这样做很重要，是因为你现在对周围的人和环境的感受可能与你小时候的一些感受有关。同样，发展出看待人生的新方式能够引导你改变看待自己和他人的方式。

随着你对无意识想法和感受的认识，你将了解带给你困扰的思维和行为模式，再过一段时间之后，你将学会认识自己、应对压力和人际交往的新方式。

关于心理动力学治疗的常见问题解答

为什么叫心理动力学治疗？ 心理意为心灵，动力是前进的力量。你的想法和感受可以被认为是心灵的力量。它们一直在运动，并且有时候会相互碰撞。了解这些力量和冲突能够帮助你理解自己的想法、感受和行为。

治疗大约要多长时间？ 心理动力学治疗对于某些问题（如惊恐发作）可能是短期的，对于自尊、人际关系以及应对压力等问题可能是长期的。你花费了很长的时间来建立这些模式，所以也需要很长的时间来改变它们。长期心理治疗可能持续一年或者更久。这是一种"开放式结局"的治疗，意味着它将一直持续到实现你和你的治疗师设定的目标。在你朝长期目标努力的同时，你和你的治疗师也会完成一些短期目标，如应对日常生活中的压力。

为什么我需要一周来两次？ 来访的频率越高，你越能意识到潜藏在多种问题之下的无意识想法和感受。如果两次之间的间隔过长，你可能大部分时间都用于报告上次面谈之后都发生过什么事了。

我的治疗师会说什么？ 当然，你并不能做到所有的事情而你的治疗师也不能做到所有的事情。你和你的治疗师会像搭档一样一起合作。你的治疗师可能会倾听、记笔记、问问题，并且帮助你觉察到无意识的想法、行为和有问题的模式。

我真的可以想到什么说什么吗？毫无关系的也可以说吗？ 是的，你就是应该想到什么说什么，而且不需要判断是否"有关系"。"无关"的想法很可能引导你发现你从未发觉的重要的想法或感受。

对治疗师实话实说感觉怪怪的——我真的能说些负面的事情吗？ 你说得对，这确实让人感觉有点怪怪的，但是这是了解你的人际关系的重要方法。例如，探讨你为什么对你的治疗师生气，可能有助于你理解自己为什么对其他人生气。同时，也能帮助你发展出新的更健康的方式来应对生活中的其他人。

我可以同时进行心理动力学治疗和药物治疗吗？当然可以。如果你和你的治疗师认为服药对你有好处，那么你完全可以同时进行。事实上，药物治疗和心理治疗同时进行是很常见的。如果你正在抑郁或焦虑，服药既有助于改善你的症状，也有助于心理治疗。如果你进行心理治疗的同时在服药，请告诉你的治疗师，这有助于你了解你处于焦虑或抑郁中的感受。

我的治疗师了解我很多事情而我却不怎么了解他，这样好吗？对你的治疗师了解得多对你并不会有更大的帮助，但是反过来却是可以的。对你的治疗师了解不多能够使你在他 / 她面前更真实地做自己。例如，如果你对父母的离婚感到非常生气，而你发现你的治疗师也离过婚，那么你可能就很难随意说出对父母的看法。如果你对此有什么不好的感受，请一定要在面谈中说出来。

在开始治疗之前，你必须已经下决心为了改善你的生活而去了解自己。感谢你读完这份知情同意书。如果你对治疗以及我们的工作方式有什么疑问，请据实向你的治疗师提出。